国家基本公共卫生服务
健康管理与实践手册

主编 胡晓江 徐金水 姜 仑

东南大学出版社
SOUTHEAST UNIVERSITY PRESS

·南京·

图书在版编目(CIP)数据

国家基本公共卫生服务健康管理与实践手册 / 胡晓江, 徐金水, 姜仑主编. — 南京: 东南大学出版社, 2020.6 (2020.11 重印)

ISBN　978 - 7 - 5641 - 8899 - 3

Ⅰ. ①国… Ⅱ. ①胡… ②徐… ③姜… Ⅲ. ①公共卫生—卫生服务—中国—手册 Ⅳ. ①R199.2 - 62

中国版本图书馆 CIP 数据核字(2020)第 078935 号

国家基本公共卫生服务健康管理与实践手册

出版发行	东南大学出版社
出 版 人	江建中
社　　址	南京市四牌楼 2 号(邮编:210096)
印　　刷	南京工大印务有限公司
开　　本	787 mm×1 092 mm　1/16
印　　张	13.75
字　　数	300 千字
版 印 次	2020 年 6 月第 1 版　2020 年 11 月第 5 次印刷
书　　号	ISBN 978 - 7 - 5641 - 8899 - 3
定　　价	49.00 元
经　　销	全国各地新华书店
发行热线	025 - 83790519　83791830

(本社图书若有印装质量问题,请直接与营销部联系,电话:025 - 83791830)

《国家基本公共卫生服务健康管理与实践手册》编委会

主　审

李少冬　　　　　　　江苏省卫生健康委员会

主　编

胡晓江　　　　　　　江苏卫生健康职业学院

徐金水　　　　　　　江苏省疾病预防控制中心

姜　仑　　　　　　　江苏省卫生健康委员会

副主编

方　干　　　　　　　江苏省卫生健康委员会

郭海健　　　　　　　江苏省疾病预防控制中心

顾　娟　　　　　　　江苏医药职业学院

沈　雅　　　　　　　江苏省疾病预防控制中心

编　委（按姓氏笔画排序）

于　静	王　菁	卞茸文	孔繁荣	冯圆圆	曲红明	朱轶姮
朱晓琴	朱　琳	刘雅玲	杨崔屏	李小宁	李　婧	李　婷
吴　莹	汪志国	沈征锴	沈彩娥	张永青	张　军	张学艳
张海洋	张　烽	张　键	陆　冰	欧阳晓俊	周　扬	赵　静
胡幼芳	施　超	钱　宁	常甜甜	康国栋	葛　环	董力榕
傅坤发	虞　浩	翟永宁				

前　言
PREFACE

没有全民健康，就没有全面小康。人民健康是民族昌盛和国家富强的重要标志。党的十八大以来，我国卫生健康事业取得新的显著成绩，医疗卫生服务水平大幅提高，居民主要健康指标总体优于中高收入国家平均水平。党的十九大作出了实施健康中国战略的重大决策部署，坚持以人民为中心的发展思想，牢固树立"大卫生、大健康"理念，坚持预防为主、防治结合的原则，以基层为重点，以改革创新为动力，把健康融入所有政策，促进以治病为中心向以健康为中心转变，提高人民健康水平，充分体现了对维护人民健康的坚定决心。

为积极应对当前突出的健康问题，关口前移，采取有效干预措施，努力使群众不生病、少生病，提高生活质量，延长健康寿命。基本公共卫生服务项目是一种低投入、高效益的健康投资策略，是解决当前健康问题的现实途径，是落实健康中国战略的重要举措。

逐步实现基本公共卫生服务均等化，是应对我国人口众多，卫生资源相对匮乏，优先发展公共卫生事业，强调预防为主，将疾病预防关口前移，既体现了卫生工作三级预防策略，又符合我国国情，是提高医疗卫生资源利用效率的重要举措，有利于减轻国家、社会和个人负担，改善城乡居民健康水平。自2009年国家实施基本公共卫生服务项目以来，在各级卫生健康行政部门、公共卫生机构和基层医疗卫生机构的共同努力下，取得了显著进展和成效。

因此，为做实国家基本公共卫生服务项目，落实《基本医疗卫生与健康促进法》中的基本公共卫生服务法律责任，江苏省基本公共卫生服务技术指导中心从基层工作人员的视角，立足实践，通过实际案例和常见问题剖析帮助基层人员提升服务能力，整体提升基本公共卫生服务均等化服务水平，逐步提高居民的服务获得感，体现基本公共卫生服务的公益性，借此为全周期保障人民健康和健康中国的建设贡献一份力量。

目 录
Contents

第一章 居民健康档案管理

第一节 城乡居民健康档案管理服务规范

一、服务对象

辖区内常住居民(指居住半年以上的户籍及非户籍居民),以0～6岁儿童、孕产妇、老年人、慢性病患者、严重精神障碍患者和肺结核患者等人群为重点。

二、服务内容

(一)居民健康档案的内容

居民健康档案内容包括个人基本信息、健康体检、重点人群健康管理记录和其他医疗卫生服务记录。

1. 个人基本情况包括姓名、性别等基础信息和既往史、家族史等基本健康信息。

2. 健康体检包括一般健康检查、生活方式、健康状况及其疾病用药情况、健康评价等。

3. 重点人群健康管理记录包括国家基本公共卫生服务项目要求的0～6岁儿童、孕产妇、老年人、慢性病、严重精神障碍和肺结核患者等各类重点人群的健康管理记录。

4. 其他医疗卫生服务记录包括上述记录之外的其他接诊、转诊、会诊记录等。

(二)居民健康档案的建立

1. 辖区居民到乡镇卫生院、村卫生室、社区卫生服务中心(站)接受服务时,由医务人员负责为其建立居民健康档案,并根据其主要健康问题和服务提供情况填写相应记录,同时为服务对象填写并发放居民健康档案信息卡。建立电子健康档案的地区,逐步为服务对象制作发放居民健康卡,替代居民健康档案信息卡,作为电子健康档案进行身份识别和调阅更新的凭证。

2. 通过入户服务(调查)、疾病筛查、健康体检等多种方式,由乡镇卫生院、村卫生室、社区卫生服务中心(站)组织医务人员为居民建立健康档案,并根据其主要健康问题和服务提供情况填写相应记录。

3. 已建立居民电子健康档案信息系统的地区应由乡镇卫生院、村卫生室、社区卫生服务中心(站)通过上述方式为个人建立居民电子健康档案,并按照标准规范上传区域人口健康卫生信息平台,实现电子健康档案数据的规范上报。

4. 将医疗卫生服务过程中填写的健康档案相关记录表单,装入居民健康档案袋统一存放。居民电子健康档案的数据存放在电子健康档案数据中心。

(三)居民健康档案的使用

1. 已建档居民到乡镇卫生院、村卫生室、社区卫生服务中心(站)复诊时,在调取其健康档案后,由接诊医生根据复诊情况,及时更新、补充相应记录内容。

2. 入户开展医疗卫生服务时,应事先查阅服务对象的健康档案并携带相应表单,在服务过程中记录、补充相应内容。已建立电子健康档案信息系统的机构应同时更新电子健康档案。

3. 对于需要转诊、会诊的服务对象,由接诊医生填写转诊、会诊记录。

4. 所有的服务记录由责任医务人员或档案管理人员统一汇总、及时归档。

(四)居民健康档案的终止和保存

1. 居民健康档案的终止缘由包括死亡、迁出、失访等,均需记录日期。对于迁出辖区的还要记录迁往地点的基本情况、档案交接记录等。

2. 纸质健康档案应逐步过渡到电子健康档案,纸质和电子健康档案,由健康档案管理单位(即居民死亡或失访前管理其健康档案的单位)参照现有规定中的病历的保存年限、方式负责保存。

三、服务流程

(一)确定建档对象流程图

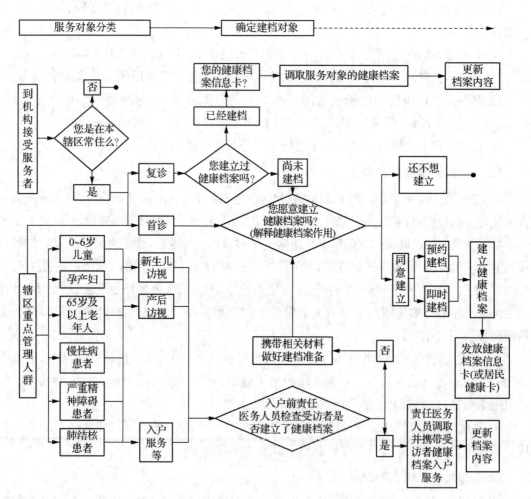

（二）居民健康档案管理流程图

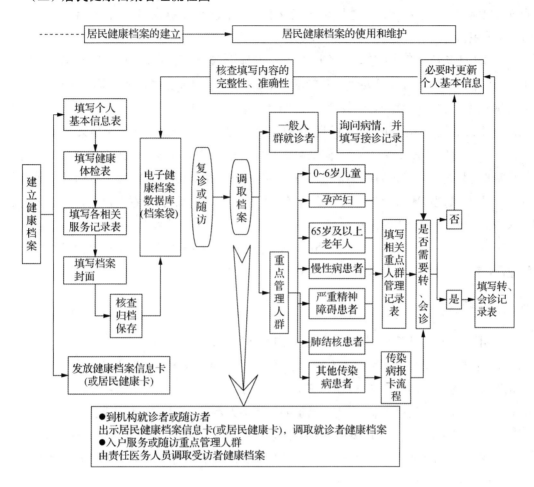

四、服务要求

1. 乡镇卫生院、村卫生室、社区卫生服务中心（站）负责首次建立居民健康档案、更新信息、保存档案；其他医疗卫生机构负责将相关医疗卫生服务信息及时汇总、更新至健康档案；各级卫生计生行政部门负责健康档案的监督与管理。

2. 健康档案的建立要遵循自愿与引导相结合的原则，在使用过程中要注意保护服务对象的个人隐私，建立电子健康档案的地区，要注意保护信息系统的数据安全。

3. 乡镇卫生院、村卫生室、社区卫生服务中心（站）应通过多种信息采集方式建立居民健康档案，及时更新健康档案信息。已建立电子健康档案的地区应保证居民接受医疗卫生服务的信息能汇总到电子健康档案中，保持资料的连续性。

4. 统一为居民健康档案进行编码，采用 17 位编码制，以国家统一的行政区划编码为基础，以村（居）委会为单位，编制居民健康档案唯一编码。同时将建档居民的身份证号作为身份识别码，为在信息平台上实现资源共享奠定基础。

5. 按照国家有关专项服务规范要求记录相关内容，记录内容应齐全完整、真实准确、书写规范、基础内容无缺失。各类检查报告单据和转、会诊的相关记录应粘贴留存归档,如果服务对象需要可提供副本。已建立电子版化验和检查报告单据的机构,化验及检查的报告单据交居民留存。

6. 健康档案管理要具有必需的档案保管设施设备,按照防盗、防晒、防高温、防火、防潮、防尘、防鼠和防虫等要求妥善保管健康档案,指定专(兼)职人员负责健康档案管理工作,保证健康档案完整、安全。电子健康档案应有专(兼)职人员维护。

7. 积极应用中医药方法为居民提供健康服务,记录相关信息纳入健康档案管理。

8. 电子健康档案在建立完善、信息系统开发信息传输全过程中应遵循国家统一的相关数据标准与规范。电子健康档案信息系统应与新农合、城镇基本医疗保险等医疗保障系统相衔接,逐步实现健康管理数据与医疗信息以及各医疗卫生机构间数据互联互通,实现居民跨机构、跨地域就医行为的信息共享。

9. 对于同一个居民患有多种疾病的,其随访服务记录表可以通过电子健康档案实现信息整合,避免重复询问和录入。

五、工作指标

1. 健康档案建档率＝(建档人数/辖区内常住居民数)×100%。

注:建档指完成健康档案封面和个人基本信息表,其中0～6岁儿童不需要填写个人基本信息表,其基本信息填写在"新生儿家庭访视记录表"上。

2. 电子健康档案建档率＝(建立电子健康档案人数/辖区内常住居民数)×100%。

3. 健康档案使用率＝(档案中有动态记录的档案份数/档案总份数)×100%。

注:有动态记录的档案是指1年内与患者的医疗记录相关联和(或)有符合对应服务规范要求的相关服务记录的健康档案。

第二节 《居民健康档案管理服务规范》疑难解答

1. 如果居民健康档案中有健康体检表,有随访记录,但内容记录不完整,算不算健康档案更新?

答:应判定为更新。健康档案更新的概念是"档案中有动态记录"。《国家基本公共卫生服务规范(第三版)》(以下简称《规范》),明确了"有动态记录的档案是指1年内与患者的医疗记录相关联和(或)有符合对应服务规范要求的相关服务记录的健康档案"。因此,最近一年内,档案中只要有医疗记录,或有相关的公共卫生服务记录,均可认定是动态记录,是档案更新。

2. 0～6岁儿童建档时无须填写个人基本信息表,应如何计算建档数?其成长到6岁以后,是否需要重新填个人基本信息表?

答:建档时,0～6岁儿童的"新生儿访视记录表",可视为健康档案中的"个人基本信息表"，填写档案封面后，认可建档，纳入辖区内居民建档人数。7 岁及以上儿童应按照一般人群管理，须询问、填写"个人基本信息表"，方可认定建档。

3. 在校学生应如何选择填写个人基本信息表"职业"栏？

答：在校学生在个人基本信息表里的职业栏，可填写"无职业"。

4. 无任何工作经历，应如何填写个人基本信息表"工作单位"栏？

答：《规范》要求"应填写目前所在工作单位的全称。离退休者填写最后工作单位的全称；下岗待业或无工作经历者需具体注明"。未成年人可以填写"未成年"或"无工作"，务农者可直接填写"务农"。其他情况均需具体注明。

5. 个人基本信息表里"残疾情况"栏，是以医生现场判断为标准还是以残疾证明为标准？

答：残疾情况原则上应以残疾证明或疾病诊断为依据填写。如有脑卒中后遗症（半身不遂）、失明、言语障碍等情况，能现场判断但无残疾证明者，可填写肢体残疾、视力残疾或言语残疾等相应选项。其他均应依据残疾证明或疾病诊断填写。

6. 健康体检表中"辅助检查"项目显示肝功能 5 项、肾功能 4 项，但《规范》要求肝功能检查 3 项、肾功能 2 项，应如何实施？

答：《规范》要求老年人体检的辅助检查项目中，明确肝功能 3 项，即"谷丙转氨酶、谷草转氨酶和总胆红素"，而表中的"白蛋白、结合胆红素"不是国家规定的免费检查项目。《规范》要求老年人体检做肾功能 2 项，即"血清肌酐和血尿素"，而表中的"血钾、血钠浓度"也不是国家规定的免费检查项目。这些项目虽然不是国家规定的免费检查项目，但放在表内提示其重要性。如果地方增加经费，推荐首选增加这些项目检查。

7. 健康体检表中"主要用药情况"栏应如何填写？

答：《规范》对健康体检表的填写说明中明确，主要用药情况是指"对长期服药的慢性病患者了解其最近 1 年内的主要用药情况"。即：填写对象是指"长期服药的慢性病患者"；用药时间是"近一年内"；填写药品是"主要用药"情况。

8. 如何填写健康体检表中的"健康评价"和"健康指导"栏？

答："健康评价"的内容，一是疾病评价，包括新发疾病或原有疾病控制不好、有加重或进展；二是身体、心理异常情况，如超重肥胖、生活不能自理，以及其他体格检查、辅助检查发现的异常结果。"健康指导"的内容，包括对疾病或异常检查结果的处理意见以及对危险因素控制建议。

9. 血压测量值在正常范围内的高血压患者，其健康体检表应如何记录？

答：确诊的原发性高血压患者纳入管理后，无论其血压是否正常，仍是高血压患者，均应按照高血压患者健康管理服务规范要求进行健康管理。在健康体检表的"现存主要健康问题"栏中需做患病记录；在"健康指导"栏中需纳入慢性病患者健康管理；如果体检时，测量血压正常，病情稳定，无加重或进展，同时也未发现其他异常检查结果，则"健康评价"栏中可评价为无异常。

10. 对体检中血压测量值高于正常范围的情况应如何评价？是填写血压高，还是写明确诊断的高血压一级、二级？

答：如果体检首次发现血压高于正常，应该填写"血压高"，建议非同日复查，进一步确诊。如果体检发现新发确诊高血压患者，或已纳入健康管理的高血压患者的血压控制不满意，需要评价，建议填写"高血压、血压控制不满意"。按照《规范》要求，健康评价不要求评价高血压分级情况。但是，《规范》中也提出，有条件的地区对人员进行规范培训后，可参考《中国高血压防治指南》对高血压患者进行健康管理。

11. 在"健康指导"栏中，"纳入慢性病患者健康管理"项的填写，如果是一般老年人和结核病患者，是否需要填写？

答：目前健康体检表主要用于老年人、高血压、2 型糖尿病和严重精神障碍患者的年度健康体检，对一般居民的健康检查可参考使用。体检后，在"健康指导"栏中，"纳入慢性病患者健康管理"主要指确诊的高血压、2 型糖尿病和严重精神障碍患者等重点人群的定期随访和健康体检，不包括未患上述疾病的一般老年人。关于结核病患者，按照《规范》要求，肺结核患者无需填写此表。

12. 健康体检表的听力检查如果为一侧耳朵有问题，应如何填写？

答：健康体检中，视力、口腔、听力和运动功能检查均属于初筛检查。如发现一侧听力不好，应填写"2 听不清或无法听见"，建议进一步检查。

13. 健康体检表中的"血压"项分左右侧，老年人体检是否需要测量双侧血压？

答：目前，对老年人进行健康体检时，按照健康体检表要求，需要测量双侧血压。今后如有新的权威性的明确要求，可遵照执行。

14. 健康体检表"健康指导"栏中，超重肥胖的减重目标值应如何填写？

答：在"健康指导"的"危险因素控制"栏中，超重肥胖者的减重目标值，是指"根据居民或患者的具体情况，制定下次体检之前需要减重的目标值"，因此，目标值不是理想体重值。填写时，不是减少×千克，而是减到××千克。

15. 个人基本信息表与 2011 年版的编号有差别，给录入工作造成麻烦，如何解决？

答：关于个人基本信息表与 2011 年版对接问题，各地都应有具体安排，可遵照执行。《规范》的个人基本信息表中，关于"民族、文化程度、职业、血型"等的选项或编号依据国家相应信息标准均有改动，应依据要求进行修改。考虑到信息系统的设计修改，基层人员逐级培训与应用过程等因素需有过渡时间。总体进度要求应在 2018 年全部改用新表单，信息录入也应同步进行。

16. 居民健康档案的终止日期（死亡、迁出、失访），应该记录在哪张表上？

答：首先应记录在"个人基本信息表"上。《规范》在"个人基本信息表"的填写说明中明确"若失访，在空白处写明失访原因；若死亡，写明死亡日期和死亡原因；若迁出，记录迁往地点基本情况、档案交接记录"。如在该表中有关记录不能填全，可以另附纸张。另外，对于纳入健康管理的慢性病患者、孕产妇与儿童等重点人群，其档案的终止日期及原因还应记录在健康管理的相应随访日期中。

第三节　居民健康档案管理实践案例

案例一　多措并举提高居民电子健康档案的质量

居民电子健康档案是居民享有均等化公共卫生服务的重要体现,是实现"区域公共卫生服务、诊疗信息互联互通"的关键载体。居民电子健康档案好比是一棵树的树干,而基本公共卫生服务、家庭医生签约服务、医联体建设、分级诊疗、双向转诊等都是枝叶,只有树干强壮了,枝叶才能繁盛。随着"健康中国"战略的实施,居民健康档案将陆续向服务对象开放,因此,确保电子健康档案的真实性、规范性显得尤为重要。

问题1　居民电子健康档案由谁建立?

答题要点

根据《国家基本公共卫生服务规范(第三版)》的要求,居民电子健康档案由辖区的乡镇卫生院、村卫生室、社区卫生服务中心(站)的医务人员建立。

问题2　居民电子健康档案通过什么方式建立?

答题要点

居民健康档案可以通过就诊、入户服务(调查)、疾病筛查、健康体检等多种方式建立。

问题3　居民电子健康档案管理中可能存在哪些问题?

答题要点

1. 人口本底数不一致。健康档案建档任务数是按照常住人口数下达的,但常住人口只有总数没有具体人员名单,而基层医疗卫生机构从辖区派出所仅能调取出户籍人口的名单,非户籍常住人口的信息无从获取,给建档带来很大难度。

2. 统计口径可能有重叠。由于0～6岁儿童建档时无须填写个人基本信息表,因此妇幼信息系统的数据默认为已建立健康档案。但现状是基层医疗机构为了完成建档任务数,会为0～6岁儿童填写个人基本信息表,建立完整的健康档案,因此,部分数据可能重复统计。

3. 建档难度越来越大。随着经济发展和生活水平的不断提高,居民的健康需求越来越高,就医形式也发生了巨大变化,很多人都愿意到大医院就诊,基层医疗机构掌握不了居民的相关信息,给建档带来很大困难。同时基层人口流动性大(年轻人外出务工不在家、老年人给子女带孩子不在家),即使开展入户调查,也很难找到人。

4. 档案的有效性不高。从2009年实施基本公共卫生服务项目工作以来,各地区累计电子健康档案建档率都达到了75%以上,但各地区档案真实性、规范性良莠不齐,存在一定的"死档"(死亡未注销、找不到人)、"重档"(身份证15位和18位重档的、姓名或者身份证号写错造成重档的)、"假档"(为完成建档率杜撰的)等,给下一步健康档案对居民开放带来一定的隐患。

问题4　如何解决居民电子健康档案管理中遇到的困难？

✓ 答题要点

1. 将二级及以上医疗机构纳入基本公共卫生服务范畴，为就诊患者建立健康档案。医疗机构都会收集、储存就诊患者的人口学信息，只是记录方式不符合健康档案的要求，建议卫生行政部门统一规定，以"健康档案"为模板存储信息，方便采集数据。同时给予一定的经费补助。

2. 协调人社部门，读取就诊患者医保卡的人口学信息。一般居民健康档案主要是收集患者的人口学信息，由于人数众多，牵涉精力较大，进展困难。如果能够从医保卡直接读取数据，并与现有健康档案系统信息匹配，提示患者"是否建档"，可以方便医务人员发现未建档患者，并及时建档。

3. 统一规定居民就诊必须携带医保卡或身份证。主要针对非户籍居住满 6 个月以上的常住人口，通过读取身份证信息，可以快速为这类人群建立健康档案，以提高居民健康档案建档率，弥补公安部门提供的人口信息的不全。

问题5　如何提高居民电子健康档案的真实性和规范性？

✓ 答题要点

建立健全辖区电子健康档案梳理维护制度。当前居民电子健康档案数量庞大、记载信息量多、管理难度较大，为确保档案质量，各基层医疗机构应进一步明确家庭医生团队、责任医生的健康档案管理职责，按照"谁建档、谁梳理、谁规范"的要求，落实核查梳理工作责任主体，建立责任追究和倒查机制，定期组织开展辖区电子健康档案梳理维护工作。

问题6　如果你是社区卫生服务中心的全科医生，如何建设和管理全生命周期的电子健康档案？

✓ 答题要点

1. 全面实现基层医疗机构的实名制就诊，有条件的地方设置导诊分诊台，实现先建档后看病的流程。在门诊量比较大的情况下，导诊台和挂号处可以先完善个人电子健康档案的基础社会学信息（姓名、性别、身份证号、血型、文化程度、职业、医疗费用支付方式、联系电话），后续由相关家庭医生进行健康信息的完善和补充。

2. 实施家庭医生首诊签约制度，在建立个人基础电子健康档案的情况下，首诊时为患者选择签约包（在信息系统里登记注册），有序进行诊疗及健康管理活动。

3. 全科医生就诊时点开个人电子健康档案浏览器，对过往病史、过敏史、用药、异常检验检查指标等过往主要卫生服务记录进行查阅，便于基层医生准确为患者进行诊断。

问题7　如何提高居民电子健康档案的使用率？

✓ 答题要点

健康档案是实现以居民个人健康为核心、贯穿整个生命过程、进行健康信息动态收集、开展居民健康管理的基础信息资源。各地区应依托"区域卫生信息平台"，将辖区居民的所有诊疗信息归纳到健康档案下，同时将健康档案信息系统模块与诊疗系统整合到一个应用界面,方便接诊医生调阅、查询患者的就诊记录,切实发挥健康档案的作用。

案例二 居民健康档案的建立及使用

背景一

2019 年 7 月 2 日,李先生,男,65 岁,既往有高血压和糖尿病病史,首次来到××社区卫生服务中心要求测量血压。

🔊**问题1** 该患者是否需要建立居民健康档案?

☑**答题要点**

首先要确定该患者是否是辖区的常住居民,其次应与患者充分沟通建立相互信任的关系,档案的建立遵循自愿的原则,对于初诊患者,可以利用诊疗机会建档。

背景二

患者坐下来后,医生嘱咐其休息 5 分钟再进行血压的测量,并趁此机会详细询问了他的家庭情况、患病经过、治疗情况等,并进行了记录。5 分钟后,医生帮患者进行了血压的测量。

🔊**问题1** 如此患者属于常住居民,其建档内容应包括哪些?

☑**答题要点**

1. 建立家庭档案:详细询问家庭基本情况、户籍类型等并填写家庭主要问题。

2. 建立个人健康档案:询问个人基本信息,例如姓名、性别、血型、出生日期、民族、身份证号码、家庭住址、联系电话、文化程度、婚姻状况、医疗费用支付方式、有害因素暴露史、过敏史及过敏物质、慢病史、遗传史等;询问相关的个人健康行为,例如吸烟、饮酒及饮食偏好等。

3. 填写该患者的主要健康问题:该居民既往患有高血压、糖尿病,记录疾病的发生时间、处理情况及疾病转归。

4. 根据该次血压测量情况及既往病史,为其建立高血压、糖尿病及老年人健康管理专项登记、初次随访记录及分层评估。

背景三

9 月,李先生的孙子从外省来本地上幼儿园,一家人刚搬进了新装修好的房子进行居住,李先生本人因为前段时间参加健康体检发现血压偏高,特意来到社区卫生服务中心进行咨询。

🔊**问题1** 作为一名全科医生首先你应该如何处理?

☑**答题要点**

首先应调阅健康体检表,查看体检结果,其次调阅该居民的健康档案。该居民是社区的常住居民,已经在该中心建立了电子健康档案,且有高血压的专项档案,本次体检结果血压为 162/80 mmHg。

🔊 **问题2　全科医生接下来应该如何处理?**

☑ **答题要点**

1. 因李先生一家换了居所,所以应修改家庭健康档案地址。

2. 小孙子来到本地上幼儿园,应进一步完善家庭成员信息。

3. 确认孙子的常住时间,为其新建健康档案,包括免疫接种内容。

4. 进行一次家庭访视,确认是否有其他新增人员或其他需要了解的具体信息。

5. 现场对李先生的血压进行复测,血压测量结果为 156/85 mmHg,询问了解到李先生最近经常头晕,休息后可以缓解,已经换了好几种高血压药物,没有明显的好转。

6. 患者血压连续 2 次以上控制不理想,药物调整效果不明显,建议转诊上级医院。

7. 输入患者详细信息,留下电话号码,填写预约转诊单。

第四节　居民健康档案管理自测练习

一、单选题

1. 下列不属于个人基本信息表填写内容的是　　　　　　　　　　　　　　(　　)

　　A. 家族史　　　　　B. 既往史　　　　　C. 药物过敏史　　　D. 用药情况

2. 在考核老年人和慢性病病人健康档案合格率时,如果(　　)项未填则一票否决为不合格档案　　　　　　　　　　　　　　　　　　　　　　　　　　　　(　　)

　　A. 血压和空腹血糖　　　　　　　　B. 体温和脉搏

　　C. 血压和体质指数　　　　　　　　D. 足背动脉搏动和空腹血糖

3. 目前,建立健康档案的主题是乡镇卫生院、村卫生室和　　　　　　　　(　　)

　　A. 三级医院　　　　　　　　　　　B. 二级医院

　　C. 健康管理公司　　　　　　　　　D. 社区卫生服务中心

4. 关于建立健康档案的基本要求,不包括　　　　　　　　　　　　　　　(　　)

　　A. 资料的真实性　　　　　　　　　B. 资料的科学性

　　C. 资料的健康性　　　　　　　　　D. 资料的连续性

5. 居民健康档案内容包括(　　)和其他医疗卫生服务记录　　　　　　　(　　)

　　A. 个人基本信息、健康体检信息　　B. 重点人群健康管理信息

　　C. 医疗卫生服务记录　　　　　　　D. 以上均是

二、多选题

1. 基本公共卫生服务项目的重点人群包括　　　　　　　　　　　　　　　(　　)

　　A. 0～6 岁儿童　　B. 孕产妇　　　　C. 老年人

　　D. 高血压患者　　E. 糖尿病患者　　F. 重性精神病患者

2. 在我国目前实施的基本公共卫生服务项目中,哪些是针对全人群开展的服务项目

　　　　　　　　　　　　　　　　　　　　　　　　　　　　　　　　　(　　)

　　A. 居民健康档案　　　　　　　　　B. 健康教育

C. 预防接种   D. 传染病及突发公共卫生事件报告及处理

  E. 卫生监督协管服务   F. 中医药健康管理

3. 居民健康档案的服务对象有   ( )

  A. 城区常住居民   B. 居住半年以上的户籍居民

  C. 居住半年以上的非户籍居民   D. 现住在外地的户籍人口

4. 居民健康档案的服务内容包括   ( )

  A. 个人基本信息   B. 健康体检

  C. 以 0~6 岁儿童、孕产妇、老年人、慢性病患者、精神病人为重点人群的健康管理记
    录

  D. 其他医疗卫生服务记录

5. 按照《国家基本公共卫生服务规范》要求,应通过哪些方式为居民建立健康档案

                             ( )

  A. 门诊服务   B. 入户调查   C. 疾病筛查   D. 健康体检

6. 以下属于非重点人群健康体检常规检查项目的是   ( )

  A. 身高   B. 体质指数   C. 眼底   D. 皮肤

7. 对于健康档案的考核,主要指标包括   ( )

  A. 健康档案建档率   B. 电子健康档案建档率

  C. 健康档案合格率   D. 健康档案使用率

8. 下列说法中正确的有   ( )

  A. 健康档案建档率＝(建档人数/辖区内户籍居民数)×100％

  B. 健康档案使用率＝(抽查档案中有动态记录的档案份数/档案总份数)×100％

  C. 健康档案建档率＝(建档人数/辖区内常住居民数)×100％

  D. 健康档案使用率＝(抽查档案中有动态记录的档案份数/抽查档案总份数)
    ×100％

三、简答题

建立居民健康档案的方式有哪些?

第二章 健康教育

第一节 健康教育服务规范

一、服务对象

辖区内常住居民。

二、服务内容

(一) 健康教育内容

1. 宣传普及《中国公民健康素养——基本知识与技能（2015 年版）》。配合有关部门开展公民健康素养促进行动。

2. 对青少年、妇女、老年人、残疾人、0～6 岁儿童家长等人群进行健康教育。

3. 开展合理膳食、控制体重、适当运动、心理平衡、改善睡眠、限盐、控烟、限酒、科学就医、合理用药、戒毒等健康生活方式和可干预危险因素的健康教育。

4. 开展心脑血管系统、呼吸系统、内分泌系统、肿瘤、精神疾病等重点慢性非传染性疾病和结核病、肝炎、艾滋病等重点传染性疾病的健康教育。

5. 开展食品卫生、职业卫生、放射卫生、环境卫生、饮水卫生、学校卫生和计划生育等公共卫生问题的健康教育。

6. 开展突发公共卫生事件应急处置、防灾减灾、家庭急救等健康教育。

7. 宣传普及医疗卫生法律法规及相关政策。

(二) 服务形式及要求

1. 提供健康教育资料

（1）发放印刷资料：印刷资料包括健康教育折页、健康教育处方和健康手册等。放置在乡镇卫生院、村卫生室、社区卫生服务中心（站）的候诊区、诊室、咨询台等处。每个机构每年提供不少于 12 种内容的印刷资料，并及时更新补充，保障使用。

（2）播放音像资料：音像资料为视听传播资料，如 VCD、DVD 等各种影音视频资料。机构正常应诊的时间内，在乡镇卫生院、社区卫生服务中心门诊候诊区、观察室、健教室等场所或宣传活动现场播放。每个机构每年播放音像资料不少于 6 种。

2. 设置健康教育宣传栏 乡镇卫生院和社区卫生服务中心宣传栏不少于 2 个，村卫生室和社区卫生服务站宣传栏不少于 1 个，每个宣传栏的面积不少于 2 m²。宣传栏一般设置在机构的户外、健康教育室、候诊室、输液室或收费大厅的明显位置，宣传栏中心位置距地面 1.5～1.6 m 高。每个机构每 2 个月最少更换 1 次健康教育宣传栏内容。

3. 开展公众健康咨询活动 利用各种健康主题日或针对辖区重点健康问题,开展健康咨询活动并发放宣传资料。每个乡镇卫生院、社区卫生服务中心每年至少开展 9 次公众健康咨询活动。

4. 举办健康知识讲座 定期举办健康知识讲座,引导居民学习、掌握健康知识及必要的健康技能,促进辖区内居民的身心健康。每个乡镇卫生院和社区卫生服务中心每月至少举办 1 次健康知识讲座,村卫生室和社区卫生服务站每 2 个月至少举办 1 次健康知识讲座。

5. 开展个体化健康教育 乡镇卫生院、村卫生室和社区卫生服务中心(站)的医务人员在提供门诊医疗、上门访视等医疗卫生服务时,要开展有针对性的个体化健康知识和健康技能的教育。

三、服务流程

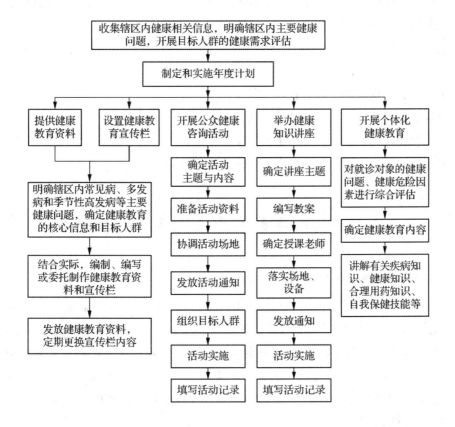

四、服务要求

1. 乡镇卫生院和社区卫生服务中心应配备专(兼)职人员开展健康教育工作,每年接受健康教育专业知识和技能培训不少于 8 学时。树立全员提供健康教育服务的观念,将健康教育与日常提供的医疗卫生服务结合起来。

2. 具备开展健康教育的场地、设施、设备,并保证设施设备完好、正常使用。

3. 制定健康教育年度工作计划,保证其可操作性和可实施性。健康教育内容要通俗易懂,并确保其科学性、时效性。健康教育材料可委托专业机构统一设计、制作,有条件的地区,可利用互联网、手机短信等新媒体开展健康教育。

4. 有完整的健康教育活动记录和资料,包括文字、图片、影音文件等,并存档保存。每年做好年度健康教育工作的总结评价。

5. 加强与乡镇政府、街道办事处、村(居)委会、社会团体等辖区其他单位的沟通和协作,共同做好健康教育工作。

6. 充分发挥健康教育专业机构的作用,接受健康教育专业机构的技术指导和考核评估。

7. 充分利用基层卫生和计划生育工作网络和宣传阵地,开展健康教育工作,普及卫生计生政策和健康知识。

8. 运用中医理论知识,在饮食起居、情志调摄、食疗药膳、运动锻炼等方面,对居民开展养生保健知识宣教等中医健康教育,在健康教育印刷资料、音像资料的种类、数量、宣传栏更新次数以及讲座、咨询活动次数等方面,应有一定比例的中医药内容。

五、工作指标

1. 发放健康教育印刷资料的种类和数量。
2. 播放健康教育音像资料的种类、次数和时间。
3. 健康教育宣传栏设置和内容更新情况。
4. 举办健康教育讲座和健康教育咨询活动的次数和参加人数。

第二节 《健康教育服务规范》疑难解答

1. 服务对象中"辖区内常住居民"指哪些人?

答:常住人口指实际常住某地半年以上的人口。包括:① 户籍在本辖区,平时也居住在本辖区。② 户籍不在本辖区,但在本辖区居住半年及以上;不包括:户籍在本辖区,但离开本地半年以上。对于健康教育服务,很多服务内容并不涉及需要确定服务对象是否为户籍居民,是否为在本地居住 6 个月及以上的非户籍居民。所有人均可以在基层医疗卫生机构取阅健康教育材料、观看健康教育影像材料、听讲座、参加义诊咨询等。

2. **什么是健康素养?**

答:健康素养(Health Literacy)指的是人们获得、处理、理解基本健康信息与服务,从而做出有益于健康的决策的能力。已有研究表明,健康素养低的人,自我报告健康状况差,患者血压、血糖控制不好,采纳健康行为差,医疗费高。我国自 2008 年开展全民健康素养监测,2015 年中国居民健康素养水平为 10.25%,《"健康中国 2030"规划纲要》提出 2030 年要提升至 30%。

3. 与 2011 年版相比,《国家基本公共卫生服务规范(第三版)》(以下简称《规范》)中,关于健康教育的重点人群中删除了"农民工",是"农民工"无需列入重点人群吗?

答：随着我国经济和城市化的发展，大量农村剩余劳动力向城市转移，形成"农民工"群体。《规范》中提出的重点人群删除"农民工"，主要是考虑该群体正在越来越多地融入流入地，成为"新市民"。此外，重点人群主要是突出了有特殊健康需求的群体，农民工的健康需求与一般人群无异，无需将其特殊列出。

4. 关于健康教育印刷材料的种类核定？

答：《规范》中要求每个基层医疗卫生机构每年提供不少于 12 种内容的健康教育印刷材料，主要考虑材料种类应该尽可能涵盖当地主要健康问题，健康教育材料的内容要和当地健康问题相吻合。基本原则是：如果一套健康教育折页、招贴画（海报）、系列读本，涉及不同的健康问题方面，可以算作不同的种类。如一套折页中涉及不同健康问题，如一个是高血压防控，一个是糖尿病防控，一个是指导戒烟，另一个指导运动，应该算四种。但是，如果一套折页/招贴画，一个是高血压的危害，一个是血压测量，另一个是高血压用药，应该算一种。

此外，不同类型的印刷材料需要区别对待：一种小册子或者一种读本可能涉及多个健康问题，但是只能算一种材料。可能包含多种健康问题的健康处方、传单，应该按照一种材料计算。

5. 如何计算工作指标中印刷材料的发放数量？

答：目前，基层医疗卫生机构开展的每一个健康教育活动都应有相应的记录，包括发放的健康教育材料。在计算发放健康教育材料数量时，应按照发放途径分类计数，然后累计总数。① 机构内取阅数量：指的是放置于基层医疗卫生机构的健康教育材料，被患者、患者家属取走阅读的数量，可以根据材料补充记录，计算取阅数量。② 入户发放数量：指的是基层医务人员入户指导及通过社区（居委会、村委会）发放的材料数量。③ 活动使用数量：指的是开展健康咨询或义诊时，带出去发放的数量。可以通过携带数量减去活动结束时的剩余数量得到。

6. 如何计算健康教育影像资料的种类？

答：计算健康教育影像资料种类的基本原则同上述印刷材料：如果一套影像材料，涉及不同的健康问题方面，可以算作不同的种类。但一套影像材料本来是一个内容（一个健康问题），因为播出时长，分为上、下两集，仍应算一种音像材料。

7. 工作指标中影像材料播放次数和时间如何计算？

答：① 播放次数：按照每周计，即每周播放几次，一天内持续开机播放或者上下午分别开机播放，均按照一次计算。② 播放时间：按照每日计，即每天累计播放多少分钟，可以是持续开机播放多少分钟，也可以是几次开机播放分钟之和。

8. 社区卫生服务中心（乡镇卫生院）下属的社区卫生服务站（村卫生室）的宣传栏是否也可以算作是社区卫生服务中心（乡镇卫生院）的？

答：《规范》要求乡镇卫生院和社区卫生服务中心宣传栏不少于 2 个，村卫生室和社区卫生服务站宣传栏不少于 1 个。宣传栏的作用是让更多的目标人群有机会获得健康信息。为此，不可以将社区卫生服务中心（乡镇卫生院）下属的社区卫生服务站（村卫生室）的宣传栏，算作是社区卫生服务中心（乡镇卫生院）的宣传栏。

9. 如果社区卫生服务中心(乡镇卫生院)的两个宣传栏同期更换,算更换 1 次,还是更换 2 次?

答:不管 2 个宣传栏是同时更换,还是先后更换。统计更换次数时,关注每个宣传栏是否做到每 2 个月更换 1 次,全年至少更换 6 次。

10. 社区卫生服务中心(乡镇卫生院)下属的社区卫生服务站(村卫生室)举办的健康讲座是否也可以计入社区卫生服务中心(乡镇卫生院)的健康讲座次数?

答:不可以。《规范》要求社区卫生服务中心(乡镇卫生院)应每月组织 1 次健康讲座,社区卫生服务站(村卫生室)应每 2 个月组织 1 次健康讲座。本着哪家机构组织计入哪家机构的原则,社区卫生服务中心(乡镇卫生院)组织的讲座,但讲座在下属的社区卫生服务站(村卫生室)进行,计入社区卫生服务中心举办讲座次数;社区卫生服务站(村卫生室)组织健康讲座,邀请社区卫生服务中心(乡镇卫生院)的医生担任师资,计入社区卫生服务站(村卫生室)组织的讲座次数。

11. 如何记录参加健康教育讲座人次数?

答:首先记录每次参加讲座的人数,最终计算全年参加讲座的累积人次数。比如,有一名社区居民参加过当年社区卫生服务中心举办的 12 次讲座中的 6 次,在最终的统计中,计 6 人次。

12. 个体化健康教育指标是什么?咨询活动中,很多居民不愿意透露个人信息,医生填表也较麻烦,工作怎么体现与考核?

答:个体化健康教育的目的是推动健康教育工作。门诊、随访通过信息化系统,增加一个模块,将个体化健康教育导入进去,就可解决这个问题。义诊中个体化健康教育并没要求有姓名,但可作为个体化指导受益者的简单记录。个体化健康教育没有列入统计正是因为有难度问题。目前的设想是,在未来的处方设计中,能有健康教育内容的选项,在最大限度减轻医生负担的同时,能产生统计个体化健康教育的工作指标。

13. 谁应为基层医疗卫生机构提供健康教育规范技术指导?

答:《规范》在"服务要求"中明确指出,基层医疗卫生机构要"接受健康教育专业机构的技术指导和考核评估"。因此,当地健康教育中心、健康教育所(科)应该为基层医疗卫生机构提供技术指导。在我国,各省地级市,相当一部分的县都有健康教育所(科、股),有的是独立机构,有的设在当地疾病预防控制中心内。少数没有健康教育专业机构的地方,健康教育职能由当地疾控中心相关科室或者县卫健委、县爱卫办等执行。均有相应专(兼)职人员负责,承担为基层医疗卫生机构提供健康教育规范技术指导的任务。

第三节　健康教育实践案例

案例一　在社区获取健康教育宣传资料

2018年10月8日,南京市鼓楼区江东街道宁工新寓二村居民李××,接到社区居委会的通知:自己被抽样抽中,要接受居民健康素养调查。参加完调查后,他发现:有许多健康知识,自己不清楚、不确定、不明白。

考虑到这些知识对自己和家人的健康都是有好处的,李××就想:怎么才能提高自己在这方面的知识与技能呢?哪里会有现成的健康教育资料,最好是免费的,供自己和家人一起学习学习,全家人一起共同来更好地保护自身的健康。

📢**问题1　如果您是李××,应该怎么做?**

✅**答题要点**

首先,个人作为健康的主体都应该积极主动去了解健康相关知识。我国自2009年起,就开始为中华人民共和国境内的全部居民免费提供基本公共卫生服务,其中包括了5种类型的健康教育服务(提供健康教育资料、设置健康教育宣传栏、开展公众健康咨询活动、举办健康知识讲座、开展个体化健康教育)。这些服务由居民所在地的乡镇卫生院、社区卫生服务中心、社区卫生服务站或村卫生室等免费提供。居民在充分了解的基础上,可以主动地利用好这些服务,与提供免费服务的工作人员建立便捷、良好的联系,以便及时获得他们的专业帮助,维护好自己和家人的健康。

自从那次参加了健康素养的调查后,李××发现自己有必要学习一些基本的健康知识,于是,他抽空到南京市鼓楼区江东街道社区卫生服务中心参观了一次。这次参观应该讲收获非常大,他从社区不仅免费领取了一些健康教育宣传折页、处方或小手册等,还在社区卫生服务中心的通告栏里看到了近期《健康讲座计划》的预告,同时还发现这里的健康教育室、输液室等处都在播放健康保护相关的视频,不少人都在认真地观看着。准备回家的时候,李××还在社区卫生服务中心的门口看到了健康教育宣传栏,里面张贴着宣传预防流感的宣传画。

📢**问题2　社区健康宣传常见的形式有哪些?**

✅**答题要点**

1. 发放印刷资料　印刷资料包括健康教育折页、健康教育处方和健康手册等。放置在乡镇卫生院、村卫生室、社区卫生服务中心(站)的候诊区、诊室、咨询台等处。每个机构每年提供不少于12种内容的印刷资料,并及时更新补充,保障使用。

2. 播放音像资料　音像资料包括录像带、VCD、DVD等视听传播资料。机构正常应诊的时间内,在乡镇卫生院、社区卫生服务中心门诊候诊区、观察室、健教室等场所或宣传活动现场播放。每个机构每年播放音像资料不少于6种。

3. 设置宣传栏　乡镇卫生院和社区卫生服务中心宣传栏不少于2个,村卫生室和社区卫生服务站宣传栏不少于1个,每个宣传栏的面积不少于2 m²。宣传栏一般设置在机构的户外、健康教育室、候诊室、输液室或收费大厅的明显位置,宣传栏中心位置距地面1.5～1.6 m高。每个机构每2个月最少更换1次健康教育宣传栏内容。江苏省统一制作《健康之窗》宣传画,每月更换1期,全年12期。

知识拓展

1. 健康教育　健康教育是指在需求评估的基础上,通过信息传播、教育和行为干预等方法,帮助个体和群体树立科学的健康观念、掌握健康知识和技能、自觉采纳有利于健康的行为和生活方式的一系列活动及过程。

2. 健康素养　健康素养是指个人获取、理解、处理基本健康信息和服务,并运用这些信息和服务做出有利于健康的决策,以维护和促进自身健康的能力。

目前,我国考察一个人是否具备健康素养主要从以下四个方面来看:① 是否具有基本的健康知识和理念;② 是否具有健康生活方式与行为;③ 是否具有维护和促进健康的基本技能;④ 是否具有获取、理解和应用健康信息的能力。

3. 健康教育处方　健康教育处方是指医务人员向患者提供的医嘱形式的健康教育文字材料。健康教育处方内容可以是患者所必须掌握的防治知识和技能,也可以是医务人员提出的行为建议,如饮食指导、运动指导、用药指导、康复指导等。健康教育处方便于患者保存阅读,是指导患者进行自我保健和家庭护理的一种有效的非药物治疗手段。健康教育处方主要配合药物处方使用,广泛适用于门诊病人、住院病人出院指导及社区健康教育。

4. 海报　海报是通过颜色、构图、文字、空白的搭配,形成强烈的视觉效果,目的是吸引人们的注意力,引起关注,营造氛围。海报尺寸通常为570 mm×840 mm。

海报的特点是有强烈的视觉效果,文字、构图极具夸张、震撼力,画面留白在50%左右,信息简单明确,字数少、字号大,多张贴在公共场所。对于正常视力者,4 m处能看清标题,2 m处能看清正文内容。受众在路过时,通过短暂的目光扫视,就能获得相应的信息。海报应该配合小册子使用,传播效果更佳。

5. 折页　折页一般是指正反面都印有健康教育知识的单页,通常为彩色印刷。常见的形式有二折页和三折页。二折页尺寸一般为210 mm×190 mm,三折页尺寸一般为210 mm×285 mm。折页正文字号一般不小于5号字,不大于4号字。

折页的特点是设计精美,图文并茂,有较强的吸引力,内容板块清晰,信息简单明了,便于携带和保存,设计要求、制作成本显著高于单页。在日常工作中,和单页一样,可放在门诊或候诊大厅供辖区居民或就诊者取用,也可在开展义诊、举行大型健康讲座时集中发放。

6. 小册子(手册)　小册子是指介于折页与图书之间的一种科普读物。一般是就某一健康主题或疾病问题,开展系统、全面的阐述,让受众对该健康主题或疾病问题有一个比较全面的认识。常见的版本为32开或48开,页码一般在8~48页。

小册子的特点是信息量大,内容系统完整,图文并茂,可读性强,便于携带。受众可以长时间、反复阅读,有保存价值。如《高血压防治手册》《居民健康素养读本》等。

7. 音像资料　在《国家基本公共卫生服务规范(第三版)》健康教育服务规范中,音像资料既包括音频资料,也包括视频资料。音频资料指广播类资料,视频资料指可在电视、网络、流媒体等平台上播出的与健康有关的影像资料。与视频类资料相比,音频类资料的评价不包括对图像的评价,视频资料评价中"视听效果"在音频资料中改为"听觉效果",其他评价指标均与视频类音像资料相同。一个好的音像材料应具备主题明确、信息准确、画面简洁、图像清晰、音质干净、音效和谐等特点。

案例二　公众健康咨询服务、健康知识讲座服务

背景

2011年5月31日,居民张俊去上班,路过自己办公楼下的广场时,看到有聚会性质的活动,于是就走过去瞧瞧,发现原来是鼓楼区疾病预防控制中心的工作人员在做"世界无烟日"的宣传。活动的广场上还有一排身穿白大褂的专家,在回答现场群众的提问。同时,台子上也摆放了许多宣传材料,供大家取阅。

张俊这才知道:原来每个重要的卫生日,专业机构都会组织这样的现场活动,发放健康相关的宣传资料,现场回答群众关于防病保健的疑问。在与现场专家交流的过程中,张俊还了解到,自己所在的社区卫生服务中心也会定期提供各种专题的健康教育讲座。

问题1　为什么要开展公众健康咨询服务、健康知识讲座服务?

答题要点

健康咨询服务,属于政府向辖区居民免费提供的一种便捷、高效的医疗卫生保健服务,公众健康咨询服务是日常门诊咨询的有益补充。公众健康咨询服务有助于改善和融洽医患关系,树立医疗卫生机构良好的社会形象。开展公众健康咨询服务是基层医疗卫生机构日常工作任务之一。

开展公众健康咨询服务是当前我国健康教育工作的常见活动形式,也是广受群众喜爱、具有中国特色的一种健康教育手段。在国家基本公共卫生服务项目中,公众健康咨询服务主要是指以基层医疗卫生机构为主体开展的面向辖区居民的一种常规性的健康咨询活动。利用各种健康主题日或针对辖区重点健康问题,开展健康咨询活动并发放宣传资料。每个乡镇卫生院、社区卫生服务中心每年至少开展9次公众健康咨询服务。

健康知识讲座,也属于政府向辖区居民免费提供的一种医疗卫生保健服务。同时,健康

知识讲座也是健康教育工作者常用的工作方法之一,具有容易组织、针对性强、内容系统、信息量大、受益人数较多等特点,是深受辖区居民喜爱的一种健康教育活动。

定期举办健康知识讲座可以帮助群众树立正确的健康意识,认识到自己才是维护自身健康的第一责任人,引导居民学习、掌握健康知识及必要的健康技能,促进辖区内居民的身心健康。每个乡镇卫生院和社区卫生服务中心每月至少举办1次健康知识讲座,村卫生室和社区卫生服务站每2个月至少举办1次健康知识讲座。

综上,健康咨询服务和健康知识讲座其实都非常重要,合理的利用好这些服务,能够帮助社区居民及时了解自己、家人的日常行为、生活习惯是否会影响自身的健康,怎样才算是科学合理的饮食,如何掌握一项适合自己的运动技能,并坚持不懈进行锻炼,以达到不生病、生小病、晚生病的目的。

问题2　规范开展健康教育咨询活动包括哪些具体步骤?

答题要点

制定健康咨询活动计划,主要有以下6个步骤:① 选择优先项目即确定健康问题、导致问题的行为及行为影响因素。以针对狂犬病的防治为例,其影响因素主要为居民对于狂犬病防治知识了解不足,发生动物咬伤后处理不当。② 制定计划目标和具体指标。在本案例中计划目标一为提高参与咨询居民的狂犬病防治知识知晓率,具体指标为居民狂犬病防治核心知识知晓率达100%。③ 确定教育方案策略框架、项目活动内容、方法和日程。本案例的主要教育策略即为咨询与义诊,在咨询和义诊过程中对居民的主要问题和相关行为问题进行有针对性的指导。同时还可通过发放狂犬病防治核心信息的小册子、小折页等传播材料进行健康教育干预。④ 确定组织网络和人员队伍。根据工作需要形成多层次的、有多部门参与的组织网络。本案例的组织网络中除了医疗卫生部门和健康教育专业机构外,还可包括有关政府部门、大众传播部门(如媒体)、教育部门(如周边学校)、社区基层单位(如辖区的社区居委会)等。人员队伍应以专业人员为主,网络组织中其他部门人员一同参与。⑤ 制定监测与评价方案。可在居民参与咨询活动前后,对其狂犬病防治核心知识知晓率进行评价。⑥ 制定项目预算。本案例可在分析本社区卫生服务中心健康教育资源的基础上,根据咨询活动的具体内容、方法和规模,测算出咨询活动的整体预算。

问题3　如何开展一个烟草危害控制的专题讲座?

答题要点

1. 确定主题　根据烟草危害的方向,确定主题,如简短戒烟干预、烟草危害警示等。查阅、收集资料,编写教案,教案要求科学、准确、实用,有条理性和逻辑性,科普、通俗、易于接受。

2. 确定授课老师　根据讲课主题,确定授课老师,并共同商讨,确定授课教案(文稿、PPT)。

3. 落实场地、设备　根据容纳人数、交通便利、设备条件等因素选择讲座场地,并准备好签到表、效果评价问卷、背景板、海报、宣传单、展板、宣传册、限盐勺、控油壶等健康教育材料及实物。

4. **发放通知**　利用社区内公告栏海报、电话、广播、短信、业主论坛等形式,最迟在讲座的前一周应将通知发布出去,并在讲课前一天进行提示。通知需明确讲座时间、地点、主题、主要内容、授课老师、主要目标人群。

5. **讲座实施**　提前做好场地布置,摆放背景板、桌椅、健康教育资料等物品,准备黑板、投影仪、幕布、音响等设备。安排听课者签到(最好留联系方式)、领取资料。建议有条件的老师采用多媒体教学,在讲座中恰当运用图片、漫画、视频、动画等元素;尽可能采用参与式教学方式,安排提问和互动环节,充分调动听课者的积极性;结合控烟主题,发放健康教育资料(如知识手册)或实物(如限盐勺)。

6. **过程及效果评价**　可采用问卷调查的形式,课堂前后发放问卷,了解听课者知识掌握情况,对讲座的满意度、意见和建议等;亦可通过个人访谈和小组讨论,随机选择 6～8 名听课者,以个人访谈或小组讨论的形式,了解听课者对讲座的满意度、意见和建议等。

案例三　开展针对性健康指导

小李从医学院毕业后,就到某地社区卫生服务中心工作了,主要从事基本公共卫生服务健康教育方面的工作。

问题1　小李要对社区居民开展针对性健康指导,其工作对象主要有哪些?

答题要点

针对性健康指导,又称为个体化健康教育,是健康教育服务的重要形式,是对服务对象开展的面对面、个性化的健康指导和行为干预,具有针对性强、效果明显等特点。乡镇卫生院、村卫生室和社区卫生服务中心(站)的医务人员在提供门诊医疗、上门访视等医疗卫生服务时,要开展有针对性的个体化健康知识和健康技能的教育。

服务对象包括:① 门诊服务对象:门诊患者或健康咨询者。② 上门访视服务对象:需要入户随访的慢性非传染性疾病患者(如糖尿病、高血压等)、老年人、重症患者、高危孕产妇、不方便就诊的患者及家属。

问题2　个体化健康教育的工作流程包括哪些步骤?

答题要点

个体化健康教育的工作流程主要包括以下六个步骤:① 询问/患者主诉(S):患者描述自己的健康问题;② 检查诊断(O):通过检查确诊患者的健康问题;③ 问题评估(A):根据客观体检指标,评估健康问题的严重性及健康危险因素;④ 制订干预计划(P):根据问题评估结果,制定治疗方案和健康教育方案(药物处方、健康教育处方);⑤ 预约复诊:约定下一次就诊时间;⑥ 效果评估:复诊时评估患者的健康问题是否改善,危害健康的相关行为是否改变。

◁)) 问题3 个体化健康教育包括几类?

☑ 答题要点

1. 开展门诊病人个体化健康教育 针对门诊就诊人群,社区医生接诊时对病人基本状况进行了解,其中需包含吸烟状况问询。根据问询结果为居民及就诊的患者发放对应的健教处方。如高血压、糖尿病、肿瘤、心脑血管、烟草危害等,同时在预防慢病、降低发病率、提高居民健康水平、增加防病知识、提供科学生活方式等方面进行健康宣教,给出指导与建议。

2. 开展住院病人个体化健康教育 根据患者入院评估结果,在患者入院、住院期间及出院前,利用一切与病人及其家属接触的机会针对患者的身体状况及时进行健康教育宣传,提供健康常识,制定针对性的干预措施。方法和手段包括:示范、讲解、演示、宣教材料发放、病人自己阅读等。

3. 开展访视个体化健康教育 针对重点人群(老年人、重症护理病人、残疾人、孕产妇和成瘾性患者等)定期随访,开展健康教育指导和康复技能指导工作,传播健康常识,并做好定期访视计划,针对各病种提供免费咨询解答,如用药情况、日常饮食、健康生活方式的正确指导,发放健康教育处方,减少慢性病的并发症。

4. 开展预防接种个体化健康教育 针对前来接种疫苗的儿童及家长进行健康教育指导,讲解接种疫苗的益处及接种后注意事项,宣传接种疫苗的好处,提高儿童抗病能力。

知识拓展

社区卫生服务中心、乡镇卫生院等基层医疗卫生机构,按照国家基本公共卫生服务的要求,提供健康教育服务,常见的活动形式包括:① 提供健康教育资料,包括发放印刷资料、播放音像资料;② 设置健康教育宣传栏;③ 开展公众健康咨询活动;④ 举办健康知识讲座;⑤ 开展个体化健康教育。

上门访视健教注意事项:① 综合分析访视对象的健康问题、健康情况和依从性,确定开展上门访视的时间和频次;② 注意建立良好的医患关系;③ 注意形成耐心、细致的工作作风;④ 分步骤开展服务,尽量做到细化、量化;⑤ 重视对服务对象的激励和反馈。

第四节 健康教育自测练习

一、单选题

1. 宣传普及医疗卫生法律法规是健康教育的内容吗 （　　）

A. 是 　　　　B. 不是

2. 社区卫生服务中心宣传栏不少于几个 （　　）

A. 1个　　　　B. 2个　　　　C. 3个　　　　D. 4个

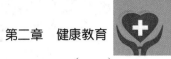

3. 村卫生室宣传栏不少于几个 　　　　　　　　　　（　　）

    A. 1个 　　　　　　B. 2个 　　　　　　C. 3个 　　　　　　D. 4个

4. 根据国家规范要求,健康教育宣传栏的面积不少于(　　)m² 　　（　　）

    A. 1 　　　　　　　B. 2 　　　　　　　C. 3 　　　　　　　D. 4

5. 每个医疗卫生机构每年最少要更换(　　)次健康教育宣传栏内容 　　（　　）

    A. 2 　　　　　　　B. 4 　　　　　　　C. 6 　　　　　　　D. 8

6. 健康教育与健康促进的关系是 　　　　　　　　　　（　　）

    A. 健康教育与健康促进是相同的概念

    B. 健康教育与健康促进内涵更广泛

    C. 健康促进与健康教育没有必然的联系

    D. 健康教育是健康促进的组成部分

7. 健康教育与卫生宣传的关系 　　　　　　　　　　（　　）

    A. 卫生宣传比健康教育涉及的内容更广泛

    B. 两者是一回事

    C. 健康教育是卫生宣传的重要手段

    D. 卫生宣传是健康教育的重要手段

8. "知信行"理论认为 　　　　　　　　　　（　　）

    A. "知识"是基础、"信念"是动力、"行为"是目标

    B. "知识"是动力、"信念"是基础、"行为"是目标

    C. "知识"是基础、"信念"是目标、"行为"是动力

    D. "知识"是目标、"信念"是基础、"行为"是动力

9. 卫生知识知晓率(正确率)的计算公式是 　　　　　　　　　　（　　）

    A. (正确回答某卫生知识的人数/被调查者总人数)×100%

    B. (被调查者总人数/正确回答某卫生知识的人数)×100%

    C. (正确回答某卫生知识的人数/社区总人数)×100%

    D. (社区总人数/正确回答某卫生知识的人数)×100%

10. 行为形成率的计算公式是 　　　　　　　　　　（　　）

    A. (被调查者总人数/有特定行为的人)×100%

    B. (有特定行为的人/被调查者总人数)×100%

    C. (有特定行为的人/社区总人数)×100%

    D. (社区总人数/有特定行为的人)×100%

二、多选题

1. 健康教育的重点人群有哪些 　　　　　　　　　　（　　）

    A. 青少年 　　　　　　　　　　B. 妇女

    C. 老年人 　　　　　　　　　　D. 中年人

2. 国家规范要求（　　　）机构要定期举办健康知识讲座 （　　　）

   A. 乡镇卫生院 　　　　　　　　B. 社区卫生服务中心

   C. 村卫生室 　　　　　　　　　D. 社区卫生服务站

3. 健康的概念包含 （　　　）

   A. 身体健康 　　　　　　　　　B. 没有疾病

   C. 良好的心态 　　　　　　　　D. 能适应社会

4. 健康生活方式包含 （　　　）

   A. 戒烟限酒 　　　　　　　　　B. 适量运动

   C. 合理膳食 　　　　　　　　　D. 心理平衡

5. 健康素养是指人的 （　　　）

   A. 态度 　　　　B. 能力 　　　　C. 状态 　　　　D. 健康水平

6. 传播材料预试验的意义是 （　　　）

   A. 确定目标人群 　　　　　　　B. 提高传播效果

   C. 确定传播主题 　　　　　　　D. 符合成本效益原则

7. 以下（　　　）属于大众传播范畴 （　　　）

   A. 电视 　　　　B. 讲座 　　　　C. 书籍 　　　　D. 宣传画

8. 以下（　　　）属于人际传播范畴 （　　　）

   A. 咨询 　　　　B. 讲座 　　　　C. 传单 　　　　D. 小组讨论

9. 形成评价在（　　　）实施 （　　　）

   A. 项目计划设计阶段 　　　　　B. 计划的实施阶段

   C. 贯穿项目计划执行的全过程 　D. 项目实施之后

10. 国家规范要求开展（　　　）的健康教育 （　　　）

   A. 食品安全 　　　　　　　　　B. 职业卫生

   C. 学校卫生 　　　　　　　　　D. 计划生育

三、简答题

1. 开展个体化健康教育的意义？

2. 请叙述"提供健康教育资料"的要求和方法。

3. 请叙述"个体化健康教育"的要求和方法。

4. 请叙述"设置健康教育宣传栏"的要求和方法。

第三章 预防接种

第一节 预防接种服务规范

一、服务对象

辖区内 0～6 岁儿童和其他重点人群。

二、服务内容

（一）预防接种管理

1. 及时为辖区内所有居住满 3 个月的 0～6 岁儿童建立预防接种证和预防接种卡（簿）等儿童预防接种档案。

2. 采取预约、通知单、电话、手机短信、网络、广播通知等适宜方式，通知儿童监护人，告知接种疫苗的种类、时间、地点和相关要求。在边远山区、海岛、牧区等交通不便的地区，可采取入户巡回的方式进行预防接种。

3. 每半年对辖区内儿童的预防接种卡（簿）进行 1 次核查和整理，查缺补漏，并及时进行补种。

（二）预防接种

根据国家免疫规划疫苗免疫程序，对适龄儿童进行常规接种。在部分省份对重点人群接种出血热疫苗。在重点地区对高危人群实施炭疽疫苗、钩体疫苗应急接种。根据传染病控制需要，开展乙肝、麻疹、脊灰等疫苗强化免疫或补充免疫、群体性接种工作和应急接种工作。

1. 接种前的工作　接种工作人员在对儿童接种前应查验儿童预防接种证（卡、薄）或电子档案，核对受种者姓名、性别、出生日期及接种记录，确定本次受种对象、接种疫苗的品种，询问受种者的健康状况以及是否有接种禁忌等，告知受种者或者其监护人所接种疫苗的品种、作用、禁忌、不良反应以及注意事项，可采用书面或（和）口头告知的形式，并如实记录告知和询问的情况。

2. 接种时的工作　接种工作人员在接种操作时再次查验并核对受种者姓名、预防接种证、接种凭证和本次接种的疫苗品种，核对无误后严格按照《预防接种工作规范》规定的接种月（年）龄、接种部位、接种途径、安全注射等要求予以接种。接种工作人员在接种操作时再次进行"三查七对"，无误后予以预防接种。"三查"：检查受种者健康状况和接种禁忌证，查对预防接种卡（簿）与儿童预防接种证，检查疫苗、注射器外观与批号、效期；"七对"：核对受种对象姓名、年龄、疫苗品名、规格、剂量、接种部位、接种途径。

3. 接种后的工作　告知儿童监护人,受种者在接种后应在留观室观察 30 分钟。接种后及时在预防接种证、卡(簿)上记录,与儿童监护人预约下次接种疫苗的种类、时间和地点。有条件的地区录入计算机并进行网络报告。

（三）疑似预防接种异常反应处理

如发现疑似预防接种异常反应,接种人员应按照《全国疑似预防接种异常反应监测方案》的要求进行处理和报告。

三、服务流程

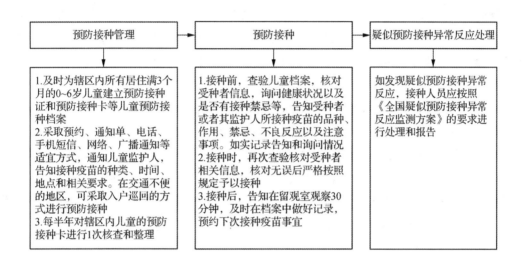

四、服务要求

1. 接种单位必须为区县级卫生行政部门指定的预防接种单位,并具备《疫苗储存和运输管理规范》规定的冷藏设施、设备和冷藏保管制度,按照要求进行疫苗的领发和冷链管理,保证疫苗质量。

2. 应按照《疫苗流通和预防接种管理条例》《预防接种工作规范》《全国疑似预防接种异常反应监测方案》等相关规定做好预防接种服务工作,承担预防接种的人员应当具备执业医师、执业助理医师、执业护士或者乡村医生资格,并经过县级或以上卫生行政部门组织的预防接种专业培训,考核合格后持证方可上岗。

3. 基层医疗卫生机构应积极通过公安、乡镇(街道)、村(居)委会等多种渠道,利用提供其他医疗服务、发放宣传资料、入户排查等方式,向预防接种服务对象或监护人传播相关信息,主动做好辖区内服务对象的发现和管理。

4. 根据预防接种需要,合理安排接种门诊开放频率、开放时间和预约服务的时间,提供便利的接种服务。

五、工作指标

1. 建证率＝(年度辖区内已建立预防接种证人数/年度辖区内应建立预防接种证人数)

$\times 100\%$。

2. 某种疫苗接种率＝(年度辖区内某种疫苗实际接种人数/年度辖区内某种疫苗应接种人数)$\times 100\%$。

第二节 《预防接种服务规范》疑难解答

1. 辖区内免疫规划儿童和其他重点人群指哪些人？

答：辖区内免疫规划儿童和其他重点人群包括按照国家免疫规划儿童免疫程序服务的0～6岁儿童，按照国家免疫规划儿童免疫程序补种服务的0～14岁儿童；按照国家免疫规划特殊人群免疫程序服务对象，按照国家或地方应急免疫、群体性免疫等实施方案开展接种的对象。

2. 建立预防接种卡、证是在户口所在地吗？

答：预防接种证、卡(簿)按照居住地实行属地化管理。儿童出生后1个月内，其监护人应当到儿童居住地的接种单位为其办理接种证；接种证遗失者应及时补办。产科接种单位应告知新生儿监护人一个月内到居住地接种单位建立接种证、卡，或直接为新生儿办理接种证。户籍在外地的适龄儿童暂住在当地时间≥3个月，由暂住地接种单位及时建立预防接种卡(簿)；无接种者需同时建立、补办接种证。办理接种证的接种单位应在预防接种证上加盖公章。

3. 预防接种是通过何种方式通知儿童监护人的？预约告知包括哪些内容？

答：预防接种采取预约、通知单、电话、手机短信、广播等适宜方式通知儿童监护人，告知接种疫苗的种类、时间、地点和相关要求。

4. 接种疫苗前，询问、告知并记录的内容有哪些？

答：询问受种者的健康状况以及是否有接种禁忌等，告知受种者或者其监护人所接种疫苗的品种、作用、禁忌、不良反应以及注意事项，可采用书面或(和)口头告知的形式，并如实记录告知和询问的情况。

5. 如何确定接种对象？

答：根据国家免疫规划疫苗的免疫程序、群体性预防接种、应急接种或补充免疫方案等，确定受种对象；受种对象包括本次受种对象、上次漏种者和流动人口等特殊人群中的未受种者；清理预防接种卡(簿)或通过信息系统建立的儿童预防接种个案信息，根据预防接种记录核实受种对象；主动搜索流动人口和计划外生育儿童中的受种对象。

6. 接种单位应张贴的预防接种宣传材料有哪些？

答：应张贴的预防接种宣传材料包括以下4个方面：① 预防接种工作流程；② 国家免疫规划疫苗的品种、免疫程序、预防接种方法等，第二类疫苗除公示上述内容外还应公示疫苗价格、预防接种服务价格；③ 预防接种服务时间、咨询电话；④ 相关科普宣传资料等。

7. 接种疫苗后,在接种卡和接种证上应记录哪些内容?

答:接种后及时在接种证、卡记录接种疫苗品种、生产企业、批号、有效期、接种时间、接种医生、受种者等内容,并录入信息系统。

8. 接种疫苗后,受种者应留观多长时间?

答:受种者在接种后留在接种现场观察 30 分钟。如受种者有不良反应,医生及时处理和报告。

9. 什么是"疑似预防接种异常反应"?

答:疑似预防接种异常反应(简称 AEFI)是指在预防接种后发生的怀疑与预防接种有关的反应或事件。

10. 什么是"预防接种异常反应"?

答:预防接种异常反应,是指合格的疫苗在实施规范接种过程中,或者实施规范接种后造成受种者机体组织器官、功能损害,相关各方均无过错的药品不良反应。

11. "疑似预防接种异常反应"的报告范围?

答:按疑似预防接种异常反应发生时限,分为以下 7 种情形:① 24 小时内:如过敏性休克、不伴休克的过敏反应(荨麻疹、斑丘疹、喉头水肿等)、中毒性休克综合征、晕厥、癔症等。② 5 天内:如发热(腋温≥38.6 ℃)、血管性水肿、全身化脓性感染(毒血症、败血症、脓毒血症)、接种部位发生的红肿(直径＞2.5 cm)、硬结(直径＞2.5 cm)、局部化脓性感染(局部脓肿、淋巴管炎和淋巴结炎、蜂窝织炎)等。③ 15 天内:如麻疹样或猩红热样皮疹、过敏性紫癜、局部过敏坏死反应(Arthus 反应)、热性惊厥、癫痫、多发性神经炎、脑病、脑炎和脑膜炎等。④ 6 周内:如血小板减少性紫癜、格林巴利综合征、疫苗相关麻痹型脊髓灰质炎等。⑤ 3 个月内:如臂丛神经炎、接种部位发生的无菌性脓肿等。⑥ 接种卡介苗后 1～12 个月:如淋巴结炎或淋巴管炎、骨髓炎、全身播散性卡介苗感染等。⑦ 其他:与预防接种有关的其他严重疑似预防接种异常反应。

12. "疑似预防接种异常反应"责任报告单位和报告人包括哪些?

答:医疗机构、接种单位、疾病预防控制机构、药品不良反应监测机构、疫苗生产企业及其执行职务的人员,均为疑似预防接种异常反应的责任报告单位和报告人。

13. "疑似预防接种异常反应"的报告时限要求有哪些?

答:责任报告单位和报告人,应当在发现疑似预防接种异常反应后 48 小时内,填写疑似预防接种异常反应个案报告卡,向受种者所在地的县级疾病预防控制机构报告;发现怀疑与预防接种有关的死亡、严重残疾、群体性疑似预防接种异常反应、对社会有重大影响的疑似预防接种异常反应时,在 2 小时内填写疑似预防接种异常反应个案报告卡或群体性疑似预防接种异常反应登记表,以电话等最快方式向受种者所在地的县级疾病预防控制机构报告。

14. 预防接种单位应具备什么条件?

答:接种单位应具备以下 3 个方面条件:① 具有医疗机构执业许可证件;② 具有经过县级人民政府卫生计生主管部门组织的预防接种专业培训并考核合格的执业医师、执业助理医师、护士或者乡村医生;③ 具有符合疫苗储存、运输管理规范的冷藏设施、设备和冷藏保管制度。

15.《国家基本公共卫生服务规范(第三版)》(以下简称《规范》)中,关于预防接种提到,脊灰疫苗第 3 剂要在<12 月龄完成,但是程序表里面为什么没有体现?

答:国家卫健委 2016 年底下发的"儿童国家免疫规划疫苗程序和说明"中,有一个免疫规划疫苗接种的通用原则。其中,对每种疫苗的接种剂次,均规定了具体完成时间,如脊灰疫苗第三剂次建议在 12 月龄内完成,第四剂次在 4 周岁内完成。

16. 可以把预防接种告知单作为告知记录吗?

答:告知和询问的记录,应有一个相对固定的纸质模板。在告知和询问过程中,同时完成记录,双方确认签字。一是规范询问、告知流程并记录,二是减少医生工作量。

17. 每种疫苗接种均需记录填表吗? 应接种人数如何填写?

答:接种的每种疫苗、每剂次均要记录填表,并且汇总后要进行报告。第一类疫苗报告应种数和实种数,第二类疫苗报告接种数。应种数是从接种单位初始报告,县区级是各乡级报告单位汇总结果,同样市级是各县级汇总结果。应种人数是逐级汇总后上报。

第三节 预防接种实践案例

案例一 预防接种服务

某儿童,2019 年 4 月 21 日出生于南京,出生当天在出生医院产科预防接种室接种了首剂乙肝疫苗和 1 剂次卡介苗,4 月 29 日儿童家长按照医院产科预防接种室的告知,携带新生儿首剂乙肝疫苗和卡介苗接种二联单,前往居住地接种单位(南京某社区卫生服务中心)建档和建证。

问题1 如果你是该儿童居住地接种单位工作人员,如何为该儿童建证? 建档、建证时应告知儿童监护人哪些内容?

答题要点

1. 填写预防接种证首页内容,"儿童姓名、性别、出生日期、户籍地址、现住址 1、父亲姓名、电话、母亲姓名、电话、日期"以及接种单位咨询电话等项必须填写,根据实际情况选填现住址 2、现住址 3。在接种证条形码粘贴区粘贴上条形码并在预防接种证上加盖公章。填写时注意字迹工整,不得涂改。按照新生儿首剂乙肝疫苗和卡介苗接种二联单,将该儿童已经接种的乙肝疫苗和卡介苗接种信息,填写或打印在接种记录页。

2. 建档、建证时应向儿童监护人简要介绍预防接种知识并请监护人认真阅读接种证内容。告知监护人每次儿童接种时均需携带接种证,并需妥善保管,作为将来"入园、入学、留学"的预防接种凭证。

背景二

建证、建档时,接种单位预约该儿童5月21日接种第二剂次乙肝疫苗。5月21日,该儿童家长带儿童前来接种疫苗,进门取号,在候诊区稍作等待后,按照大屏幕和语音叫号指引,家长带儿童来到询问区。

问题2 如果你是该儿童居住地接种单位询问人员,如何对该儿童接种疫苗前的健康状况进行询问?

答题要点

按《儿童预防接种健康状况询问表》内容,询问该儿童的健康状况以及是否有预防接种禁忌等情况,并如实记录。儿童监护人以及询问医生均签字确认。如果经询问发现该儿童的健康状况可能存在问题时,建议其到医院进行检查后,根据检查结果再决定是否进行接种,同时将相关信息记录在预防接种证和电子档案中。

背景三

经过询问后,按照接种流程和大屏幕显示,家长带儿童来到登记台。

问题3 如果你是该儿童居住地接种单位登记人员,如何对该儿童进行疫苗接种前的知情告知?

答题要点

如果确定该儿童本次可接种1剂次乙肝疫苗,应当告知受种者或其监护人乙肝疫苗的品种、作用、禁忌、可能出现的不良反应以及注意事项,按照疫苗预防接种前知情告知/同意书内容记录告知情况。受种者或监护人签字确认。

如果该儿童家长自愿选择接种自费乙肝疫苗,应当同时告知费用、预防接种异常反应补偿方式等。

背景四

登记工作人员确定该儿童本次可以接种1剂次的乙肝疫苗,完成登记并签署知情同意书后,家长带儿童到接种台进行乙肝疫苗接种。

问题4 如果你是接种台的接种医生,接种前是否需进行“三查七对一验证”? 什么是“三查七对一验证”? 接种后应记录哪些预防接种信息?

答题要点

1. 预防接种工作人员在接种操作前进行“三查七对一验证”,无误后予以接种。“三查”:检查受种者健康状况和接种禁忌;检查预防接种档案与儿童预防接种证;检查疫苗、注射器外观与批号、效期。“七对”:核对受种者姓名、年龄、疫苗品名、规格、剂量、接种部位、接种途径。“一验证”:请儿童监护人验证接种的疫苗种类和有效期等。

2. 接种疫苗后,接种人员应及时在预防接种证和信息系统中将接种疫苗名称、规格、疫苗最小包装单位的识别信息(或批号)、接种时间、生产企业、接种单位、接种部位、接种者签名等填写和录入完整。如因某种原因未能实施接种,必须撤销已登记的接种信息。接种记录书写工整,不得用其他符号代替。

> **知识拓展:留观**
>
> 接种完成后,要告知儿童监护人在接种现场观察30分钟。留观场所应有留观巡查医生,如发现不良反应,及时处理和报告。留观结束后,家长在"疫苗预防接种留观登记表"上签字确认后方可离开,数字化门诊需在留观机上扫码确认。

案例二 疫苗管理

2019年7月2日,某儿童预防接种门诊接收到县疾控中心疫苗冷藏车配送的一批疫苗,包括脊灰减毒活疫苗(第一类疫苗)、麻风疫苗(第一类疫苗)、乙肝疫苗(第一类疫苗)、五联疫苗(第二类疫苗)。

问题1 如果你是该接种单位疫苗管理人员,在接收本批疫苗时,应如何进行验收?

答题要点

1. 接种单位在接收本批次疫苗时,应当索取和检查各疫苗生产企业或疫苗配送企业提供的"生物制品批签发合格证"复印件,五联疫苗的"进口药品通关单"复印件。

2. 接种单位核实和收存"疫苗运输温度记录表"。记录内容包括疫苗名称、生产企业、规格、批号、有效期、数量、用途、运输工具、冷藏方式、启运和到达时间、启运和到达时的疫苗储存温度和环境温度、启运至到达行驶里程、送/收疫苗单位、送/收疫苗人签名。同时索要送苗时在途运输温度记录,如发现温度异常,还应填写"疫苗储存和运输温度异常情况记录表"。对于资料齐全、符合冷链运输温度要求的疫苗,方可接收。验收疫苗时,1人负责验收,1人负责审核,现场核对并填写"预防接种用生物制品验收表"。

3. 如果有资料不全、符合冷链运输温度要求的疫苗,接收单位可暂存该疫苗。待补充资料符合要求后,方可办理接收入库手续。

4. 对不能提供本次运输过程的疫苗运输温度记录或不符合冷链运输温度要求的疫苗,不得接收。并立即向辖区县级药品监督管理部门、卫生行政部门报告。

5. 接种单位在接收疫苗时如发现疫苗储存、运输过程中温度异常,无法判定疫苗质量是否受到影响时,须由疫苗生产企业评估疫苗储存、运输过程中出入库、装卸等常规操作产生的温度偏差对疫苗质量的影响及可接收的条件。符合接收条件的,接种单位应当接收疫苗。

6. 接收第一类疫苗时应当查验疫苗最小外包装的显著位置,是否有标明"免费"字样以及"免疫规划"专用标识,并做好记录。

7. 疫苗收货、验收等记录应当保存至疫苗有效期满后不少于五年备查。

背景二

经查验相关资料,该批次疫苗符合接收条件,接种单位予以接收。

🔊**问题2** 接收疫苗后,接种单位应如何进行疫苗出入库登记?

✅**答题要点**

1. 接种单位应当建立真实、完整的接收、购进、储存、分发、供应记录,填写"预防接种单位生物制品和接种器材出入库登记表",完整记录疫苗出入库信息,包括疫苗名称、生产企业、批号、属性、剂型、规格、有效期、批签发合格证明编号、进口通关单编号、出入库日期、出入库类型、来源/去向、出入库数量、接收人和经手人签名等信息。应当建立台账或建立疫苗出入库登记表电子档案信息,做到票、账、货、款一致。相关记录应当保存至超过疫苗有效期5年备查。

2. 疫苗出入库当日,疫苗出入库信息须录入"江苏省预防接种综合服务管理信息系统"中疫苗管理子系统,确保疫苗、账册、系统信息准确、完整、一致,并实行疫苗电子监管码管理和疫苗扫码入库机制。

3. 接种单位在疫苗出库时要遵循先进先出、近有效期先出的原则。

4. 接种单位要经常核对疫苗出入库情况,日清月结,定期盘点,做到账、苗相符。

背景三

接种单位接收该批次疫苗,将其放入冰箱储存。

🔊**问题3** 疫苗的储存有哪些注意事项?

✅**答题要点**

1. 疫苗应按品种、批号、有效期分类码放,并做好相应标识。对短效期疫苗应当给予标记。过期和报废疫苗不得与有效期内的疫苗在同一个冷链设备内存放。疫苗要摆放整齐,疫苗与箱壁、疫苗与疫苗之间应留有1~2 cm的空隙。疫苗不应放置冰箱门内搁架上,含吸附剂疫苗不可贴壁放置。

2. 第一、二类疫苗应在不同疫苗存储设备中存放,暂无条件的接种单位可在同一存储设备中存放,但应集中存放在不同区域且有明显标识。

3. 接种单位必须按照疫苗使用说明书、《预防接种工作规范》《疫苗储存和运输管理规范》等有关疫苗储存、运输温度的要求储存和运输疫苗。本次接收的乙肝疫苗、麻风疫苗、五联疫苗在2~8 ℃条件下避光储存,脊灰减毒活疫苗在-20 ℃以下保存。

4. 接种单位在存放、取用疫苗时应当及时开关冰箱、冷藏箱(包)门/盖,尽可能减少疫苗暴露于控制温度范围外的时间。

5. 在接种疫苗时,使用台式冰箱临时存放疫苗的,应预先开启台式冰箱,冰箱内环境温度达到2~8 ℃后,再将接种所使用的疫苗存放进去。

案例三　预防接种证查验

王某某,2016年3月27日出生,2019年4月从外省老家来江苏,9月到我省某幼儿园报名就读,对其接种证进行查验,发现该名儿童预防接种证为外省接种证,根据接种证记录,该儿童接种过卡介苗1剂次,乙肝疫苗3剂次,麻风疫苗1剂次,脊灰疫苗3剂次,百白破疫苗3剂次和A群流脑2剂次,乙脑减毒活疫苗1剂次。

问题1　如果你是预防接种单位工作人员,对该儿童进行入托儿童预防接种情况评价时,应通知该名儿童补种什么疫苗?这些疫苗的补种原则是什么?

答题要点

1. 应通知该儿童补种1剂次百白破疫苗、1剂次麻腮风疫苗、2剂次甲肝灭活疫苗、1剂次乙脑减毒活疫苗、1剂次A+C群流脑多糖疫苗。

2. 国家免疫规划疫苗补种通用原则　未按照推荐年龄完成国家免疫规划规定剂次接种的14岁以下的儿童,应尽早进行补种,在补种时掌握以下原则:

(1) 对未曾接种某种国家免疫规划疫苗的儿童,根据儿童当时的年龄,按照该疫苗的免疫程序,以及该种疫苗的具体补种原则的规定进行补种。

(2) 未完成国家免疫规划规定剂次的儿童,只需补种未完成的剂次,无需重新开始全程接种。

(3) 应优先保证儿童及时完成国家免疫规划疫苗的全程接种,当遇到无法使用同一厂家疫苗完成全程接种情况时,可使用不同厂家的同品种疫苗完成后续接种(含补种)。疫苗使用说明书中有特别说明的情况除外。

3. 百白破补种原则

(1) 3月龄～5岁未完成DTaP规定剂次的儿童,需补种未完成的剂次,前3剂每剂间隔≥28天,第4剂与第3剂间隔≥6个月。

(2) ≥6岁接种DTaP和白破疫苗累计<3剂的儿童,用白破疫苗补齐3剂;第2剂与第1剂间隔1～2个月,第3剂与第2剂间隔6～12个月。

(3) 根据补种时的年龄选择疫苗种类,3月龄～5岁使用DTaP,6～11岁使用吸附白喉破伤风联合疫苗(儿童用),≥12岁使用吸附白喉破伤风联合疫苗(成人及青少年用)。

4. 麻腮风补种原则

(1) 扩免前出生的≤14岁儿童,如果未完成2剂含麻疹成分疫苗接种,使用MR或MMR补齐。

(2) 扩免后出生的≤14岁适龄儿童,应至少接种2剂含麻疹成分疫苗、1剂含风疹成分疫苗和1剂含腮腺炎成分疫苗,对未完成上述接种剂次者,使用MR或MMR补齐。

(3) 如果需补种2剂次含麻疹成分疫苗,接种间隔≥28天。

5. 乙脑减毒活疫苗补种原则　扩免后出生的≤14岁适龄儿童,未接种乙脑疫苗者,如

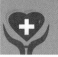

果使用乙脑减毒疫苗进行补种,应补齐 2 剂,接种间隔≥12 个月。

6. A+C 群流脑多糖疫苗补种原则　扩免后出生的≤14 岁适龄儿童,未接种流脑疫苗或未完成规定剂次的,根据补种时的年龄选择流脑疫苗的种类:

（1）＜24 月龄儿童补齐 A 群流脑多糖疫苗剂次。

（2）≥24 月龄儿童补齐 A+C 群流脑多糖疫苗剂次,不再补种 A 群流脑多糖疫苗。

（3）补种剂次间隔参照本疫苗其他事项要求执行。

7. 甲肝灭活疫苗补种原则

（1）扩免后出生的≤14 岁适龄儿童,未接种甲肝疫苗者,如果使用甲肝灭活疫苗进行补种,应补齐 2 剂,接种间隔≥6 个月。

（2）如已接种过 1 剂次甲肝灭活疫苗,但无条件接种第 2 剂甲肝灭活疫苗时,可接种 1 剂甲肝减毒活疫苗完成补种。

 背景二

该儿童按照接种单位的补种通知补种了百白破疫苗、麻腮风疫苗、甲肝灭活疫苗、乙脑减毒活疫苗、A+C 群流脑多糖疫苗。

问题2　如果你是预防接种单位工作人员,为该儿童补种后应如何记录?

答题要点

接种单位为儿童补种疫苗后,应在儿童预防接种证、预防接种信息系统完整记录疫苗接种情况。对于开展补种或已完成补种的儿童,接种单位应填写"入托、入学儿童疫苗补种通知和反馈单",供儿童监护人交托幼机构或学校再次查验,同时记录在"已完成相关针次或疫苗补种儿童名单登记表"。乡镇卫生院、社区卫生服务中心每年收集、汇总辖区托幼机构、学校填写的"入托、入学儿童预防接种证查验登记表"复印件,填写"江苏省儿童预防接种证查验、补种情况汇总表",在次年 1 月 10 日前报县级疾病预防控制机构。

知识拓展：查验疫苗种类

根据国家免疫规划疫苗的免疫程序和儿童年龄,确定需查验的疫苗种类和接种剂次数。

查验疫苗种类包括乙肝疫苗、卡介苗、脊灰疫苗、百白破疫苗、麻风疫苗、麻腮风疫苗、乙脑减毒疫苗或乙脑灭活疫苗、A 群流脑多糖疫苗、A+C 群流脑多糖疫苗、甲肝减毒活疫苗或甲肝灭活疫苗、白破疫苗等免疫规划疫苗的接种情况。

替代接种含国家免疫规划疫苗成分的第二类疫苗,纳入国家免疫规划疫苗接种情况查验。

各市根据全省或本地增加的免疫规划疫苗种类及免疫程序,相应增加接种证查验的疫苗种类和剂次数。

案例四　疑似预防接种异常反应处理

 背景一

2011 年 3 月 29 日,B 医院接诊了 1 名患儿,症状为右下肢活动不利 10 天,肌力Ⅱ级,肌张力低下,头颅、胸腰椎 MR 示右侧脑桥异常信号,其间有发热史。家长述患儿 10 天前有外伤史。医生根据患者的症状,诊断为"右下肢活动不利"。患儿出生日期为 2010 年 11 月 15 日。曾于 2011 年 2 月接种脊灰减毒活疫苗 1 剂次,接种前确认无接种禁忌,接种后留观 30 分钟无异常。

问题1　如果你是 B 医院医生,接到此病例后,是否考虑急性弛缓性麻痹(AFP)病例? 应该怎么应对?

答题要点

应考虑为 AFP 病例。依据:原卫生部 2006 年下发的《全国急性弛缓性麻痹病例监测方案》定义 AFP 病例为:所有 15 岁以下出现急性弛缓性麻痹症状的病例,和任何年龄临床诊断怀疑为脊灰的病例均作为 AFP 病例。诊断要点:急性起病、肌张力减弱、肌力下降、腱反射减弱或消失。该儿童年龄、症状均符合 AFP 定义。

① 各级各类医疗机构发现 AFP 病例,均需报告。医务人员应在 12 小时内填写 AFP 病例报告卡,报告内容包括患者姓名、性别、出生日期、家长姓名、麻痹日期、诊断日期以及麻痹症状的简要描述等病例的一般情况以及标本采集情况等。预防保健科工作人员通过登录"中国疾病预防控制信息系统"的"疾病监测信息报告管理系统"进行网络直报。② 医务人员立即向辖区疾病预防控制机构报告。③ 医务人员采集患儿的双份粪便标本送检。④ 医务人员对接诊患儿的诊室安排随时消毒和终末消毒。

知识拓展

常见的 AFP 病例包括以下疾病:

(1) 脊髓灰质炎;

(2) 格林-巴利综合征(感染性多发性神经根神经炎,GBS);

(3) 横贯性脊髓炎、脊髓炎、脑脊髓炎、急性神经根脊髓炎;

(4) 多神经病(药物性多神经病,有毒物质引起的多神经病、原因不明性多神经病);

(5) 神经根炎;

(6) 外伤性神经炎(包括臀肌药物注射后引发的神经炎);

(7) 单神经炎;

(8) 神经丛炎;

(9) 周期性麻痹(包括低钾性麻痹、高钾性麻痹、正常钾性麻痹);

(10) 肌病(包括全身型重症肌无力、中毒性、原因不明性肌病);

(11) 急性多发性肌炎;

---

(12) 肉毒中毒；

　　(13) 四肢瘫、截瘫和单瘫(原因不明)；

　　(14) 短暂性肢体麻痹。

　　AFP病例标本的采集：对所有AFP病例应采集双份粪便标本用于病毒分离。标本的采集要求是：在麻痹出现后14天内采集；两份标本采集时间至少间隔24小时；每份标本重量≥5 g(约为成人的大拇指末节大小)。

　　患儿期间曾至多家医院就诊，临床诊断均为"右下肢瘫"。2011年5月22日，患儿再至B医院就诊时，医务人员以AFP病例上报专病网络，同时上报辖区C疾病预防控制中心，C疾控中心接到B医院的报告电话后，当即派流调人员开展流调和标本采集工作。工作人员采集患儿双份大便送检，双份大便检测结果均为阴性。

　　问题2　C疾控中心接到AFP病例报告后流调工作包括哪些？

　　答题要点

　　根据《全国急性弛缓性麻痹病例监测方案》《加强脊髓灰质炎监测项目方案》有关规定：县级疾病预防控制机构在发现辖区AFP病例报告后48小时内派专业人员对病例开展个案调查，在临床医生配合下，详细填写"急性弛缓性麻痹病例个案调查表"，调查完成后2个工作日内通过专病管理系统录入个案调查信息。

　　流行病学调查按以下步骤进行：

　　(1) 了解发病过程和流行病学史：麻痹发生时间、是否有发热/腹泻、麻痹部位是否对称、是否疼痛、有无外伤或注射史、就诊过程、脊灰疫苗接种史等。

　　(2) 进行神经学检查：重点检查肌力、肌张力、腱反射、肌萎缩和肢体活动情况。

　　(3) 填写个案调查表：要求完整、准确填写，避免缺项和漏项。如有调查表中未包括的症状或体征可用文字说明，调查时力求明确临床诊断。

　　问题3　该病例是否属于高危AFP病例？是否需要对该AFP病例进行随访？如果需要，如何随访？

　　该病例属于高危AFP病例。依据是该病例年龄小于5岁，未在麻痹14天内采集粪便标本。《加强脊髓灰质炎监测项目方案》定义高危AFP病例符合下列条件之一即可诊断：① 年龄小于5岁、接种脊灰疫苗次数少于3次或服苗史不详，未采或未采集到合格粪便标本；② 任何年龄临床怀疑脊灰，尤其是未采或采集到合格粪便标本；③ 来自脊灰流行国家或地区，或曾在发病前35天内去过脊灰流行国家或地区。

　　在麻痹发生60天后，要对所报告的AFP病例进行随访。① 随访由县或市级疾控机构派人进行，随访必须要见到病例本人，核实患儿脊灰疫苗接种史，并对患儿进行认真查体，明确是否有残留麻痹。② 随访时应仔细填写"AFP病例麻痹随访表"，随访表完成后2个工作日内通过专病管理系统录入病例随访信息。随访结果如与个案表有信息出入，及时核实订正个案。③ 在病例首次进行个案调查时没有明确临床诊断的病例,力求在随访时能够得出明确诊断,以补充个案资料。必要时组织省级专家组专家进行访视。

背景三

2015 年 5 月该患儿家长至 A 市疾控中心,提出患儿所患右下肢瘫痪与接种脊灰疫苗有关,要求给予调查诊断,工作人员现场检查患儿右下肢肌肉萎缩,走路跛行明显,康复效果不明显。

🔊**问题4** A 市疾控中心是否可以进行调查诊断,调查诊断需要收集哪些资料?

✅**答题要点**

A 市疾控中心不可以进行疑似预防接种异常反应诊断,但可以组织市级预防接种异常反应调查诊断专家组进行调查诊断。

根据《全国疑似预防接种异常反应监测方案》,怀疑与预防接种有关的死亡、严重残疾、群体性疑似预防接种异常反应、对社会有重大影响的疑似预防接种异常反应,由市级或省级疾病预防控制机构组织预防接种异常反应调查诊断专家组进行调查诊断。

调查诊断需要收集如下资料:

(1) 临床相关资料:了解受种者的既往预防接种异常反应史、既往健康状况、家族史、过敏史,调查首次发病时间与预防接种时间的关系,主要症状和体征及有关的实验室检查结果、已采取的治疗措施和效果等资料。必要时对病人进行访视和临床检查。

(2) 预防接种相关资料:疫苗进货渠道、供货单位的资质证明、疫苗购销记录;疫苗运输条件和过程、疫苗贮存条件和冰箱温度记录、疫苗送达基层接种单位前的贮存情况;疫苗的种类、生产企业、批号、出厂日期、有效期、来源(包括分发、供应或销售单位)、领取日期、同批次疫苗的感官性状;接种服务组织形式、接种现场情况、接种时间和地点、接种单位和接种人员的资质;接种实施情况、接种部位、途径、剂次和剂量、打开的疫苗何时用完;脊灰减毒活疫苗接种操作是否规范;接种同批次疫苗其他人员的反应情况、当地相关疾病发病情况。

(3) 标本采集和实验室检查:接到疑似预防接种异常反应报告后,应根据初步调查情况和诊断需要,及时采集有关标本或样本包括受种者血液、粪便等,及时送检和检验。对需要进一步的临床检查也应同时进行。

背景四

2015 年 9 月 22 日,A 市疾控中心组织市、省级预防接种异常反应诊断组专家召开诊断会,专家组成员现场访谈了患儿家长、社区卫生服务中心预防接种工作人员、县市级疾控中心调查人员。调查发现社区卫生服务中心和接种人员资质均符合规范要求,患儿接种前无禁忌,接种疫苗合格,运输、贮存和整个接种过程均按规范要求操作。根据患儿医学资料、调查情况及现场检查、询问等信息,专家形成了调查诊断结论。结论为该患儿急性弛缓性麻痹的病原无法确定,故诊断为病因不明,不排除 VAPP、肠道病毒感染及其他因素引起的急性弛缓性麻痹。参照《医疗事故分级诊断标准》,该患儿伤残等级为三级甲等。

问题5 疑似预防接种异常反应按发生原因分类有哪些？

按发生原因分成以下五种类型：

1. 不良反应 合格的疫苗在实施规范接种后，发生的与预防接种目的无关或意外的有害反应，包括一般反应和异常反应。

（1）一般反应：在预防接种后发生的，由疫苗本身所固有的特性引起的，对机体只会造成一过性生理功能障碍的反应，主要有发热和局部红肿，同时可能伴有全身不适、倦怠、食欲不振、乏力等综合症状。

（2）异常反应：合格的疫苗在实施规范接种过程中或者实施规范接种后造成受种者机体组织器官、功能损害，相关各方均无过错的药品不良反应。

2. 疫苗质量事故 由于疫苗质量不合格，接种后造成受种者机体组织器官、功能损害。

3. 接种事故 由于在预防接种实施过程中违反预防接种工作规范、免疫程序、疫苗使用指导原则、接种方案，造成受种者机体组织器官、功能损害。

4. 偶合症 受种者在接种时正处于某种疾病的潜伏期或者前驱期，接种后巧合发病。

5. 心因性反应 在预防接种实施过程中或接种后因受种者心理因素发生的个体或者群体的反应。

知识拓展：疑似预防接种异常反应的报告

1. 责任报告单位和报告人

（1）各级医疗机构、接种单位、各级疾病预防控制机构、各级药品不良反应监测机构和疫苗生产企业及其执行职务的人员为 AEFI 的责任报告单位和报告人。

（2）接种单位及其工作人员在实施预防接种过程中或接种后发现疑似预防接种异常反应或者接到相关报告，应按《全国疑似预防接种异常反应监测方案》和《江苏省预防接种异常反应调查诊断工作规范》要求进行报告，并作相应处置。

2. 疑似预防接种异常反应报告范围（按照发生时限分）

（1）接种 24 小时内：如过敏性休克、不伴休克的过敏反应（荨麻疹、斑丘疹、喉头水肿等）、中毒性休克综合征、晕厥、癔症等。

（2）接种 5 天内：如发热（腋温≥38.6 ℃）、血管性水肿、全身化脓性感染（毒血症、败血症、脓毒血症）、接种部位发生的红肿（直径＞2.5 cm）、硬结（直径＞2.5 cm）、局部化脓性感染（局部脓肿、淋巴管炎和淋巴结炎、蜂窝织炎）等。

（3）接种 15 天内：如麻疹样或猩红热样皮疹、过敏性紫癜、局部过敏坏死反应（Arthus 反应）、热性惊厥、癫痫、多发性神经炎、脑病、脑炎和脑膜炎等。

（4）接种 6 周内：如血小板减少性紫癜、格林-巴利综合征、疫苗相关麻痹型脊髓灰质炎等。

（5）接种 3 个月内：如臂丛神经炎、接种部位发生的无菌性脓肿等。

（6）接种卡介苗后 1～12 个月：如淋巴结炎或淋巴管炎、骨髓炎、全身播散性卡介苗感染等。

(7) 其他：怀疑与预防接种有关的其他严重疑似预防接种异常反应。

3. 报告程序

(1) 接种单位发现疑似预防接种异常反应或者接到相关报告后，应填写"接种单位疑似预防接种异常反应个案登记册"作为原始记录，同时填写"疑似预防接种异常反应个案报告卡"，在48小时内向所在地的县级疾病预防控制机构报告，并通过"中国免疫规划信息管理系统"进行网络报告。

(2) 发现怀疑与预防接种有关的死亡、严重残疾、群体性疑似预防接种异常反应、对社会有重大影响的疑似预防接种异常反应时，应当在发现后2小时内向所在地的县级卫生行政部门、药品监督管理部门、县级疾病预防控制机构报告，同时填写"疑似预防接种异常反应个案报告卡"或"群体性疑似预防接种异常反应登记表"，并通过中国免疫规划信息管理系统进行网络报告。

(3) 对于符合突发公共卫生事件定义和标准的死亡或群体性疑似预防接种异常反应，同时还应当按照《突发公共卫生事件应急条例》的有关规定进行报告。

第四节 预防接种自测练习

一、单选题

1. 下列对免疫程序描述正确的是 （   ）

　　A. 免疫起始月龄越早越好

　　B. 接种剂量过大，会使机体在相当长时间内处于免疫抑制状态，但不影响疫苗免疫效果

　　C. 如果正常免疫程序被中断，应重新开始接种或增加接种次数

　　D. 流脑疫苗与麻疹疫苗可以同时在不同部位接种

2. 具备冷藏条件的乡级疫苗储藏一般不超过 （   ）

　　A. 1个月　　　　　　　　　　　　　B. 2个月

　　C. 3个月　　　　　　　　　　　　　D. 6个月

3. 疫苗安瓿开启后，灭活疫苗超过（　　）应废弃，活疫苗超过（　　）应废弃 （   ）

　　A. 1小时　0.5小时　　　　　　　　B. 0.5小时　0.5小时

　　C. 1.5小时　0.5小时　　　　　　　D. 2小时　0.5小时

4. 乙肝疫苗不主张臀部注射，主要原因是 （   ）

　　A. 易损伤坐骨神经

　　B. 易损伤腓总神经

　　C. 臀部肌肉丰富，疫苗吸收太快

　　D. 臀部脂肪丰富，妨碍疫苗吸收

5. 关于疫苗外观质量,下列说法正确的是 （ ）

　　A. 有摇不散块状物时,需用振荡器多次振荡后使用

　　B. 疫苗如冻结,应放置温水中缓慢解冻后使用

　　C. 安瓿有裂纹但未破裂时可使用

　　D. 无标签或标签不清时不得使用

6. 2 种减毒活疫苗可以在同一天、在（　　）部位接种,若不在同一天必须间隔（　　）天
　　　　　　　　　　　　　　　　　　　　　　　　　　　　　　　　　　（ ）

　　A. 不同　30 天　　　　　　　　　B. 不同　28 天

　　C. 相同　28 天　　　　　　　　　D. 相同　30 天

7. －20 ℃存放的疫苗为 （ ）

　　A. 麻腮风疫苗　　　　　　　　　　B. 乙脑减毒活疫苗

　　C. 乙肝疫苗　　　　　　　　　　　D. 脊灰减毒活疫苗

8. 温度监测时,当班人员每天查看运行设备温度及冷链室环境温度（　　）次

　　A. 1　　　　　　　B. 3　　　　　　　C. 2　　　　　　　D. 4

9. 下面关于疫苗接种剂次的说法哪一项是错误的 （ ）

　　A. 大多数灭活疫苗需要接种 2 剂次或更多剂次,以刺激机体产生充分和持久的抗体反应

　　B. 增加或减少各剂次疫苗的时间间隔均不降低疫苗的效果

　　C. 2 剂次之间的长间隔比短间隔产生的免疫应答好

　　D. 中断的免疫程序无需重新开始接种或增加接种的剂次

10. 对于儿童常规免疫的疫苗完成基础免疫的时间,下面哪一项描述是错误的（　　）

　　A. 乙肝疫苗、卡介苗、脊灰疫苗、百白破疫苗、麻风疫苗、甲肝疫苗＜12 月龄完成

　　B. 脊灰疫苗、百白破疫苗基础免疫各剂次的间隔时间应≥28 天

　　C. 免疫程序所列各种疫苗第 1 剂的接种时间为最小免疫起始时间

　　D. A 群流脑疫苗≤18 月龄完成

11. 关于流脑疫苗接种,下列描述哪一项是错误的 （ ）

　　A. 流脑疫苗是灭活疫苗

　　B. 流脑疫苗全程共接种 4 剂次

　　C. 儿童 6～18 月龄接种 2 剂次 A 群流脑疫苗,2 剂次间隔时间不少于 3 个月

　　D. 2 周岁和 6 周岁各接种 1 剂次 A＋C 群流脑疫苗

12. 对于 HIV 阳性母亲所生儿童的免疫接种,下面描述哪一项是错误的 （ ）

　　A. 无法确定是否感染 HIV 的儿童,出生后暂缓接种卡介苗、口服脊灰疫苗

　　B. 如经医疗机构诊断,未出现 HIV 相关症状,可接种麻腮风疫苗、麻风疫苗、麻腮疫苗

　　C. 如出现了 HIV 相关症状或免疫抑制症状,不可接种乙肝疫苗,A 群流脑疫苗和 A＋C 群流脑疫苗可按照免疫程序接种

　　D. 如出现了 HIV 相关症状或免疫抑制症状,可接种乙脑灭活疫苗、甲肝灭活疫苗和无细胞百白破疫苗

二、多选题

1. 使用冷藏箱和冷藏包应注意 （　　）

    A. 箱(或包)盖是否密闭,有无破损、开裂

    B. 冷藏箱(包)的底层垫上纱布或纸,以吸水和防止疫苗破碎

    C. 疫苗安瓿直接与冰排接触,确保冷冻

    D. 每次使用冷藏箱(包)后,应清洗擦干后保存

2. 减毒活疫苗的特点有 （　　）

    A. 在机体内可复制增殖,免疫作用时间长

    B. 可形成局部和全身免疫

    C. 在体内有毒力返祖的潜在危险

    D. 免疫缺陷患者可引起严重或致命的反应

3. 确定免疫起始月龄时考虑的因素有 （　　）

    A. 婴幼儿接种疫苗来自母传抗体的干扰

    B. 个体免疫系统发育状况

    C. 传染病暴露机会

    D. 不同地区的经济、文化、卫生等差异

4. 注射麻腮风疫苗的正确操作有 （　　）

    A. 于上臂外侧三角肌下缘接种　　　　B. 皮下注射

    C. 用碘酒棉球消毒待干后注射　　　　D. 用酒精消毒皮肤待干后注射

5. 以下怀疑与预防接种有关的情形属于 AEFI 的是 （　　）

    A. 因疫苗质量不合格给受种者造成的损害

    B. 因接种单位违反预防接种工作规范、免疫程序、疫苗使用指导原则、接种方案给受种者造成的损害

    C. 受种者在接种时正处于某种疾病的潜伏期或者前驱期,接种后发病

    D. 在接种前未如实提供受种者的健康状况和接种禁忌等情况,接种后受种者原有疾病急性复发或者病情加重

    E. 合格的疫苗在实施规范接种后,发生的与预防接种目的无关或意外的有害反应

6. 接种单位接种第二类疫苗,除了应当公示预防接种工作流程、接种服务咨询电话、宣传资料外,还应该重点公示 （　　）

    A. 品种及其免疫程序　　　　　　　　B. 作用、接种方法

    C. 禁忌证、不良反应以及注意事项　　D. 疫苗和接种服务价格

7. 严重异常反应包括 （　　）

    A. 过敏性喉头水肿　　　　　　　　　B. 过敏性紫癜

    C. 血小板减少性紫癜　　　　　　　　D. 心因性反应

    E. 臂丛神经炎、多发性神经炎、格林-巴利综合征

8. 以下关于预防接种一般反应的描述中正确的是 （　　）

    A. 发生在预防接种后   B. 由疫苗本身固有的特性引起

    C. 对机体只造成一过性生理功能障碍   D. 主要有发热和局部红肿

    E. 同时可能伴有全身不适、倦怠、食欲不振、乏力等综合症状

9. 以下关于预防接种异常反应的描述中正确的是 （　　）

    A. 在预防接种后发生   B. 造成受种者机体损害

    C. 质量不合格疫苗引起   D. 与预防接种有关

    E. 接种人员违反疫苗免疫程序引起

三、简答题

1. AEFI 是指在预防接种后发生的怀疑与预防接种有关的反应或事件，包括哪些？

2. 《预防接种工作规范》规定，接种单位的职责包括哪些？

3. 简述儿童入托、入学查验接种证工作程序。

第四章 传染病预防与控制

第一节 传染病及突发公共卫生事件报告和处理服务规范

一、服务对象

辖区内服务人口。

二、服务内容

（一）传染病疫情和突发公共卫生事件风险管理

在疾病预防控制机构和其他专业机构指导下，乡镇卫生院、村卫生室和社区卫生服务中心（站）协助开展传染病疫情和突发公共卫生事件风险排查、收集和提供风险信息，参与风险评估和应急预案制（修）订。突发公共卫生事件是指突然发生，造成或者可能造成社会公众健康严重损害的重大传染病疫情、群体性不明原因疾病、重大食物和职业中毒以及其他严重影响公众健康的事件。

（二）传染病和突发公共卫生事件的发现、登记

乡镇卫生院、村卫生室和社区卫生服务中心（站）应规范填写分诊记录、门诊日志、入/出院登记本、X线检查和实验室检测结果登记本或由电子病历、电子健康档案自动生成规范的分诊记录、门诊日志、入/出院登记、检测检验和放射登记。首诊医生在诊疗过程中发现传染病病人及疑似病人后，按要求填写"中华人民共和国传染病报告卡"或通过电子病历、电子健康档案自动抽取符合交换文档标准的电子传染病报告卡；如发现或怀疑为突发公共卫生事件时，按要求填写"突发公共卫生事件相关信息报告卡"。

（三）传染病和突发公共卫生事件相关信息报告

1. 报告程序与方式 具备网络直报条件的机构，在规定时间内进行传染病和/或突发公共卫生事件相关信息的网络直报；不具备网络直报条件的，按相关要求通过电话、传真等方式进行报告，同时向辖区县级疾病预防控制机构报送"传染病报告卡"和/或"突发公共卫生事件相关信息报告卡"。

2. 报告时限 发现甲类传染病和乙类传染病中的肺炭疽、传染性非典型肺炎、新型冠状病毒肺炎、埃博拉出血热、人感染禽流感（新亚型）、寨卡病毒病、黄热病、拉沙热、裂谷热、西尼罗病毒等新发输入传染病人和疑似病人，或发现其他传染病、不明原因疾病暴发和突发公共卫生事件相关信息时，应按有关要求于2小时内报告。发现其他乙、丙类传染病病人，疑似病人和规定报告的传染病病原携带者，应于24小时内报告。

3. 订正报告和补报　发现报告错误,或报告病例转归或诊断情况发生变化时,应及时对"传染病报告卡"和/或"突发公共卫生事件相关信息报告卡"等进行订正;对漏报的传染病病例和突发公共卫生事件,应及时进行补报。

(四)传染病和突发公共卫生事件的处理

1. 病人医疗救治和管理　按照有关规范要求,对传染病病人、疑似病人采取隔离、医学观察等措施,对突发公共卫生事件伤者进行急救,及时转诊,书写医学记录及其他有关资料并妥善保管,尤其是要按规定做好个人防护和感染控制,严防疫情传播。

2. 传染病密切接触者和健康危害暴露人员的管理　协助开展传染病接触者或其他健康危害暴露人员的追踪、查找,对集中或居家医学观察者提供必要的基本医疗和预防服务。

3. 流行病学调查　协助对本辖区病人、疑似病人和突发公共卫生事件开展流行病学调查,收集和提供病人、密切接触者、其他健康危害暴露人员的相关信息。

4. 疫点疫区处理　做好医疗机构内现场控制、消毒隔离、个人防护、医疗垃圾和污水的处理工作。协助对被污染的场所进行卫生处理,开展杀虫、灭鼠等工作。

5. 应急接种和预防性服药　协助开展应急接种、预防性服药、应急药品和防护用品分发等工作,并提供指导。

6. 宣传教育　根据辖区传染病和突发公共卫生事件的性质和特点,开展相关知识技能和法律法规的宣传教育。

(五)协助上级专业防治机构做好结核病和艾滋病患者的宣传、指导服务以及非住院病人的治疗管理工作,相关技术要求参照有关规定。

三、服务流程

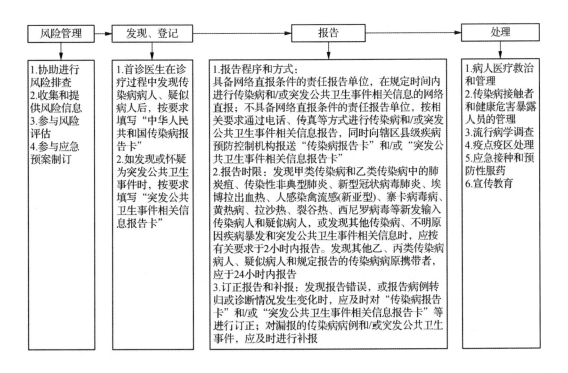

四、服务要求

1. 乡镇卫生院、村卫生室和社区卫生服务中心(站)应按照《中华人民共和国传染病防治法》《突发公共卫生事件应急条例》《国家突发公共卫生事件应急预案》等法律法规要求,建立健全传染病和突发公共卫生事件报告管理制度,协助开展传染病和突发公共卫生事件的报告和处置。

2. 乡镇卫生院、村卫生室和社区卫生服务中心(站)要配备专(兼)职人员负责传染病疫情及突发公共卫生报告管理工作,定期对工作人员进行相关知识和技能的培训。

3. 乡镇卫生院、村卫生室和社区卫生服务中心(站)要做好相关服务记录,"传染病报告卡"和"突发公共卫生事件相关信息报告卡"应至少保留3年。

五、工作指标

1. 传染病疫情报告率=(网络报告的传染病病例数/登记传染病病例数)×100%。

2. 传染病疫情报告及时率=(报告及时的病例数/报告传染病病例数)×100%。

3. 突发公共卫生事件相关信息报告率=(及时报告的突发公共卫生事件相关信息数/报告突发公共卫生事件相关信息数)×100%。

第二节 《传染病及突发公共卫生事件报告和处理服务规范》疑难解答

1. 传染病及突发公共卫生事件报告和处理的服务对象为辖区人口,其中是否包括辖区内的流动人口?

答:包括辖区内的流动人口。服务人口类型可分为常住人口、户籍人口、流动人口,其中常住人口是指居住半年以上的户籍及非户籍居民。根据《国家基本公共卫生服务规范(第三版)》(以下简称《规范》)要求,传染病及突发公共卫生事件报告和处理的服务对象为辖区人口,是最为广泛的,包括了在辖区范围内的所有对象。

2. 突发公共卫生事件分为定级事件和非定级事件,其中非定级事件是否需要报告?

答:需要报告。按照《国家突发公共卫生事件相关信息报告管理工作规范(试行)》,要求报告的突发公共卫生事件信息包括定级事件和非定级事件。定级事件是最后纳入统计或公布的突发公共卫生事件。非定级事件信息,也称之为突发公共卫生事件相关信息,是指未达到定级事件标准的其他事件信息。

3.《规范》第二项服务内容中提到的"群体性不明原因疾病"具体定义是什么?

答:"群体性不明原因疾病"是指一定时间内(通常是指2周内),在某个相对集中的区域(如同一个医疗机构、自然村、社区、建筑工地、学校等集体单位)内同时或者相继出现3例及以上相同临床表现,经县级及以上医院组织专家会诊,不能诊断或解释病因,有重症病例或死亡病例发生的疾病,可能是传染病(包括新发传染病)、中毒或其他未知因素引起的疾病。

4. 我国法定传染病是否只有甲、乙、丙三类,合计 39 种传染病?

答: 我国《传染病防治法》规定的传染病包括甲、乙、丙三类合计 40 种。2020 年 1 月 20 日国家卫健委发布 1 号公告,将新型冠状病毒肺炎纳入乙类传染病,按甲类防控。此外,法定传染病还包括国家卫健委决定列入乙类、丙类传染病管理的其他传染病和需要开展应急监测的其他传染病,如人感染猪链球菌病、发热伴血小板减少综合征、急性弛缓性麻痹(AFP)、埃博拉出血热、中东呼吸综合征、寨卡病毒病等。

5. 除国家法定传染病外,还需要报告其他传染病吗?

答: 除国家法定传染病外,以下情形也需报告:① 某行政辖区内的其他传染病,即省级人民政府决定按照乙类、丙类管理的其他地方性传染病和其他暴发、流行或原因不明的传染病。② 不明原因肺炎和不明原因死亡等为特定目的监测的疾病。

6.《规范》中增加的分诊记录,是否必须登记?

答: 分诊记录必须开展登记。分诊记录是《规范》中新增加的内容。《传染病防治法》规定:医疗机构应当实行传染病预检、分诊制度;对传染病病人、疑似传染病病人,应当引导至相对隔离的分诊点进行初诊。《医疗机构传染病预检分诊管理办法》规定:二级以上综合医院应当设立感染性疾病科;没有设立感染性疾病科的医疗机构应当设立传染病分诊点。因此,开展预检分诊是传染病诊疗工作需要遵循的重要内容,同时要做好预检分诊的相关记录。

7. 如果基层医疗单位建立了医院信息系统(HIS),是否能等同分诊记录、门诊日志、入/出院登记、检测检验和放射登记的登记?

答: 如果基层医疗卫生机构建立了医院信息系统(HIS),可由电子病历、电子健康档案自动生成规范的分诊记录、门诊日志、入/出院登记、检测检验和放射登记。但只有 HIS 系统具备自动生成规范的各类记录功能时,才能视为等同登记。

8. 现住地址不是户籍所在地时,现住址如何填报?

答: 现住地址是指患者发病时的住址,而不是户籍所在地址。具体包括:① 专程至外地就诊,应填写病人的常住地。如某病人患手足口病,该病人由 A 城市至 B 城市就诊,现住址应填写 A 城市。② 外出或至外地工作、出差、旅游等期间患病,应填写工作地、寄宿或宾馆等地址。③ 如新发传染病的境外输入病例等无法提供本人现住地址的,填写报告单位地址。④ 羁押或服刑人员患病,填写羁押或服刑场所地址。

9. 传染病病人因意外或非传染病死亡时,死亡日期如何填报?

答: 填报因患该种传染病死亡的时间,因意外或非传染病死亡时,不需填报。艾滋病病人和 HIV 感染者死亡,不论是否因艾滋病死亡,均须及时进行死亡报告。

10. 是否所有乙类和丙类传染病都是 24 小时内报告?

答: 部分非甲类传染病需 2 小时内报告,包括乙类传染病中按照甲类管理的传染病病人或疑似病人,或其他传染病和不明原因疾病暴发时,均应于 2 小时内完成报告。《规范》中乙类传染病中按甲类管理的病种包括肺炭疽、传染性非典型肺炎、埃博拉出血热、人感染禽流感(新亚型禽流感病例)、寨卡病毒病、黄热病、拉沙热、裂谷热、西尼罗病毒等。2020 年 1 月 20 日新增乙类传染病新型冠状病毒肺炎,亦按甲类进行管理。而人感染 H5N1 禽流感和人感染 H7N9 禽流感病例均按照一般的乙类传染病管理,24 小时内报告即可。

11. 当发现传染病报告卡报告错误或报告病例转归(死亡)或诊断情况发生变化时,是否可以在原纸质报告卡片上进行订正?

答:不可以。发现报告错误或报告病例转归(死亡)或诊断情况发生变化时,报告单位应及时对"传染病报告卡"和/或"突发公共卫生事件相关信息报告卡"等进行订正。订正报告时,需要重新填写传染病报告卡或抽取电子传染病报告卡,卡片类别选择订正项,并注明原报告疾病名称,并按报告时限要求在网络直报系统中完成订正。

12. 艾滋病、乙肝、丙肝、肺结核、梅毒、血吸虫病等慢性传染病就诊时,如曾经作出诊断并报告过,是否还需要进行报告?

答:诊断结果与首次报告诊断一致的不需要报告。医疗卫生机构在做出艾滋病、乙肝、丙肝、肺结核、梅毒、血吸虫病等慢性传染病诊断时,如已知该患者本次病程曾经作出诊断并被报告过,则可不再进行报告;如对该患者的报告情况不清楚,仅对首次就诊进行一次性报告,再次就诊时诊断结果未发生变更则不再进行报告;跨年度的既往病例,如诊断变更或因该病死亡应再次报告。

13. 《规范》要求做好个人防护和感染控制,严防疫情传播,其中个人防护方式包括哪些方面?

答:个人防护的方式包括标准预防,接触传播的防护、空气传播的防护、飞沫传播的防护和虫媒传播的防护等。其中,标准预防是指认为患者的血液、体液、分泌物、排泄物均具有传染性,需进行隔离,不论是否有明显的血迹、污染,是否接触非完整的皮肤与黏膜,接触上述物质者,必须采取预防措施,是针对医疗机构人员采取的一组预防感染措施,包括手卫生,根据预期可能的暴露选用手套、防护服(隔离衣)、口罩、护目镜或防护面罩以及安全注射,也包括穿戴合适的防护用品处理患者所在环境中污染的物品与医疗器械。

14. 《规范》中要求开展应急接种和预防性服药,基层医疗卫生机构是否可以做出此类处置决定?

答:不可以。应急接种、预防性服药为一些疾病应急时所采取的药物性预防措施。基层医疗卫生机构是在上级疾病预防控制机构等指导下就相关工作提供协助,而如何开展应急接种和预防性服药都应由上级疾病预防控制机构等提出并经当地卫生行政部门批准后实施。

15. 基层医疗机构协助开展传染病和突发公共卫生事件的报告和处置,工作职责如何具体界定?

答:基层医疗卫生机构在本项服务中,必须做好传染病和突发公共卫生事件的发现、报告和管理,协助开展传染病和突发公共卫生事件的调查和处置。

16. 乡镇卫生院(村卫生室)和社区卫生服务中心(站)要配备专(兼)职人员,是否配备了人员就可以了?

答:配备人员必须符合以下要求。二级及以上医疗机构必须配备 2 名或以上专(兼)职人员,二级以下医疗机构至少配备 1 名专(兼)职人员。

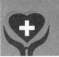

17. 很多地方试点了电子版传染病报告卡,是否和纸质版的传染病报告卡一样具备法律效力?

答:《全国传染病信息报告管理工作指南(2016 版)》明确规定,各级各类医疗机构已实现传染病报告卡电子化的,符合《中华人民共和国电子签名法》,具备电子签名和时间戳视为与纸质文本具有同等法律效力,须做好备份工作,备份保存时间至少与纸质传染病报告卡保持一致。暂不符合条件的须打印成标准纸质卡片由首诊医生签名后保存备案。实现直接数据交换的医疗机构,电子交换文档(转换的 XML 文件)应当做好备份,保存时间至少与纸质传染病报告卡保持一致。首诊医生在诊疗过程中发现传染病病人及疑似病人后可通过电子病历、电子健康档案自动抽取符合交换文档标准的电子传染病报告卡。

第三节　传染病及突发公共卫生事件报告和处理实践案例

案例一　A 幼儿园手足口病聚集性疫情处置

2018 年 8 月 26 日下午 4:10 左右,Z 社区卫生服务中心张医生先后接诊了 2 名患儿,症状为手、足、口腔颊部出现多处疱疹,张医生根据患者的症状,诊断为"手足口病",并且了解到这两名幼儿均为辖区内 A 幼儿园小(2)班学生。张医生立即电话报告本单位的防保医生。

🔊**问题1**　如果您是 Z 社区卫生服务中心的防保医生,接到张医生电话后,是否考虑为一起聚集性病例? 应该怎么应对?

✅**答题要点**

1. 应考虑为一起手足口聚集性病例。依据《手足口病聚集性和暴发疫情处置工作规范(2012 版)》的通知内容(卫办疾控发〔2012〕80 号),聚集性疫情定义是指一周内,同一托幼机构或学校等集体单位发生 5 例以上,但不足 10 例手足口病病例;或同一班级(或宿舍)发生 2 例及以上手足口病病例;或同一个自然村/居委会发生 3 例及以上,但不足 5 例手足口病病例;或同一家庭发生 2 例及以上手足口病病例。

2. 应对措施:① 张医生应填写两名患儿的传染病报告卡,防保医生 24 小时内在《传染病报告信息管理系统》报告个案。② 立即向辖区疾控中心报告。③ 应采集两名患儿的咽拭子、肛拭子等标本送检。④ 诊治患儿。⑤ 对接诊患儿的诊室安排随时消毒和终末消毒。(6) 加强预检分诊,专辟诊室(台)接诊发热、出疹的病例。

> **知识拓展:诊室的通风及消毒**
>
> 　诊室可采取自然通风,每日通风 2~3 次,每次不少于 30 分钟。无人时可用紫外线对空气消毒,不必常规采用喷洒消毒剂的方法对室内空气进行消毒。医疗机构儿科门

诊、发热门诊、手足口病门诊在每日工作结束后,手足口病患者病房在患者离开后,均应做好终末消毒工作。

儿科门诊、发热门诊等还要注意做到如下消毒工作:

(1) 诊疗用品:① 体温表,做到一人一用一消毒,可使用500 mg/L含氯消毒剂浸泡15分钟,清水冲洗干净后备用。② 压舌板,应使用一次性压舌板;非一次性压舌板采用高压蒸汽灭菌,一人一用一消毒。③ 非一次性用品,诊疗、护理患者过程中所使用的非一次性的仪器、医疗物品(如听诊器、血压计等)可用含有效氯500 mg/L消毒剂溶液擦拭,可以浸泡消毒的医疗器械等物品使用500 mg/L含氯消毒剂浸泡消毒15分钟,需要灭菌的器械要做好清洗、灭菌工作。

(2) 手消毒:医护人员在接触患者后均应严格洗手,手的消毒用0.5%碘伏溶液或0.05%过氧乙酸消毒液涂擦或浸泡,作用2~3分钟。特别需要注意常规的免洗手消毒液对肠道病毒无效。

(3) 环境表面消毒:地面、墙壁、桌、椅、工作台面每天用含有效氯500 mg/L消毒液或0.5%过氧乙酸溶液喷洒或擦拭消毒,作用15分钟。

辖区疾控中心接到Z社区卫生服务中心的电话报告后,当即派流调人员到A幼儿园开展现场调查及疫情处置。

通过调查,了解到A幼儿园位于一居民小区内,共有9个班级,260名学生,24名教职工。班级分布是:1个托班、2个小班、3个中班、3个大班。

在A幼儿园周围医院搜索8月18~26日期间因手、足、口、臀、膝盖等部位出现皮疹的学生;搜索A幼儿园因病缺课系统,探访各个班级班主任。结果:A幼儿园在8月18~26日期间共有11名学生手、足、口、臀、膝盖等部位出现皮疹,被医院诊断为"手足口病",首发病例夏某8月24日发病,为小(2)班学生。11名患儿分布在两个班级,小(2)班6例患儿(包含首发病例夏某),小(1)班5例患儿,11名患儿都是轻症病例。

问题2 该起疫情是否达到聚集性疫情或者暴发疫情标准?幼儿园班级停课的标准是什么?小(1)班和小(2)班需要停课吗?

答题要点

1. 该起疫情达到暴发疫情标准。根据《手足口病聚集性和暴发疫情处置工作规范(2012版)》规定:暴发疫情是指一周内,同一托幼机构或学校等集体单位发生10例及以上手足口病病例,同一个自然村/居委会发生5例及以上手足口病病例。

2. 幼儿园班级停课标准:出现重症或死亡病例,或1周内同一班级出现2例及以上病例,建议病例所在班级停课10天。

3. 小(1)班和小(2)班均达到停课标准。停课时间:从最后1例患儿离开班级时间开始,顺延10天。小(1)班和小(2)班停课时间为8月26日~9月4日。

县(区)级疾病预防控制机构对出现聚集性和暴发疫情的托幼机构,应当进行风险评估,提出关班或关园的建议,并出具书面预防控制措施建议书,指导该托幼机构做好儿童家长或监护人的健康教育和居家儿童的健康观察。

问题3 Z社区卫生服务中心应如何管理居家治疗手足口病患儿?居家隔离患儿达到什么条件方可复园?

✅ **答题要点**

依据《手足口病聚集性和暴发疫情处置工作规范(2012版)》和《手足口病预防控制指南(2009版)》:① Z社区卫生服务中心应指定人员负责本辖区居家治疗的手足口病患儿的随访工作,指导居家治疗患儿的家长或监护人密切关注患儿的病情变化,当出现重症病例早期识别指征时,应当立即前往重症病例救治定点医院就诊,同时应当尽量避免与其他儿童接触。管理时限为自患儿被发现起至症状消失后1周。② 居家隔离患儿复园条件:自患儿被发现起至症状消失后1周;患儿达到痊愈标准后,到指定社区医院检查后给予复课证明书。

背景三

小(1)班和小(2)班于8月26日开始停课,区疾控消杀队对两个教室实施环境终末消毒,保育员对学生用具实施终末消毒。9月4日复课,停课期间未有新增病例。

问题4 9月4日,小(1)班和小(2)班复园,请问尚未痊愈的患儿是否可以复园?如果不可以,什么时候可以复园?

✅ **答题要点**

1. 依据《手足口病预防控制指南(2009版)》,尚未痊愈的患儿不可以复园,应该继续居家隔离。

2. 居家隔离患儿复园条件:自患儿被发现起至症状消失后1周。

案例二 B中学一起流感暴发疫情的调查与处置

背景一

2018年9月7日下午3时30分,L社区卫生服务中心防保科接到门诊主任报告:"我科近3天来接诊多名学生患者,这些患者具有相似症状,有发热、咽痛、咳嗽、流涕等临床症状,血常规检查均正常,这些学生患者均来自本辖区B中学。"

问题1 如果您是L社区卫生服务中心防保科科长,想到最可能是哪类疾病?应该怎么应对?

✅ **答题要点**

1. 根据发病季节、发病时间-地点-人群聚集、临床症状相似等特征,考虑可能为一起呼吸道传染病聚集性疫情。

2. 应对措施:① 电话向区卫生行政部门汇报,同时与辖区疾控中心联系,分别报告疫情。② 通知本院防保科开展病例搜索,主动搜索2周内在本院就诊的有相似症状的患者。

③ 消毒诊室和院内污染区,防止院内感染。④ 加强预检分诊点的管理。重点关注有流感样症状患者,引导其前往发热门诊就诊。⑤ 配合区疾控中心做好疫情处置工作,在疾控中心指导下采集患者咽拭子、鼻拭子或鼻咽拭子,必要时可同时采集急性期和恢复期双份血清样本。

知识扩展:标本采集要点

应采集发病3天内的呼吸道标本,优先采集新发病例未服用抗病毒药物的呼吸道标本,重症病例和死亡病例标本尽量全部采集。若符合流感样病例诊断标准的标本较少,为明确疫情性质,可适当扩大采样范围,采集体温为37.5 ℃以上伴咳嗽、头痛或肌肉酸痛等症状的新发病例。

鼻咽拭子采集使用市售病毒采样盒(采样液用 Hank 氏液,采样拭子无菌聚丙烯纤维头)。

咽拭子采集操作要点:

(1) 让患者用清水或生理盐水漱口,让患者头部微仰,张口发"啊"音,必要时使用压舌板。

(2) 将拭子在采样液体中充分浸润,提出、在管壁上挤压,迅速地用力擦拭两腭弓、咽后壁至少3次,扁桃体至少3次。如只有干燥拭子,应先将拭子放入无菌生理盐水中湿润(湿润的拭子比干的拭子能沾取更多的细胞)。

(3) 将拭子头插入采样液中,拧紧瓶盖。如采样管是玻璃管,试管口在酒精灯火焰上部消毒。

(4) 注明标本留取时间。24 小时内能送达实验室的,保存于4 ℃;超过24 小时送样的,需置 -70 ℃以下保存;无 -70 ℃条件的,可在 -20 ℃冰箱短暂保存。标本应避免反复冻融。

鼻拭子采集操作要点:

(1) 将拭子在采样液体中充分浸润,提出、在管壁上挤压,将拭子贴鼻孔壁慢慢转动进入病人一侧鼻腭处,然后边擦拭边旋转慢慢取出,以同一拭子用同样方法擦拭另一鼻孔。

(2) 同"咽拭子采集操作要点(3)"。

(3) 同"咽拭子采集操作要点(4)"。

鼻咽拭子:采集一支咽拭子,一支鼻拭子,放入同一只采样管,称之为鼻咽拭子。

血清采集:采集静脉血5 ml,离心后取上清液装置血清管中。急性期血清采集对象:发病后7天内的流感样病例。恢复期血清采集对象:发病后2~4周的流感样病例。

背景二

L 社区卫生服务中心防保科在区疾控中心的指导下,2018 年9月7日下午5时30分,在本院完成病例搜索。区疾控中心流调人员在 B 中学通过因病缺课系统、走访班主任等方法完成了病例搜索。

问题2 如何在L社区服务中心做病例搜索？

答题要点

查阅2周内L社区服务中心就诊记录(从8月25日到9月7日),搜索符合流感样病例定义的患者。流感样病例定义:发热(体温≥38 ℃),伴咳嗽或咽痛之一者。出现发热的时间应在本次急性发热病程内,体温认定包括患者自测体温和医疗机构检测体温。

背景三

病例搜索结果如下:8月25日~9月7日期间,L社区卫生服务中心有8名来自B中学患者符合"流感样病例"病例定义。8月25日~9月7日期间,通过学校又搜索到除在L社区卫生服务中心就诊的8名病例外,另有25名学生符合"流感样病例"病例定义。

进一步调查,B中学地处市中心,为全日制学校,无寄宿,共有学生1 000余名,3个年级24个班级,教职工116名。

经个案调查,33名患者均发热,腋下体温38~40 ℃,伴有咳嗽、咽痛头痛、乏力等症状,血常规检查白细胞计数正常26人,升高7人。胸片全部正常。首发病例司某(男)初一(8)班学生,9月4日因发热(38.5 ℃)伴有咳嗽、咽痛等上呼吸道症状,前往L社区卫生服务中心就诊,被诊断为"上感",给予抗炎、对症治疗后,9月7日症状好转。

病例集中在初一年级,初一(8)班14例、初一(7)班8例,初一其他班级共11例。33名患者属于轻症,居家治疗。

问题3 作为基层医生,您该怎么管理居家治疗的患儿？患者符合哪些条件可以开复课证明？

答题要点

1. 居家治疗处理原则:① 嘱咐患儿休息期间避免参加集体活动或进入公共场合。② 每日监测体温和病情变化并报告负责管理医生(每日不少于2次)。

2. 体温恢复正常、其他流感样症状消失48小时后,可给予患者复课证明,正常上课。

问题4 作为基层医生,对患者随访过程中,患者家属问及流感有哪些预防措施,您该如何回答？

答题要点

流感的预防措施包括:

(1)疫苗接种:接种流感疫苗是预防流感最有效的手段,可以显著降低接种者罹患流感和发生严重并发症的风险。推荐老年人、儿童、孕妇、慢性病患者和医务人员等流感高危人群,应该每年优先接种流感疫苗。

(2)药物预防:药物预防不能代替疫苗接种,只能作为没有接种疫苗或接种疫苗后尚未获得免疫能力的重症流感高危人群的紧急临时预防措施。可在临床医师指导下使用奥司他韦、扎那米韦等。

(3)一般预防措施:保持良好的个人卫生习惯是预防流感等呼吸道传染病的重要手段,主要措施包括:增强体质和免疫力;勤洗手;保持环境清洁和通风;尽量减少到人群密集场所活动,避免接触呼吸道感染患者;保持良好的呼吸道卫生习惯,咳嗽或打喷嚏时,用纸巾、毛巾等遮住口鼻,咳嗽或打喷嚏后洗手,尽量避免触摸眼睛、鼻或口;出现呼吸道感染症状应居家休息,及早就医。

背景四

9 月 7 日~9 月 13 日,累计采集 10 名急性发病期患者咽拭子,经市疾控中心实验室检测,结果甲型 H1N1 流感病毒核酸阳性 10 名。

最后 1 例患者发病时间是 9 月 15 日,所有病例痊愈,无死亡、无住院,学校教室进行终末消毒,9 月 21 日,此次疫情结束。

本次累计病例 42 例,其中确诊病例 10 例,临床诊断病例 32 例。区疾控中心在"突发公共卫生事件管理信息系统"网络报告该起疫情。

问题5 本次疫情确定是哪种疫情暴发?L 社区卫生服务中心在此次疫情处置中,应该承担哪些职责?

答题要点

1. 本次疫情确定是一起甲型 H1N1 流感疫情暴发。

2. 社区卫生服务中心应承担以下工作职责:① 发现聚集性病例及时向辖区卫生行政部门和疾控中心报告;② 对病例进行诊断、治疗和管理;③ 实施本社区医院院内感染控制;④ 负责病例个案在"传染病报告信息管理系统"网络报告工作;⑤ 协助疾病预防控制机构开展个案流行病学调查、病例搜索、临床相关样本的采集工作。

案例三　C小学一起诺如病毒胃肠炎疫情的调查与处置

背景一

2018 年 11 月 23 日~11 月 24 日 11:30,X 社区卫生服务中心先后接诊十余名出现"呕吐、腹泻、腹痛"症状的患儿,均来自 C 小学,腹泻患儿水样便,无黏液和脓血,大便常规镜检白细胞小于 15/HP,未见红细胞,血常规白细胞正常或者升高,患儿呕吐物是胃内容物。

问题1 假如您是 X 社区卫生服务中心公共卫生科的医生,您首先考虑是什么疾病?下一步如何应对?

答题要点

1. 根据发病时间集中(23 日~24 日 2 天内出现十余名病例)、人群集中(患者均来自 C 小学)、症状相似(急性胃肠炎症状)等特点,初步考虑为一起食源性聚集性事件或传染病暴发疫情(食物中毒事件、肠道传染病疫情)。

2. 应对措施:立即报告区卫生行政部门和区疾控中心,同时要求本院医护人员按照防护要求,做好消化道传染病个人防护,提醒预检分诊工作人员遇到同类症状患者时引导其在专门诊室就诊,诊室应采取随时消毒和终末消毒措施。

知识扩展：消化道传染病个人防护

1. 消化道传染病个人防护穿戴顺序：① 戴帽子；② 穿防护服；③ 穿胶鞋；④ 戴手套，将手套套在防护服袖口外面。

2. 消化道传染病个人防护脱摘顺序：① 摘掉手套，将反面朝外，放入医疗废物专用袋中；② 脱掉胶鞋，放入医疗废物专用袋中；③ 解开防护服，脱防护服，将防护服反面朝外，放入医疗废物专用袋中；④ 脱帽子：将手指内面朝外掏进帽子，将帽子轻轻摘下，将反面朝外，放入医疗废物专用袋中；⑤ 将医疗废物专用袋口扎紧；⑥ 双手洗手、消毒。

 背景二

区疾控中心派人员到 X 社区卫生服务中心和 C 小学调查。

C 小学，位于市主城区，全校由 6 个年级 24 个班组成，在校学生 1 000 余名，教职工 70 余名。学校统一供应中餐，早餐、晚餐学生在家吃，学校共用一水源。

首发病例金某(女)为四(3)班学生，11 月 23 日上午在班级座位旁突然呕吐过一次，保洁人员按照生活垃圾处理呕吐物，该学生无发热，未就诊，亦未服药，当天回家休息 1 天，24 日症状自动缓解后复课。

区疾控中心制定此次胃肠道聚集性疑似病例的定义为：24 小时内出现排便≥3 次且有性状改变(呈稀水样便)；或每日排便未达到 3 次，但伴有大便性状改变和呕吐症状；或以呕吐为主要症状者。截至 11 月 25 日下午 4 点，共搜索到 31 名病例，均为学生，无教职工，均为轻症。31 名病例集中分布在四(3)班和相邻两个班级四(2)和四(4)班，其他班级未发现病例。

四(3)班共有 36 名学生，其中 26 名被感染，罹患率 72.2%。四(2)班和四(4)班分别有 2 名和 3 名病例。

C 小学胃肠道聚集性疑似病例临床特征

症 状	病例数	比例
呕吐(≥2 次/日)	23	74%
腹泻(≥3 次/日)	18	58%
发热(≥37.3 ℃)	3	9.7%

问题2 根据背景提供的信息，请您推测一下该疾病是否是传染性疾病？如果是，传播途径可能是什么？

答题要点

1. 可能是传染性疾病。判断依据为背景提供的信息，以及对早期病例分布特点进行的分析：① 学校统一供应午餐，发病人数局限于 3 个班级，其他班级未见发病，可排除经学校共餐引起感染的可能。② 全校饮用同一水源，发病人群也局限在这 3 个班级，可排除共饮学校水源引起感染的可能。

2. 发病人数聚集在四(3)班及地理位置相邻的四(2)班和四(4)班,推测传播途径为人与人传播,可能为接触或气溶胶传播。

 背景三

2018 年 11 月 25 日,采集 6 名患者肛拭子样本 6 份,市疾控中心实验室采用杂交技术和逆转录聚合酶链反应(RT‐PCR)技术进行检测,3 名患者诺如Ⅱ型病毒阳性。采取一系列措施后,11 月 26~29 日,四(3)班、四(4)班、四(2)班各新增病例 1 例,累计病例 34 名,11 月 30 日后没有新发病例。

问题3 确定此次疫情为什么疫情？X 社区卫生服务中心是否需要报告个案？怎么管理病例？

✅ 答题要点

1. 确定是一起诺如Ⅱ型病毒引起的胃肠炎暴发疫情。

2. X 社区卫生服务中心应诊断为"其他感染性腹泻病",并在"传染病报告信息管理系统"进行个案报告。

3. 根据《诺如病毒感染暴发调查和预防控制技术指南(2015 版)》(中疾控传防发〔2015〕184 号),按照以下原则管理病例:在患者急性期至症状完全消失后 72 小时应进行隔离。轻症患者可居家或在疫情发生机构就地隔离;症状重者需送医疗机构按肠道传染病进行隔离治疗,医疗机构应做好感染控制,防止院内传播。

问题4 诺如病毒感染性腹泻主要传播途径是什么？此次疫情主要传播途径是什么？试分析引起四(3)班高罹患率原因是什么？

✅ 答题要点

1. 诺如病毒感染性腹泻主要传播途径是人传人、经食物和经水传播。

2. 此次疫情主要传播途径是人传人。

3. 引起四(3)班高罹患率关键原因是:首发病例 23 日在教室内呕吐,呕吐物当作生活垃圾处置,没有进行消毒,污染了教室环境,在教室内形成病毒气溶胶,教室也没有及时通风,病毒气溶胶被同班学生吸入或手接触到病原体,进入自身消化道引起感染。另外,首发病例未被及时发现,传染期内仍在上课,引起人传人传播。

问题5 保持良好的洗手习惯是预防诺如病毒感染和控制传播重要有效的措施。请问如何正确洗手及其注意事项有哪些？

✅ 答题要点

按"七步洗手法"正确洗手,采用肥皂和流动水至少洗 20 秒。需要注意的是,消毒纸巾和免冲洗的手消毒液不能代替标准洗手程序,各集体单位或机构应配置足够数量的洗手设施(肥皂、水龙头等),要求相关人员勤洗手。此外,还需注意不要徒手直接接触即食食品。

知识扩展：七步洗手方法

第一步：掌心相对,手指并拢相互揉搓。

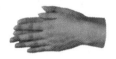

第二步：手心对手背沿指缝相互揉搓,双手交换进行。

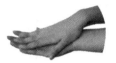

第三步：掌心相对,双手交叉沿指缝相互揉搓。

第四步：双手指相扣,互搓。

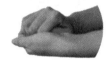

第五步：一手握另一手大拇指旋转揉搓,交换进行。

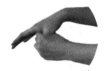

第六步：将五个手指指尖并拢在另一手掌心旋转揉搓,双手交换进行。

第七步：螺旋式擦洗手腕,交替进行。

问题6 当发现患儿在教室内呕吐时,应该如何正确指导处置现场?

答题要点

当病人在教室、病房或集体宿舍等人群密集场所发生呕吐,应立即向相对清洁的方向疏散人员,并用以下方法对呕吐物进行消毒处理：①用一次性吸水材料(如纱布、抹布等)沾取5 000~10 000 mg/L 的含氯消毒液完全覆盖污染物,小心清除干净。②清除过程中避免接触污染物(环境清洁消毒人员应按标准预防措施佩戴个人防护用品,注意手卫生),清理的污染物按医疗废物集中处置,或用含有效氯5 000 mg/L 消毒剂溶液浸泡消毒 30 分钟后处理。③清洁中使用的拖把、抹布等工具,以及盛放污染物的容器都必须用含有效氯 5 000 mg/L 消毒剂溶液浸泡消毒 30 分钟后彻底冲洗,才可再次使用。厕所、卫生间的拖把应专用。④处理完呕吐物后,教室开窗通风至少 15 分钟。

案例四 D幼儿园一起水痘疫情的调查与处置

2017年12月1日10时30分,某区疾控中心接到家长投诉"D幼儿园出现多名发热出疹学生"。经调查,初步判断为一起水痘疫情暴发。

据调查,D幼儿园中(4)班共34人,截至12月1日临床诊断水痘病例15名,其他班级未发现病例。首发患者严某,中(4)班学生,11月17日发病并在Y社区卫生中心诊断为"水痘",11月20日复课,当时出具本市某三甲医院的痊愈证明。

问题1 请问Y社区卫生中心是否要在《传染病报告信息管理系统》报告严某这个疫情? 如果需要报告,应该按照哪一类传染病报告? 网络报告时限是多少?

答题要点

根据《江苏省卫生计生办公室关于加强水痘监测与报告工作的通知》(苏卫办疾控〔2017〕10号)规定:① 传染病法定责任报告单位和责任疫情报告人发现水痘疑似病例、临床诊断病例、实验室确诊病例,应在诊断后及时填写传染病报告卡,并在"传染病报告信息管理系统"中进行网络报告。② 参照丙类传染病疫情报告要求进行报告;病种分类为其他传染病,疾病编码为"9811"。③ 网络报告时限为24小时。

问题2 Y社区卫生服务中心在水痘疫情处置方面应该承担哪些工作职责?

答题要点

《江苏省卫生计生办公室关于加强水痘监测与报告工作的通知》规定:医疗机构负责水痘病例的诊断、报告,协助疾控机构开展流行病学调查和标本采集工作,严格按要求对病人进行隔离和医疗救治,避免医院感染的发生。医疗机构应每旬组织相关科室开展水痘疑似病例主动监测,并做好记录。

另外,社区卫生服务中心还需承担水痘聚集性病例的报告,协助区疾控承担本辖区水痘患者居家隔离治疗的医学观察,承担学校、幼儿园等集体单位患者传染性消失后开具复课证明工作,开展水痘防控知识的宣教,承担区卫生行政部门批准的、在知情同意基础上开展的应急免疫工作。

背景二

区疾控中心开展调查后,判断为一起水痘暴发疫情,要求D幼儿园采取隔离患者、加强晨检、开窗通风、消毒等措施。最后1例病例在12月25日报告,截止至2018年1月15日,D园累计病例34例,其中,中(4)班18例,中(3)、中(2)、中(1)班共16例。中(4)班罹患率达52.9%。

问题3 根据背景提供的线索,请您分析造成此次疫情传播的关键原因是什么?

答题要点

根据背景一提供的线索"首发患者严某,中(4)班学生,11月17日发病并在Y社区卫生中心诊断为'水痘',11月20日复课,当时出具本市某三甲医院的痊愈证明"。水痘病程10天左右,严某在发病后第4天复园,尚未完成隔离期,水痘具有高度传染性,这是造成此次暴发的关键原因。

案例五　犬咬伤的社区处置

周某,16岁,2018年8月27日早晨在上学路上,被路边窜出的一头流浪犬咬伤左手食指末端两指节,伤口不大,但已出血。周某未作处理继续到学校上课。流浪犬伤人后逃逸。8月29日上午,周某因感觉伤口肿胀、疼痛,到社区卫生服务中心咨询。

🔊**问题1　社区卫生服务中心的医生对周某应该给予什么样的处理建议?并说明理由。**

✅**答题要点**

① 不需进行伤口处理。因咨询时距咬伤时已有两天,若伤口已结痂,不主张进行伤口处理。② 注射狂犬病被动免疫制剂。因周某属Ⅲ级暴露者,且暴露时间不长(一周内),应注射被动免疫制剂。③ 尽快注射狂犬病疫苗。

🔊**问题2　狂犬病暴露后预防处置免疫程序是什么?**

✅**答题要点**

① "5针法"。一般咬伤者于0(注射当天)、3、7、14和28天各在上臂三角肌肌内注射狂犬病疫苗1个剂量。② "4针法",即"2-1-1"程序。被咬伤的当天,在病人的左、右上臂三角肌分别注射1剂疫苗;此后在第7天和第21天,分别再注射1剂。

知识扩展:狂犬病暴露伤口处理过程

狂犬病是几乎百分百致死的急性传染病,故一旦被可疑动物抓伤或咬伤,务必立即前往专业机构接受伤口处理与狂犬病疫苗和/或被动免疫制剂的注射。狂犬病暴露伤口处理过程如下:

(1) 首先使用一定压力的流动清水(自来水)冲伤口。

(2) 用20%的肥皂水或其他弱碱性清洁剂清洗伤口。

(3) 重复第1、2步骤至少15分钟。

(4) 用生理盐水(也可用清水代替)将伤口洗净。

(5) 然后用无菌脱脂棉将伤口处残留液吸尽,避免在伤口处残留肥皂水。

(6) 消毒处理,彻底冲洗后用2%~3%碘伏涂擦伤口。

(7) 清创消毒后,用被动免疫制剂作伤口周围的浸润注射。

(8) 剩余被动免疫制剂可注射在左侧背部肌肉群(如斜方肌),狂犬病疫苗接种于右侧上臂三角肌。

案例六　某社区一例登革热病例的调查与处置

2019年8月23日下午16:50左右，某社区卫生服务中心医生接诊了一名马来西亚归国人员，主动向医生出示马来西亚某医疗机构8月20日登革热检测报告，并主述了自己发病经过和归国原因，该病在马来西亚较为常见，起始症状轻，加之治疗费用、工期结束等原因，该病例在马来西亚诊断后，即按原定计划返程，考虑医院即将下班，到家后立即前往该社区就诊。

问题1　如果你是该社区卫生服务中心的防保医生，你认为当前临床医生能否诊断为确诊登革热？应该如何应对？

答题要点

1. 根据登革热诊断标准 WS 216-2018，可以诊断为疑似病例或临床诊断病例，因不明确检测方法和标本来源，尚不能确诊为登革热。

2. 应对：① 临床医生应填写该患者的传染病报告卡，防保医生24小时内在"中国疾病信息监测系统"报告个案。② 立即向辖区疾病预防控制机构报告。③ 采集该患者血液样本送检。④ 隔离治疗患者。⑤ 病房采用防蚊隔离。⑥ 了解发病经过和同行人员。

问题2　登革热传染病报告卡填写有哪些要求？

答题要点

根据江苏省登革热防控技术方案，医疗机构发现符合病例定义的登革热病例，须于24小时内填写报告卡进行网络直报。如诊断为重症病例，在大疫情系统传报卡备注栏注明"重症"。县级疾控机构接到登革热病例报告后，要尽快调查了解是否为输入病例，若是，要在大疫情系统传报卡备注栏注明"境外输入/境内输入"和感染地（国家或地区），统一格式为"境外输入/×国家或地区"或"境内输入/×省×市×县"。医疗机构在获得检测结果后，要及时在大疫情系统中订正个案信息中的"病例分类（疑似病例、临床诊断病例和确诊病例）"。

> **知识扩展：**
>
> 省辖市疾控中心收到该病例预警信息，高度重视该病例进展，立即开展样本检测并做出响应的应急准备，同时要求防保医生做好病例观察和密切接触者的随访。
>
> 1. 作为防保医生，你认为哪些人需要随访观察？
>
> ① 共同出行人员；② 病例发病前1天至发病后5天共同生活、工作的可疑人员。
>
> 2. 你认为哪些防控措施是必须开展的？
>
> ① 病例的隔离治疗与观察；② 病例的个案调查与实验室检测；③ 病例搜索；④ 人群健康监测；⑤ 蚊媒应急监测；⑥ 防蚊灭蚊措施，包括个人防护、孳生地清理和成蚊杀灭。

第四节 传染病及突发公共卫生事件报告和处理自测练习

一、单选题

1. 疫情报告应遵循的原则是 （　）
   A. 属地管理原则
   B. 分级管理原则
   C. 系统管理原则
   D. 上级管理原则

2. 我国现行最新的法定传染病分为 （　）
   A. 3类36种
   B. 3类37种
   C. 3类39种
   D. 3类40种

3. 以下哪些传染病列入乙类传染病,但需采取甲类传染病预防控制措施 （　）
   A. 非典、人感染高致病性禽流感
   B. 非典、肺炭疽
   C. 脊髓灰质炎、肺炭疽
   D. 人感染高致病性禽流感、肺炭疽

4. 责任报告单位或责任报告人在发现除按甲类管理的乙类传染病外,其他乙、丙类传染病病人、疑似病人和规定报告的病原携带者,通过网络直报或电话、传真等方式进行报告的时限为 （　）
   A. 2小时
   B. 6小时
   C. 12小时
   D. 24小时

5. 责任报告单位发现本年度内漏报的传染病病例时,应该 （　）
   A. 及时补报
   B. 年末集中补报
   C. 下年度补报
   D. 不需要再报告

6. 医疗机构应当实行的传染病制度是 （　）
   A. 预检、分诊
   B. 分诊、消毒
   C. 预检、隔离
   D. 消毒、隔离

7. 对传染病病人和疑似病人应当采取 （　）
   A. 就地隔离、就地治疗
   B. 就地观察、就地治疗
   C. 就地隔离、就地观察、就地治疗
   D. 就地隔离、就地观察

8. 传染期的概念是 （　）
   A. 最长潜伏期与最短潜伏期之间的时间
   B. 从感染病原体到出现临床症状的时期
   C. 病人能排出病原体的整个时间
   D. 从临床症状出现到病原体不再排出的时间

9. 居家隔离的传染病,对轻症病例管理不对的是 （　　）

　　A. 应由社区、街道、乡镇及单位等负责管理

　　B. 病情监测由指定的医护人员进行监视

　　C. 要询问是否有基础性疾病,同时填写相关表,并规定每日报告监视情况提交疫情信息管理人员

　　D. 病情监测由县级传染病定点医院进行监视

10. 目前通过网络直报系统数据评价医疗机构传染病报告质量的指标是 （　　）

　　A. 及时报告率、重卡率、有效证件号完整率

　　B. 及时报告率、正常运行率、有效证件号完整率

　　C. 正常运行率、重卡率、有效证件号完整率

　　D. 及时报告率、正常运行率、重卡率

二、多选题

1. 相关病历文书记录项目包含 （　　）

　　A. 分诊记录　　　　　　　　　　B. 门诊日志

　　C. 入/出院登记　　　　　　　　D. X 线检查登记

　　E. 实验室检测检验登记

2. 填写传染病报告卡时,以下哪些要求是正确的 （　　）

　　A. 学校、托幼机构学生的工作单位一栏不需填写

　　B. 传染病报告卡统一用 A4 纸印刷,使用钢笔或圆珠笔填写

　　C. 病人同时患两种或两种以上传染病时应分别报卡

　　D. 14 岁以下的患儿要求填写患者家长姓名

　　E. 有效证件号如果无法获取可以不用填写

3. 下列哪些情况需要进行订正报告 （　　）

　　A. 发现报告错误

　　B. 病例发生诊断变更

　　C. 已报告病例因该病死亡

　　D. 疑似病例确诊

　　E. 患者及家属出于隐私考虑,不同意上报

4. 传染病疫情及突发公共卫生事件报告管理培训内容包括以下哪些方式 （　　）

　　A. 全体职工定期培训　　　　　　B. 新职工入职培训

　　C. 相关知识和技能更新培训　　　D. 必要时才开展培训

　　E. 基层机构认为需要培训的其他情形

5. 《突发公共卫生事件应急条例》规定,医疗卫生机构应当对突发公共卫生事件伤者提供的服务有 （　　）

　　A. 医疗救护　　　　　　　　　　B. 现场救援

　　C. 技术调查　　　　　　　　　　D. 及时转诊

　　E. 严防传播

三、简答题

1. 传染病及突发公共卫生事件报告和处理的服务对象为辖区人口,是否包括辖区内的流动人口?

2.《规范》中增加的分诊记录,是否必须登记?

3.《规范》中要求开展应急接种和预防性服药,基层医疗卫生机构是否可以做出此类处置决定?

第五章 0～6岁儿童健康管理

第一节 0～6岁儿童健康管理服务规范

一、服务对象

辖区内常住的0～6岁儿童。

二、服务内容

(一) 新生儿家庭访视

新生儿出院后1周内,医务人员到新生儿家中进行新生儿访视,同时进行产后访视,了解出生时情况、预防接种情况,在开展新生儿疾病筛查的地区应了解新生儿疾病筛查情况等,观察家居环境,重点询问和观察喂养、睡眠、大小便、黄疸、脐部情况、口腔发育等情况,为新生儿测量体温、记录出生时体重、身长,进行体格检查,同时建立《母子健康手册》,根据新生儿的具体情况,对家长进行喂养、发育、防病、预防伤害和口腔保健指导。如果发现新生儿未接种卡介苗和第1剂乙肝疫苗,提醒家长尽快补种。如果发现新生儿未接受新生儿疾病筛查,告知家长到具备筛查条件的医疗保健机构补筛。对于低出生体重、早产、双多胎或有出生缺陷等具有高危因素的新生儿根据实际情况增加家庭访视次数。

(二) 新生儿满月健康管理

医务人员在新生儿出生后28～30天,结合接种乙肝疫苗第二针,在乡镇卫生院、社区卫生服务中心对新生儿进行随访。医务人员重点询问和观察新生儿的喂养、睡眠、大小便、黄疸等情况,对其进行体重、身长、头围测量,体格检查,对家长进行喂养、发育、防病指导。

(三) 婴幼儿健康管理

满月后的随访服务均应在乡镇卫生院、社区卫生服务中心进行,偏远地区可在村卫生室、社区卫生服务站进行,时间分别在3、6、8、12、18、24、30、36月龄时,共8次。有条件的地区,建议结合儿童预防接种时间增加随访次数。服务内容包括:询问上次随访到本次随访之间的婴幼儿喂养、患病等情况,进行体格检查,做生长发育和心理行为发育评估,进行科学喂养(合理膳食)、生长发育、疾病预防、预防伤害、口腔保健等健康指导。在婴幼儿6～8、18、30月龄时分别进行1次血常规(或血红蛋白)检测。在6、12、24、36月龄时使用行为测听法分别进行1次听力筛查。在每次进行预防接种前均要检查有无禁忌证,若无,体检结束后接受预防接种。

（四）学龄前儿童健康管理

医务人员为 4～6 岁儿童每年提供一次健康管理服务。散居儿童的健康管理服务应在乡镇卫生院、社区卫生服务中心进行，集居儿童可在托幼机构进行。每次服务内容包括：询问上次随访到本次随访之间的膳食、患病等情况，进行体格检查和心理行为发育评估，血常规（或血红蛋白）检测和视力筛查，进行合理膳食、生长发育、疾病预防、预防伤害、口腔保健等健康指导。在每次进行预防接种前均要检查有无禁忌证，若无，体检结束后接受疫苗接种。

（五）健康问题处理

对健康管理中发现的有营养不良、贫血、单纯性肥胖等情况的儿童应当分析其原因，给出指导或转诊的建议。对心理行为发育偏异、口腔发育异常（唇腭裂、诞生牙）、龋齿、视力低常或听力异常儿童等情况应及时转诊并追踪随访转诊后结果。

三、服务流程

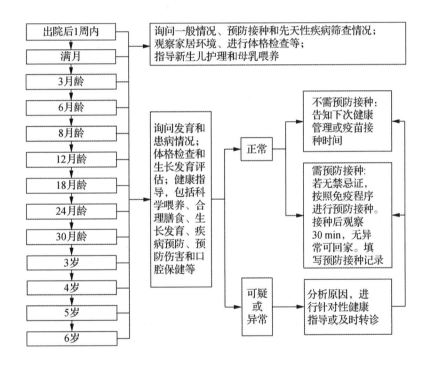

四、服务要求

1. 开展儿童健康管理的乡镇卫生院、村卫生室和社区卫生服务中心（站）应当具备所需的基本设备和条件。

2. 按照国家儿童保健有关规范的要求进行儿童健康管理，从事儿童健康管理工作的人员（含乡村医生）应取得相应的执业资格，并接受过儿童保健专业技术培训。

3. 乡镇卫生院、村卫生室和社区卫生服务中心（站）应通过妇幼卫生网络、预防接种系统以及日常医疗卫生服务等多种途径掌握辖区中的适龄儿童数，并加强与托幼机构的联系，取得配合，做好儿童的健康管理。

4. 加强宣传,向儿童监护人告知服务内容,使更多的儿童家长愿意接受服务。

5. 儿童健康管理服务在时间上应与预防接种时间相结合。鼓励在儿童每次接受免疫规划范围内的预防接种时,对其进行体重、身长(高)测量,并提供健康指导服务。

6. 每次服务后及时记录相关信息,纳入儿童健康档案。

7. 积极应用中医药方法,为儿童提供生长发育与疾病预防等健康指导。

五、工作指标

1. 新生儿访视率=(年度辖区内按照规范要求接受 1 次及以上访视的新生儿人数/年度辖区内活产数)×100%。

2. 儿童健康管理率=(年度辖区内接受 1 次及以上随访的 0～6 岁儿童数/年度辖区内 0～6 岁儿童数)×100%。

第二节 《0～6 岁儿童健康管理服务规范》疑难解答

1.《国家基本公共卫生服务规范(第三版)》(以下简称《规范》)中,提出 0～6 岁儿童健康管理对象是"辖区内常住的 0～6 岁儿童",具体包括哪些?

答:包括户籍在本辖区,平时也居住在本辖区;还有户籍不在本辖区,但在本辖区居住半年以上的 0～6 岁儿童。不包括户籍在本辖区,但离开本地半年以上的儿童。

2. 早产婴儿留在医院观察超过一个月,等到出院后医务人员上门随访时还算不算新生儿访视?

答:这种情况不算新生儿访视。随访时,可以将新生儿情况回忆补录到新生儿家庭访视记录表中。随访的其他信息应填写在对应月龄的表格中。因此,这种情况不算新生儿访视率的分子,只能算分母。

3. 进行新生儿家庭访视时还没有新生儿疾病筛查结果怎么办?

答:可以不填,等收到新生儿疾病筛查结果后,在下次家长带宝宝来体检时,追问结果并完善随访记录表。

4. 3～6 岁的孩子有身高/体重的评价,而 0～3 岁的孩子没有,怎么评价?

答:0～3 儿童主要通过生长发育监测图中的身长(身高)/年龄、体重/年龄指标来动态评价,不需要用身高/体重来评价。这与 3～6 岁的孩子评价稍有不同。

5. 对 6 月龄或 8 月龄、18 月龄、30 月龄免费测血常规(或血红蛋白),能不能只对血红蛋白项免费,其他项收费?

答:若只测血红蛋白一项,免费;若测血常规,除血红蛋白项外还包括其他项的,其他项也应免费。

6.《规范》关于 0～6 岁儿童健康管理明确,12 月龄指满 12 个月至 12 个月 29 天,在这期间任何一天进行儿童健康管理都算规范管理吗?

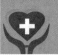

答:是的。《规范》明确了"月龄"是一个时间段而不是特定的某一天,以便于操作。其他时间段类推。

7. 新生儿访视率的分子计算,是按照《规范》要求接受过一次新生儿家庭访视或新生儿满月健康管理的儿童人数吗?

答:是的。有其中一次就算1人,两次都有的也算1人。

8. 基层工作时,常常将儿童健康管理工作和儿童中医药健康管理工作融合在一起,表格能否融合在一起便于填写?

答:可以,只要表格内容不少就行,根据各地的实际情况掌握。

第三节　0～6岁儿童健康管理实践案例

案例一　婴儿喂养与营养问题的处理

1名9月龄男孩到社区卫生服务中心常规体检。医生询问喂养史:5月龄开始添加米汤、果汁和蛋黄等辅食,8月龄断母乳。现每日喝配方奶750 ml左右,米糊、蔬果搅拌成糊状用奶瓶喂养,每天1～2次。最近这个孩子经常将食物含在口中不肯下咽,进食量较以前明显减少。上次体检后至今未曾患病。

问题1　如果你是社区卫生服务中心的儿保医生,请问这个孩子的喂养是否存在问题? 应该如何指导?

答题要点

这个孩子应考虑主要存在食物转换方法不当。主要表现在:这个孩子已9个月龄,尚未添加动物性食物,未尝试用勺喂辅食,添加的食物为糊状,未逐步转换成碎末状食物。孩子口腔的咀嚼吞咽等进食技能欠佳,导致孩子吃辅食时常含在口中不下咽,进食量减少。

应指导家长正确的喂养方法:

(1)逐渐添加碎末状食物,除添加米糊、蔬菜、水果泥外,还应添加肉类、肝脏、动物血等动物性食物。满10月龄后应过渡为碎状、丁块状、指状食物,食物种类也应逐渐增加。

(2)开始尝试用勺喂食,喂时要用勺子将食物送在儿童舌体的前端,让孩子自己通过口腔运动把食物移动到口腔后部进行吞咽。避免将食物直接送到舌体后端,否则容易造成卡噎或引起恶心、呕吐。

(3)让孩子学习用手自我喂食,如用手拿着指状或条状食物,学习咀嚼。满10月龄后可让孩子学习自己用勺进食,练习用杯喝奶,每日独坐高椅与成人同桌进餐1～2次。

知识扩展：食物转换

单纯母乳喂养能满足 6 月龄内儿童生长发育的营养需求。6 月龄左右应逐渐添加泥糊状食物。首先引入食物应为强化铁的米粉，可用奶液或水调制成糊状；其次是根茎类蔬菜、水果。用勺喂养，帮助训练孩子的吞咽功能。7～9 月龄逐渐过渡为碎末状食物，可添加肉类、蛋类、鱼类等动物性食物和豆制品，训练孩子自我进食能力。添加食物时应遵循由少到多、由稀到粗、一种到多种的原则，每种新的食物要尝试 8～10 次，让孩子逐渐习惯并接受。每次只添加一种，注意观察婴儿添加辅食后的反应，观察 5～7 天无不良反应后再添加另一种辅食，单一食物逐次引入，注意观察婴儿是否出现食物过敏及确定过敏原。

社区医生对这个孩子进行了详细的体格检查：体重 8.8 kg，身长 70.5 cm，头围 44.2 cm，前囟 1.0 cm×1.0 cm，口唇黏膜苍白、甲床苍白，余各项体格发育基本正常，发育评估正常。6 月龄体检时未做血常规检测。

问题2 如果你是社区卫生服务中心的儿保医生，你考虑这个孩子可能存在什么问题？应该如何明确诊断？

答题要点

应考虑这个婴儿可能患营养性缺铁性贫血。

依据：① 铁储备和来源不足：6 月龄后婴儿体内储存铁消耗殆尽，且目前尚未开始添加富含铁的动物性食物。② 临床表现：近期出现食欲不振及食量减少；体格检查发现口唇黏膜、甲床苍白等症状。

进一步明确诊断需进行血常规检查，完善血红蛋白、平均红细胞比积（MCV）、平均红细胞血红蛋白含量（MCH）、平均红细胞血红蛋白浓度（MCHC）检查。

知识扩展：缺铁性贫血病因

1. 胎内储铁不足：新生儿体内储铁多少与母亲孕期铁营养、胎龄及出生体重成正比。

2. 食物中摄入铁量不足：这是缺铁和缺铁性贫血的主要原因。6 月龄后如未及时增加含铁丰富的食物，易发生铁缺乏或缺铁性贫血。

3. 生长发育因素：婴儿期和青春期儿童生长发育迅速，铁需求量较成人多，如不注意给予富含铁的食物，则较其他年龄更容易发生缺铁性贫血。

4. 疾病引起的铁消耗或丢失过多：疾病因素引起肠道慢性出血或影响铁吸收利用、增加消耗，引起缺铁性贫血。

背景三

社区医生给这个孩子检查血常规,结果提示 RBC $3.97×10^{12}/L$,Hb 98 g/L,MCV 80.40 fl,MCH 25.70 pg,MCHC 312.00 g/L,WBC $8.83×10^{9}/L$,PLT $315×10^{9}/L$。

问题3　如果你是社区卫生服务中心的儿保医生,应该如何处理?

答题要点

该儿童初步诊断为轻度营养性缺铁性贫血,纳入营养性缺铁性贫血登记管理,并给以口服铁剂治疗,按元素铁计算补铁剂量,即每日补充元素铁 1～2 mg/kg,餐间服用,分 2～3 次口服,2～4 周后复查血常规,观察疗效,如果有效铁剂治疗 4 周后 Hb 上升20 g/L 以上,则铁剂治疗有效。如无改善或进行性加重,应转至上级妇幼保健机构或专科诊治。

知识扩展:缺铁性贫血的预防

1. 胎儿期预防措施:孕母膳食中应供给足够的铁,鼓励孕母多食富含铁的食物,每餐应有鱼、肉、肝等动物性食物,饭后适当摄入富含维生素 C 的水果,以促进铁的吸收。可从妊娠第 3 个月开始,按元素铁 60 mg/d 口服补铁,必要时可延续至产后;同时补充小剂量叶酸(400 mg/d)及其他维生素和矿物质。

2. 婴儿期预防措施:出生时断脐带不可过早,分娩时延迟脐带结扎 2～3 分钟,断脐带时使脐带位于胎儿之上,在脐动脉停搏后断脐带,这样可使新生儿增加血量 75～125 ml,可增加婴儿铁储备。大力提倡母乳喂养,纯母乳喂养足月儿最迟从 4 月龄后补铁,剂量为元素铁每日 1 mg/kg。5～6 月龄后可陆续添加含铁丰富的食物,如蛋黄、肝泥、鱼泥、动物血泥、豆泥、肉泥等,早产/低出生体重儿应从 4 周龄开始补铁,剂量为元素铁每日 2 mg/kg,直至 1 周岁,并根据发育成熟情况在校正 4～6 月龄开始添加辅食。

3. 幼儿期预防措施:注意食物的均衡和营养,多提供富含铁食物,保证足够的动物性食物和豆类制品,同时鼓励进食蔬菜和水果,促进肠道铁吸收,纠正儿童厌食和偏食等不良行为习惯。

4. 按时进行健康检查:按照《0～6 岁儿童健康管理服务规范》的要求,在孩子 6 月龄或者 8 月龄、18 月龄、30 月龄、4 岁、5 岁和 6 岁时健康检查时常规进行血常规或血红蛋白的检测。

案例二　儿童维生素 D 缺乏性佝偻病的诊治

背景一

社区医院儿保科医生接诊 1 名 4 月龄男婴来健康检查。问诊:2018 年 12 月 25 日出生,孕 37 周,顺产,出生体重 2.5 kg,身长 49 cm,头围 33.5 cm,出生情况无异常。今满 3 月龄前来健康体检,体格测量与评价:体重 8.5 kg(中上),身长 66 cm(中上),头围 41.5 cm(中十);纯母乳喂养,吃奶情况良好,大小便正常,户外活动少。家长反映近期宝宝出现睡眠时间短、易醒、多汗、烦躁、频繁哭闹等症状。满月后孩子就一直服用家长自购的澳洲产维生素D制剂,剂量不详,未服用任何钙制剂。

问题1 如果你是社区卫生服务中心的儿保医生,初步考虑这个婴儿可能患什么疾病? 下一步检查重点是什么?

答题要点

初步考虑婴儿存在维生素D缺乏。

依据:① 存在维生素D缺乏的高危因素:孩子冬季出生,几乎没有户外活动;生长发育较快,易发生维生素D相对不足。② 临床表现:出现睡眠时间短、易醒、烦躁及频繁哭闹等神经精神症状。③ 维生素D补充情况:家长自购澳洲鱼肝油服用,没有中文标识、说明,成分、剂量不清,且未规律服用。

检查重点:① 体格检查:检查全身骨骼发育情况,如颅骨软化、肋骨外翻等。② 辅助检查:腕骨X射线检查、25-羟维生素D检查、血骨碱性磷酸酶、血钙、血磷等检查,确诊是否存在维生素D缺乏性佝偻病。

> **知识扩展:维生素D缺乏性佝偻病的高危因素**
>
> 维生素D缺乏的高危因素包括食物摄入不足、吸收利用障碍、需要量增加或排出增加等,可发生在长期摄入量低于推荐量、户外活动少、有肾脏疾病时肾脏不能转换25(OH)D为1,25(OH)$_2$D、消化道疾病影响维生素D吸收的人群中。婴幼儿生长发育较快,需求量增加,也容易发生维生素D的相对不足。

 背景二

体格检查:枕秃,按压枕骨有乒乓球感,余各项体格发育基本正常,发育评估正常。血清25(OH)D:19 nmol/L。腕部摄片示:桡骨骨骺端呈杯口状改变,临时钙化带消失。

问题2 如果你是社区卫生服务中心的儿保医生,考虑这个婴儿目前疾病处于什么状态? 如何进一步治疗和指导?

答题要点

应考虑孩子处于维生素D缺乏性佝偻病活动期。

依据:① 体征:婴儿出现枕秃,按压枕骨有乒乓球感。② 实验室检查:血清25(OH)D水平明显偏低。③ X线片:提示桡骨骨骺端呈杯口状改变,临时钙化带消失。

治疗如下:① 口服维生素D治疗,剂量为800～1 000 IU/d(20 μg/d)连服3～4个月。口服困难或腹泻等影响吸收时,可采用大剂量突击疗法,一次性肌注维生素D 15万～30万IU(3.75～7.5 mg)。大剂量治疗中应监测血生化指标,避免高钙血症、高钙尿症。② 户外活动:在日光充足、温度适宜时每天活动1～2小时,并充分暴露皮肤。③ 钙剂补充:建议每日口服元素钙150～300 mg治疗,1个月后如X线体征改善可停服。④ 管理:活动期佝偻病每月复查1次,恢复期佝偻病2个月复查1次,至痊愈。若治疗1个月后症状、体征、实验室检查无明显改善,应考虑其他非维生素 D 缺乏性佝偻病,并转上级妇幼保健机构或专科门诊明确诊断。症状消失 1～3 个月,体征减轻或恢复正常后观察 2～3 个月无变化者,即可结案。

知识扩展:维生素 D 缺乏性佝偻病临床表现及诊断

1. 临床表现:0～3 个月婴儿以非特异性的神经精神症状为主,主要表现为多汗、夜惊、烦躁、睡眠不安,可有枕秃,此期常无明显骨骼病变;3 个月～2 岁小儿,主要为骨骼改变,头部可出现颅骨软化、方颅、前囟闭合延迟,胸部可出现郝氏沟、鸡胸、漏斗胸,脊柱及四肢可出现脊柱畸形、O 型腿、X 型腿。恢复期儿童临床症状消失、体征逐步减轻或恢复。重症佝偻病患儿可留有不同程度的骨骼畸形,如手镯征、脚镯征、X 型腿、O 型腿。

2. 诊断

(1) 症状及体征:有上述所描述的临床表现。

(2) 病史:近 1～2 月内缺乏户外活动,没有按要求补充维生素 D 或补充的量不够,食欲不振或生长过快的婴幼儿。

(3) 实验室检查:①血生化:血清 25(OH)D 降低,血钙正常或降低,血磷降低,甲状旁腺素和碱性磷酸酶升高。②骨骼 X 线摄片:婴儿最理想的摄片部位是手腕,幼儿则为膝部。佝偻病早期摄片可正常或见干骺端临时钙化带模糊变薄,干骺端稍增宽,典型骨骼 X 线改变显示长骨干骺端临时钙化带消失,干骺端增宽,呈毛刷状或杯口状,骨骺软骨盘加宽(>2 mm)。

---

1 个月后这个婴儿如约到社区卫生中心复查,体重 8.8 kg,身长 67 cm,头围 42.5 cm,母乳喂养,吃奶情况良好,大小便正常,夜间睡眠好,仍有枕秃,枕骨乒乓球感消失。复查血清 25(OH)D:50 nmol/L。腕部 X 线片显示:长骨干骺端临时钙化带重现,密度增加。家长按照医嘱补充维生素 D 和钙剂,每日户外活动 2 小时左右。

问题3　如果你是社区卫生服务中心的儿保医生,考虑这个婴儿目前疾病处于什么状态? 应给予哪些指导?

答题要点

应考虑这个婴儿处于维生素 D 缺乏性佝偻病恢复期。

依据:该婴儿临床症状较前明显改善,复查血清 25(OH)D 较前升高,腕部 X 线片显示长骨干骺端出现钙化带。

指导:继续口服维生素 D 治疗,剂量为 800 IU/d;坚持每日户外活动 2 小时左右;2 个月后复查。

知识扩展：维生素 D 缺乏性佝偻病的预防

1. 孕妇应经常户外活动,进食富含钙、磷的食物。妊娠后期为冬春季的孕妇应适当补充维生素 D 400～8000 IU/d(10～25 μg/d)。婴幼儿适当进行户外活动接受日光照射,每日 1～2小时,尽量多暴露皮肤,因日光可以折射,故树荫、屋檐下同样有日光暴露效果。

2. 婴儿(尤其是纯母乳喂养儿)出生后数天开始补充维生素 D 400 IU/d;早产儿、双胎儿应补充维生素 D 800 IU/d(20 μg/d),3 个月后改为维生素 D 400 IU/d。

3. 乳类是婴幼儿钙营养的优质来源,乳量充足的足月儿可不额外补充钙剂。膳食中钙摄入不足者,可适当补充钙剂。

4. 应注意多种营养素的补充。

案例三　新生儿访视常见问题的处理

社区卫生服务中心医生对一名女婴进行家庭访视。孩子一般情况如下:出生 6 天,足月顺产,出生体重 3.3 kg,身长 50 cm,母乳喂养,婴儿精神状态佳,吃奶情况好,大便呈糊状金黄色。母亲孕期及分娩时无异常。体格检查:体温 36.9 ℃,体重 3.5 kg,前囟 1.0 cm× 1.0 cm,平软,面部、颈部及躯干浅黄,巩膜有轻度黄染,检查口腔发现有白色乳凝状斑块,用消毒棉签不能擦掉,其他体格检查未见异常。经皮胆红素测定最高值 10.8 mg/dl。

问题1　如果你是社区卫生服务中心的访视医生,判断这个女婴存在哪些情况,需要如何指导、处理?

答题要点

根据新生儿访视情况,结合检查症状与体征,初步考虑这个女婴存在生理性黄疸、患鹅口疮。

生理性黄疸依据:① 一般情况良好:婴儿精神状态佳,吃奶情况好,大便呈金黄色糊状; ② 婴儿系足月儿,出生后 6 天处于生理性黄疸高峰期,经皮胆红素测定最高值为 10.8 mg/dl,不超过 12.9 mg/dl。

鹅口疮依据:婴儿口腔黏膜表面覆盖白色乳凝块样小点或小片状物,不易擦去,周围无炎症反应,体温监测正常,诊断为新生儿鹅口疮。

处理:① 生理性黄疸:一般不需治疗,但应注意按需喂养。继续家庭密切观察新生儿黄疸情况,同时注意保暖,交代家长如婴儿黄疸持续 2 周仍未消退,或黄疸退而复现,或婴儿出现精神状态异常如烦躁、尖叫、拒奶等情况,应及时到医院就诊。② 鹅口疮的治疗和护理:喂养前清洁乳母乳头;每次喂奶前要清洗双手。可在喂奶前 15 分钟用 2% 碳酸氢钠溶液或制霉菌素片磨成粉末涂口腔,每日 2～3 次;如无好转或反复发作应转儿科就诊。

知识扩展：新生儿访视的转诊指征

1. 体温≥38 ℃或≤35.5 ℃。

2. 皮肤苍白、发绀、发花和厥冷、出血点和瘀斑、明显黄染、皮肤硬肿、脱水征象、皮肤脓疱、脐部周围皮肤发红和肿胀,有脓液渗出。

3. 呼吸频率<20 次/分或>60 次/分、呼吸困难(呼气性呻吟、胸凹陷)、喘息样呼吸、呼吸暂停。

4. 有休克征象,发绀或苍白、肢端凉,心率快,肢端毛细血管充盈时间延长(>3 秒),心率<100 次/分或>160 次/分,明显的心律不齐。

5. 喂养困难或拒奶,频繁呕吐或呕吐物带有胆汁、咖啡样甚至血性物质,腹泻次数多或量大,大便带血或黏液,腹胀有张力,腹壁皮肤变色,肠型明显,肠鸣音减弱或消失,皮肤黄染呈黄绿色伴大便白陶土样。

社区卫生服务中心医生对这个女婴进行第 2 次新生儿访视。访视情况如下:24 天,母乳喂养,婴儿精神状态尚可,吃奶情况不规律,每次哺乳时间约为 10 分钟,婴儿进食后约 1～1.5 小时即出现烦躁、哭闹、找奶,大便黄色糊状,乳母乳头皲裂。体格检查:体温 36.6 ℃,体重 3.7 kg,前囟 1.0 cm×1.0 cm,平软,全身皮肤红润,无黄染,巩膜无黄染,脐带已脱落,其他体格检查未见异常。

问题2　如果你是社区卫生服务中心的儿保医生,针对上述新生儿访视情况,该如何指导、处理?

☑ 答题要点

初步考虑喂养不当,导致孩子体重增长缓慢。

依据:① 一般情况:婴儿精神状态尚可,吃奶情况不规律,每次哺乳时间短,两次哺乳间隔时间短;② 体格检查:体重 3.7 kg,根据出生体重、出生 6 天时体重记录,该女婴近期体重增长缓慢,提示可能存在母乳摄入不足;③ 乳母乳头皲裂,提示哺乳时婴儿未能有效含接。

现场观察乳母喂养,给予相应喂养技巧的指导。同时鼓励母亲坚持母乳喂养,注意合理饮食,保证充足的睡眠,保持心情愉悦。嘱托家庭成员应多关注乳母的身体、心理状况,给予足够的支持。婴儿满月后及时到社区卫生服务中心进行满月健康检查,定期评估婴儿的生长发育情况。

知识扩展：如何判断婴儿是否吃饱?

1. 一般新生儿出生后 7～10 天内体重应恢复至出生体重,此后体重持续增加,满月应增长 600 g 及以上。

2. 每次喂完奶后婴儿自己放开乳头,表情满足且有睡意。

3. 哺乳前母亲乳房饱满,哺乳后变软,说明婴儿吃到了足够的母乳。

4. 排尿和排便情况良好。每日排尿 6 次以上,尿清、稀。每天排便数次,3~4 天后大便颜色应从墨绿色胎便逐渐变为棕色或黄色。

案例四 儿童发育行为偏异问题的处理

社区卫生服务中心张医生接诊了一名 12 月龄儿童。询问出生史、喂养史及疾病史均无明显特殊情况,孩子食欲好,大便黄软,每日 1 次,体格检查各项指标基本正常。询问孩子的发育情况:孩子不会模仿"再见"或"欢迎"动作,家长说在家里会模仿大人的动作。用预警征象进行评估时,孩子有些烦躁,配合欠佳,无法完成。

🔊 **问题1** 如果你是社区卫生服务中心的儿保医生,应如何处理?

✅ **答题要点**

应怀疑儿童可能存在发育行为问题。12 月龄儿童预警征象中,该儿童有一条符合表现:"不会挥手表示'再见'或拍手表示'欢迎'"。但家长描述在家表现正常,应将该儿童的情况登记,并指导家长进行家庭早期干预训练,1 个月后复查。

知识扩展:不同年龄段儿童预警征象

根据"儿童心理行为发育问题预警征象表"对每个年龄段的儿童进行初步的发育评估,结果可疑或异常者,应当登记并转诊至上级妇幼保健机构或其他医疗机构的相关专科门诊,并进行随访。具体见下表。

儿童心理行为发育问题预警征象

年龄	预警征象		年龄	预警征象	
3 月龄	1. 对很大声音没有反应 2. 不注视人脸,不追视移动人或物品 3. 逗引时不发音或不会笑 4. 俯卧时不会抬头	☐ ☐ ☐ ☐	18 月龄	1. 不会有意识叫"爸爸"或"妈妈" 2. 不会按要求指人或物 3. 不会独走 4. 与人无目光对视	☐ ☐ ☐ ☐
6 月龄	1. 发音少,不会笑出声 2. 紧握拳不松开 3. 不会伸手及抓物 4. 不能扶坐	☐ ☐ ☐ ☐	2 岁	1. 无有意义的语言 2. 不会扶栏上楼梯/台阶 3. 不会跑 4. 不会用匙吃饭	☐ ☐ ☐ ☐
8 月龄	1. 听到声音无应答 2. 不会区分生人和熟人 3. 不会双手传递玩具 4. 不会独坐	☐ ☐ ☐ ☐	2 岁半	1. 兴趣单一、刻板 2. 不会说 2~3 个字的短语 3. 不会示意大小便 4. 走路经常跌倒	☐ ☐ ☐ ☐

续表

年龄	预警征象		年龄	预警征象	
12月龄	1. 不会挥手表示"再见"或拍手表示"欢迎" 2. 呼唤名字无反应 3. 不会用拇食指对捏小物品 4. 不会扶物站立	□ □ □ □	3岁	1. 不会双脚跳 2. 不会模仿画圆 3. 不能与其他儿童交流、游戏 4. 不会说自己的名字	□ □ □ □

背景二

1个月后张医生再次接诊了该儿童。孩子喂养史与疾病史无特殊,体格检查各项发育指标基本正常,询问家长:儿童扶床沿可行走,原地独站可保持10余秒,用预警征象进行评估时,儿童配合程度较好,12月龄儿童心理行为发育问题预警征象全部不符合。

问题2　如果你是社区卫生服务中心的儿保医生,下一步应给家长做哪些指导?

答题要点

应给予家长喂养、发育、疾病和伤害预防方面的指导。

(1)喂养指导:每天应摄入350～500 ml乳类,不能继续母乳喂养的2岁以内幼儿建议选择配方奶。注意膳食品种多样化,提倡自然食品、均衡饮食,培养幼儿开始练习自己用餐具进食,应定时、定点、定量进餐,进食过程中应避免边吃边玩、边看电视,不要追逐喂养,不使用奶瓶喝奶。

(2)发育指导:① 给予孩子探索环境、表达愿望和情绪的机会。经常带孩子玩亲子互动游戏。② 多给孩子讲故事、说儿歌,教孩子指认书中图画和身体部位,引导其将语言与图片及实物联系起来,鼓励孩子有意识及主动用语言表达。③ 给孩子提供安全的活动场所,通过练习独立行走、扔球、踢球、拉着玩具走等活动锻炼孩子的运动能力及探索周围环境的能力。

(3)疾病预防:按国家规定的计划免疫程序完成疫苗接种,预防传染性疾病;培养孩子良好的卫生习惯,提醒家长每半年进行1次健康检查。

(4)预防意外伤害:不给孩子吃瓜子、花生等食物,预防异物吸入引起窒息;因孩子已具备独立行走的能力,故不宜让孩子独自外出或留在家中;家庭养育人应注意避免幼儿活动环境与设施中有致幼儿烫伤、跌伤、溺水、触电的危险因素。

背景三

5个月后社区卫生服务中心张医生再次接诊该儿童18月龄健康管理。该儿童已能独走,但不会喊爸爸、妈妈,对妈妈提出的指令没有反应,体格检查各项发育指标基本正常,用预警征象进行评估时,医生发现儿童不会有意识叫"爸爸"或"妈妈",不会按要求指人或物。

问题2　如果你是社区卫生服务中心的儿保医生,你考虑该儿童存在什么问题? 你认为下一步应怎么办?

☑ **答题要点**

应考虑该儿童可能存在发育迟缓问题。

依据:18月龄健康儿童发育的特征是:可拉玩具车行走、可登阶梯、有目的地扔皮球;能叠2~3块方木;会喊爸爸、妈妈,听懂成人的吩咐,能使用词表达自己的愿望,词汇量可达20个;能认识和指出身体各部分;会自己进食、脱手套、袜子。该儿童可独走,但不会主动喊人,不能理解妈妈提出的指令,因此考虑存在发育迟缓,考虑本机构无法进一步做发育筛查及诊断,应当登记并及时转诊至上级妇幼保健机构或其他有条件的医疗机构进行进一步诊治,并做好后续随访指导。

第四节 0~6岁儿童健康管理自测练习

一、单选题:

1. 以下哪一项不属于0~6岁儿童健康管理记录表   （　）

    A. 新生儿家庭访视记录表　　　　　B. 1岁以内儿童健康检查记录表

    C. 1~2岁儿童健康检查记录表　　　D. 居民健康档案信息卡

    E. 3~6岁儿童健康检查记录表

2. 下列哪一项不是幼儿期的保健重点   （　）

    A. 防止意外伤害　　　　　　　　　B. 防止消化功能紊乱

    C. 防止风湿热　　　　　　　　　　D. 防止营养缺乏

    E. 防止传染病

3. 根据《0~6岁儿童健康管理服务规范》,新生儿家庭访视的内容哪项不正确 （　）

    A. 建立《0~6岁儿童保健手册》　　B. 进行新生儿疾病筛查

    C. 观察家居环境、进行体格检查　　D. 指导新生儿护理

    E. 指导母乳喂养

4. 粗大运动的发育顺序正确的是   （　）

    A. 抬头、翻身、坐、爬、站、跑、走、跳跃

    B. 抬头、翻身、爬、坐、站、走、跑、跳跃

    C. 抬头、翻身、坐、爬、站、走、跑、跳跃

    D. 抬头、翻身、坐、站、爬、跑、走、跳跃

    E. 抬头、翻身、站、坐、爬、跑、走、跳跃

5. 按照《0~6岁儿童健康管理服务规范》要求,0~6岁儿童适合用视力表法测视力的年龄为   （　）

    A. 1岁　　　　　B. 1.5岁　　　　　C. 2岁

    D. 3岁　　　　　E. 4岁

6. 下列不属于新生儿特殊生理现象的是 （　　）

　　A. 生理性黄疸　　　　　　　　B. 鹅口疮

　　C. 假月经　　　　　　　　　　D. 生理性体重下降

　　E. 马牙

7. 12月龄儿童符合下列预警征象中哪项,即需要登记并转诊至上级妇幼保健机构（　　）

　　A. 不会有意识叫"爸爸"或"妈妈"　　B. 不会按要求指人或物

　　C. 不会用拇食指对捏小物品　　　　D. 与人无目光交流

　　E. 不会独走

8. 婴幼儿在 6、12、24、36 月龄时需做听力筛查,推荐使用何种检查方法 （　　）

　　A. 脑干听性诱发电位　　　　　B. 耳声发射法

　　C. 听性行为观察法　　　　　　D. 纯音测听

　　E. 多频稳态听力图

9. 哪一项不是儿童的营养需求特点 （　　）

　　A. 能量与营养素的需要量(以千克体重计)高于成年人

　　B. 生长发育高峰期的需求量明显增加

　　C. 年龄越小,患营养缺乏症的危险性越大

　　D. 年龄越小,对脂肪的需要量越小

　　E. 儿童基础代谢率的能量需要量较成人高

10. 新生女婴,胎龄 256 天,出生体重 1 800 g,其体重低于第 10 百分位以下,诊断最恰当的是 （　　）

　　A. 低出生体重儿　　　　　　　B. 小于胎龄儿

　　C. 早产儿　　　　　　　　　　D. 早产儿,小于胎龄儿

　　E. 早产儿,低出生体重儿

11. 婴儿每日需热量与营养素较成人相对高,主要是由于小儿 （　　）

　　A. 基础代谢所需较高　　　　　B. 生长发育所需较高

　　C. 活动量大所需较高　　　　　D. 特殊动力作用

　　E. 吸收功能差,丢失多

二、多选题

1. 4～6 岁儿童体检的内容应包括 （　　）

　　A. 听力筛查　　　　　　　　　B. 视力筛查

　　C. 血常规　　　　　　　　　　D. 口腔保健

　　E. 生长发育评估

2. 按照《0～6岁儿童健康管理规范》要求,对儿童生长发育评价分为"上、中、下"三个等级,描述正确是 （　　）

　　A. "上"相当于离差法的均值>2SD　　B. "中"相当于离差法的均值±2SD

　　C. "中"相当于离差法的均值±1SD　　D. "中"相当于百分位数的 $P_3 \sim P_{97}$

　　E. "下"相当于百分位数的 $<P_{10}$

3. 新生儿家庭访视的内容包括有 （　　）

    A. 了解出生时情况、预防接种情况   B. 进行新生儿疾病筛查

    C. 观察家居环境、进行体格检查   D. 指导新生儿护理

    E. 喂养指导

4. 社区儿童保健的实施原则包括 （　　）

    A. 个体保健与群体保健相结合

    B. 宣传教育与行政管理相结合

    C. 重视改善社区环境与提高儿童整体健康水平相结合

    D. 促进社区儿童保健服务与社区其他职能工作相结合

    E. 建立三级预防体系，实行防治结合

5. 出现以下哪些表现提示可能存在婴儿母乳摄入不足 （　　）

    A. 满月体重增长不足 600 g   B. 排尿每天 6～8 次

    C. 吸吮时不能闻及吞咽声   D. 生长曲线平缓甚至下降

    E. 每次哺乳后常哭闹不能安静入睡

三、简答题

1. 试述生长曲线在儿童体格生长评价中的作用。

2. 如何对儿童的体格生长情况进行评价？

3. 试述婴儿食物转换应遵循的原则有哪些？

第六章　孕产妇健康管理

第一节　孕产妇健康管理服务规范

一、服务对象

辖区内常住的孕产妇。

二、服务内容

（一）孕早期健康管理

孕 13 周前为孕妇建立《母子健康手册》，并进行第 1 次产前检查。

1. 进行孕早期健康教育和指导。

2. 孕 13 周前由孕妇居住地的乡镇卫生院、社区卫生服务中心建立《母子健康手册》。

3. 孕妇健康状况评估：询问既往史、家族史、个人史等，观察体态、精神等，并进行一般体检、妇科检查和血常规、尿常规、血型、肝功能、肾功能、乙型肝炎检查，有条件的地区建议进行血糖、阴道分泌物、梅毒血清学试验、HIV 抗体检测等实验室检查。

4. 开展孕早期生活方式、心理和营养保健指导，特别要强调避免致畸因素和疾病对胚胎的不良影响，同时告知和督促孕妇进行产前筛查和产前诊断。

5. 根据检查结果填写第 1 次产前检查服务记录表，对具有妊娠危险因素和可能有妊娠禁忌证或严重并发症的孕妇，及时转诊至上级医疗卫生机构，并在 2 周内随访转诊结果。

（二）孕中期健康管理

1. 进行孕中期（孕 16～20 周、21～24 周各一次）健康教育和指导。

2. 孕妇健康状况评估：通过询问、观察、一般体格检查、产科检查、实验室检查对孕妇健康和胎儿的生长发育状况进行评估，识别需要做产前诊断和需要转诊的高危重点孕妇。

3. 对未发现异常的孕妇，除了进行孕期的生活方式、心理、运动和营养指导外，还应告知和督促孕妇进行预防出生缺陷的产前筛查和产前诊断。

4. 对发现有异常的孕妇，要及时转诊至上级医疗卫生机构。出现危急征象的孕妇，要立即转上级医疗卫生机构，并在 2 周内随访转诊结果。

（三）孕晚期健康管理

1. 进行孕晚期（孕 28～36 周、37～40 周各一次）健康教育和指导。

2. 开展孕产妇自我监护方法、促进自然分娩、母乳喂养以及孕期并发症、合并症防治指导。

3. 对随访中发现的高危孕妇应根据就诊医疗卫生机构的建议督促其酌情增加随访次数。随访中若发现有高危情况，建议其及时转诊。

（四）产后访视

乡镇卫生院、村卫生室和社区卫生服务中心（站）在收到分娩医院转来的产妇分娩信息后应于产妇出院后 1 周内到产妇家中进行产后访视,进行产褥期健康管理,加强母乳喂养和新生儿护理指导,同时进行新生儿访视。

1. 通过观察、询问和检查,了解产妇一般情况、乳房、子宫、恶露、会阴或腹部伤口恢复等情况。

2. 对产妇进行产褥期保健指导,对母乳喂养困难、产后便秘、痔疮、会阴或腹部伤口等问题进行处理。

3. 发现有产褥感染、产后出血、子宫复旧不佳、妊娠合并症未恢复者以及产后抑郁等问题的产妇,应及时转至上级医疗卫生机构进一步检查、诊断和治疗。

4. 通过观察、询问和检查了解新生儿的基本情况。

(五)产后 42 天健康检查

1. 乡镇卫生院、社区卫生服务中心为正常产妇做产后健康检查,异常产妇到原分娩医疗卫生机构检查。

2. 通过询问、观察、一般体检和妇科检查,必要时进行辅助检查对产妇恢复情况进行评估。

3. 对产妇进行心理保健、性保健与避孕、预防生殖道感染、纯母乳喂养 6 个月、产妇和婴幼儿营养等方面的指导。

三、服务流程

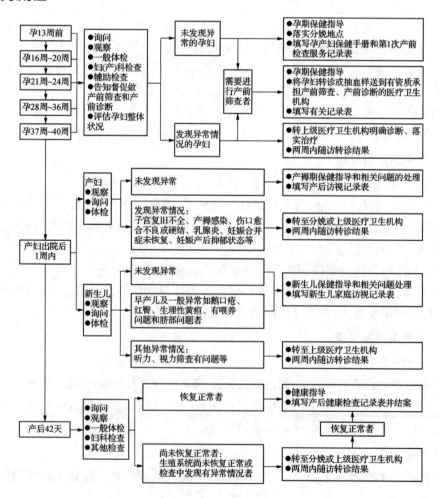

四、服务要求

1. 开展孕产妇健康管理的乡镇卫生院和社区卫生服务中心应当具备服务所需的基本设备和条件。

2. 按照国家孕产妇保健有关规范要求，进行孕产妇全程追踪与管理工作，从事孕产妇健康管理服务工作的人员应取得相应的执业资格，并接受过孕产妇保健专业技术培训。

3. 加强与村（居）委会、妇联相关部门的联系，掌握辖区内孕产妇人口信息。

4. 加强宣传，在基层医疗卫生机构公示免费服务内容，使更多的育龄妇女愿意接受服务，提高早孕建册率。

5. 每次服务后及时记录相关信息，纳入孕产妇健康档案。

6. 积极运用中医药方法（如饮食起居、情志调摄、食疗药膳、产后康复等），开展孕期、产褥期、哺乳期保健服务。

7. 有助产技术服务资质的基层医疗卫生机构在孕中期和孕晚期对孕产妇各进行 2 次随访。没有助产技术服务资质的基层医疗卫生机构督促孕产妇前往有资质的机构进行相关随访。

五、工作指标

1. 早孕建册率＝（辖区内孕 13 周之前建册并进行第一次产前检查的产妇人数/该地该时间段内活产数）×100％。

2. 产后访视率＝（辖区内产妇出院后 28 天内接受过产后访视的产妇人数/该地该时间段内活产数）×100％。

第二节　《孕产妇健康管理服务规范》疑难解答

1. 孕产妇健康管理的服务对象是指哪些人？

答:孕产妇健康管理的服务对象指辖区内常住孕产妇，即在辖区居住半年以上的户籍和非户籍孕产妇，孕产妇是指从怀孕开始到产后 42 天这一时期的妇女。

2. 孕早期健康管理的服务对象是指哪些人？

答:孕早期健康管理的服务对象是指怀孕 13 周前的妇女，即指怀孕 12 周＋6 天（12＋6）前的妇女。

3. 对孕早期妇女健康评估内容包括哪些？

答:① 询问既往史、家族史、个人史等；② 观察体态、精神等；③ 进行一般体检、妇科检查；④ 血常规、尿常规、血型、肝功能、肾功能、乙型肝炎检查。有条件的地区建议进行血糖、阴道分泌物、梅毒血清学试验、HIV 抗体检测等实验室检查。

4. 孕早期保健指导内容包括哪些？

答：① 开展孕早期生活方式、心理和营养保健指导；② 强调避免致畸因素和疾病对胚胎的不良影响；③ 告知和督促孕妇进行产前筛查和产前诊断。

5. 对孕中期妇女健康状况评估内容包括哪些？

答：① 进行询问、观察、一般体格检查、产科检查、实验室检查；② 对孕妇健康和胎儿的生长发育状况进行评估；③ 识别需要做产前诊断和需要转诊的高危重点孕妇。

6. 孕晚期保健指导内容包括哪些？

答：① 孕产妇自我监护方法；② 促进自然分娩；③ 母乳喂养；④ 孕期并发症、合并症防治。

7. 产后访视的时间是什么时候？

答：乡镇卫生院、村卫生室和社区卫生服务中心（站）在收到分娩医院转来的产妇分娩信息后，应于产妇出院后 1 周内到产妇家中进行产后访视，同时进行新生儿访视。

8. 产后访视的内容包括哪些？

答：产褥期健康管理，母乳喂养和新生儿护理指导；通过观察、询问和检查，了解产妇一般情况、乳房、子宫、恶露、会阴或腹部伤口恢复等情况，进行相应指导与处置。

9. 产后发生什么情况需要转诊？

答：访视时发现有产褥感染、产后出血、子宫复旧不佳、妊娠合并症未恢复者以及产后抑郁等问题的产妇，应及时转至上级医疗卫生机构进一步检查、诊断和治疗。

10. 产后 42 天应去哪里做健康检查？

答：① 正常分娩到乡镇卫生院、社区卫生服务中心接受产后健康检查；② 异常分娩到原分娩医疗卫生机构接受产后健康检查。

11. 产后 42 天健康检查中的保健指导包括哪些内容？

答：① 心理保健指导；② 性保健与避孕指导；③ 预防生殖道感染指导；④ 纯母乳喂养 6 个月指导；⑤ 产妇和婴幼儿营养等指导。

12. 为孕中期和孕晚期妇女提供服务的机构是哪个？

答：有助产技术服务资质的医疗卫生机构。

13. 无助产技术服务资质的基层医疗卫生机构在孕中期和孕晚期主要任务是什么？

答：督促孕中期和孕晚期妇女前往有助产技术服务资质的医疗卫生机构进行相关随访。

14. 产前检查服务记录表中标有"＊"的项目，含义是什么？

答：标＊的项目是指尚未纳入国家基本公共卫生服务的项目。在没有增加基本公共卫生服务专项经费的情况下，不是免费检查项目。

第三节 孕产妇健康管理实践案例

案例一 孕产妇健康管理信息填报

孕妇王女士,为某县区的 A 地户籍人员,常住在 B 地,孕期在 B 地所属社区早孕建卡,因风险筛查阳性转诊至上级医院,风险因素是瘢痕子宫,后一直在三级医院检查,孕 28 周发现前置胎盘,有出血,风险评估升级,转诊至市级急救中心就诊,后又转诊至省级医院,孕 34 周剖宫产一女婴,2 400 g,母女情况良好。产后回 A 地休养,当地社区上门访视,无异常。产后 42 天到三级医院进行检查。儿童户籍报在 A 地,在 A 地进行定期预防接种和儿童健康管理。

问题1 如果你是 **B** 地社区卫生服务中心的妇保医生,此产妇的活产信息是否作为 **B** 地辖区内孕产妇保健和健康情况年报表的活产信息进行上报?依据是什么?信息如何获得?

✅ **答题要点**

此孕产妇的信息不应该作为 B 地的辖区活产数进行上报,而应该作为 A 地的辖区活产信息进行上报,B 地要把产妇的相关信息反馈给 A 地。

(1)按照《妇幼卫生年报暨"三网"监测工作手册》(2018 版)的说明,年报数据上报原则上是以国家行政区划的县(市、区)为基本统计单位上报数据。

(2)年报中本县(市、区)的产妇数、活产数将作为基本公共卫生项目等报表中相关数据的基础。

(3)活产数是指孕满 28 周及以上,娩出后有心跳、呼吸、脐带搏动、随意肌收缩四项生命体征之一的新生儿数。

(4)此儿童户籍报在 A 地,并在 A 地进行基本公共卫生相关服务,所以活产报在 A 地。

(5)孕产妇保健和健康情况的报表活产信息和儿童保健和健康管理的报表一致。

(6)B 地的妇保医生要把该产妇的相关信息和资料反馈给 A 地的妇保医生,进行各项数据的上报。因本例系早产,五次产检视作已查。

问题2 如果本案例儿童户籍报在 A 地,满月后却在 B 地进行计划免疫和儿童保健,该例活产信息如何上报?

应该在 A 地进行上报,同时反馈给常住地 B 地孕产妇和儿童的相关信息。

案例二　妊娠剧吐

背景

2019 - 3 - 16:患者＊＊＊,女性,28 岁,因停经一月余,恶心、呕吐 6 天,加重一天就诊。询问病史:LMP 2019 - 01 - 25,3 月 5 日开始出现恶心、呕吐等症状,每天 2～3 次,为胃内容物。3 月 13 日开始恶心、呕吐加重,每天 10 余次,不能进食,进食即有呕吐,无腹痛。尿常规显示:酮体(3＋)。尿妊娠试验阳性。

问题1　如果你为某乡卫生院的妇产科医生,患者前来就诊,你该如何处理?

答题要点

1. 考虑该患者为妊娠剧吐,因呕吐加重,尿酮体(3＋),应建议其住院治疗。

2. 因该孕妇妊娠风险评估为黄色(一般风险),需转诊至二级以上医疗机构进行治疗。

3. 进一步完善病史及相关检查,合理诊治。

(1) 补充病史询问:排除可能引起呕吐的其他疾病,如胃肠感染(伴腹泻)、胆囊炎、胆道蛔虫、胰腺炎、病毒性肝炎等。

(2) 辅助检查:尿常规、血常规、肝功能、电解质等评估病情严重程度,必要时粪常规检查。超声排除多胎妊娠及滋养细胞疾病。

(3) 治疗原则:静脉补液、补充多种维生素尤其是 B 族维生素、纠正脱水及电解质紊乱、合理使用止吐药物、防治并发症。

4. 告知该患者孕 13 周前在乡镇卫生院建卡,定期产前检查。

案例三　妊娠合并梅毒患者健康管理

背景

2019 - 3 - 10,患者＊＊＊,女性,36 岁,因停经 8 周 3 天,就诊于某社区卫生服务中心妇产科。询问病史:LMP 2019 - 01 - 10,停经 40＋天出现轻度恶心、呕吐,平素月经规律。生育史 1－0－3－1,人工流产 1 次,不明原因自然流产 2 次。既往史无特殊。

问题1　如果你为该社区卫生服务中心妇产科医生,对于该孕妇,你应该提供何种服务?如果该孕妇辅助检查报告 TPPA 阳性,RPR1：4 你该如何处理?

答题要点

按照国家基本公共卫生服务规范,基层医院应该给该孕妇建立"江苏省孕产妇保健手册",并提供规范的孕产妇健康管理服务。必须做到以下几点:

1. 该孕妇诊断为 G_5P_1 孕 8^{+3}W,妊娠合并梅毒。进行早孕建册,详细询问既往史、个人史、妇科手术史、孕产史等,并询问孕早期情况。进行体格检查、妇科检查、辅助检查。填写"孕产妇保健手册",录入妇幼卫生信息平台。

2. 根据病史、检查情况,进行妊娠风险筛查。该孕妇妊娠风险筛查为阳性,内容为:年龄≥35岁;不良孕产史(各类流产≥3次);妊娠合并梅毒。

3. 填写妊娠风险阳性转诊单,到指定的二级以上医院进行妊娠风险评估。填写梅毒感染孕产妇登记卡,并上报。

4. 2周内随访评估结果,协助二级医院进行高危孕产妇专案管理,督促定期产前检查、规范治疗。

5. 进行生活方式、营养指导,服用叶酸 0.4 mg/d。对梅毒防治的知识进行健康教育,提醒该孕妇配偶及小孩进行梅毒检测。

问题2 如果您是二级医院的妇产科医生,接到基层转诊的该孕妇,您该如何处理?

答题要点

1. 进行妊娠风险评估。该孕妇评估为黄色风险:年龄≥35岁,各类流产≥3次;紫色风险:妊娠合并梅毒。

2. 填写妊娠风险筛查反馈单。

3. 进行高危孕产妇专案管理。

4. 进行梅毒规范治疗,并进行梅毒母婴阻断相关知识的宣教。

问题3 妊娠合并梅毒规范治疗的方案是什么?

答题要点

1. 苄星青霉素 240 万 IU,分两侧臀部肌内注射,每周 1 次,连续 3 次为 1 个疗程。

2. 于孕早期和孕晚期各进行 1 个疗程的抗梅毒治疗,共 2 个疗程。

案例四　剖宫产瘢痕部位妊娠

2019 年 4 月 10 日上午 9:10 左右,某社区卫生服务中心张医生接诊一位女性,35 岁,停经 46 天,一周前在家早孕试纸自测阳性,1 天前下午开始出现少量阴道流血,无明显腹痛。要求检查。询问病史:LMP 2019 年 2 月 23 日,孕 2 产 1,2016 年曾剖宫产一足月男婴。妇科检查:外阴未见异常,阴道见少量暗红色血性分泌物,宫颈未见异常,子宫前位、如孕 40^+ 天大小、质软、轻压痛,附件未见异常。辅助检查:B 超显示妊娠囊位于子宫下段瘢痕处,见胚芽,见胎心,前方肌层最薄处 4 mm,双侧附件未见明显异常。

问题1 如果您是该社区卫生服务中心的医生,接诊后,初步诊断是什么? 应该怎么处理?

答题要点

1. 初步诊断为"剖宫产瘢痕部位妊娠"。依据:剖宫产瘢痕部位妊娠(CSP)指有剖宫产史孕妇,胚胎着床于子宫下段剖宫产切口瘢痕处,是一种特殊部位的异位妊娠,为剖宫产的远期并发症之一。在早孕期与正常怀孕的表现几乎是一样的,有停经史、子宫体增大、血和尿 HCG 阳性等正常早孕表现。不同的是,瘢痕妊娠患者停经后可能伴有不规则的阴道流血。经阴道 B 型超声是诊断 CSP 的主要手段,三维超声及 MRI 检查可增加诊断的准确性。

2. 可采取以下处理

(1) 将该孕妇转诊至辖区孕产妇救治机构进一步诊治。

(2) 汇报产科安全管理办公室及辖区妇幼保健机构。

(3) 与辖区孕产妇救治机构联系,做好接诊准备。

(4) 做好高危孕产妇信息登记及转诊后的随访工作。

案例五　产后抑郁患者健康管理

2019 年 1 月 26 日下午 3:00 左右,＊＊社区卫生服务中心王医生到产妇张＊＊家访视。张＊＊孕期曾有轻度抑郁,经心理疏导后好转。现为产后 6 天,产妇丈夫诉张＊＊2 天前回家后,不愿意哺乳,少言懒语,经常流泪,食欲差,失眠。

问题1　如果你是＊＊社区卫生服务中心的王医生,考虑产妇张＊＊患什么病? 应该如何处理?

答题要点

1. 根据产妇孕期曾经有过轻度抑郁的病史及产后表现出来的症状,应考虑张＊＊为产后抑郁。

2. 对张＊＊应进行以下进一步的处理

(1) 进行产妇和新生儿常规检查(询问孕产期情况、检查产妇和新生儿、健康指导)。

(2) 进行孕产妇妊娠风险筛查,给予产妇爱丁堡抑郁量表调查,如果孕产妇妊娠风险筛查阳性,及时转二级以上医院进行孕产妇妊娠风险评估,根据风险级别进行专案管理与治疗。

问题2　您作为社区卫生服务中心医生,可以采取哪些预防措施预防产妇产褥期抑郁症?

答题要点

1. 加强孕期宣教,尤其该产妇孕期曾有过抑郁症状,更应加强孕产期保健知识的宣传,减少孕产妇对孕产期的恐惧、紧张心理,并教会孕产妇及其家属母乳喂养、育儿的技能,提高孕产妇自我保健意识和能力。

2. 指导产妇家属及相关人员,更多关心孕产妇,提前干预,避免症状加重。

3. 产后及时给予抑郁量表筛查,早期发现和诊断产褥期抑郁症,早期处理。

问题3　产褥期抑郁症预后如何?

答题要点

产褥期抑郁症预后良好,约 70％患者于 1 年内自愈,极少数患者持续 1 年以上。再次妊娠复发率约 20％。其下一代认知能力可能受一定影响。

案例六　产后乳腺炎患者健康管理

产妇张女士,产后6天,近2天出现乳房胀痛,体温38℃左右,因乳头凹陷,宝宝不肯吸吮乳头,每次均用吸奶器吸出乳汁,然后用奶瓶喂奶。近2天产妇发热后,家人担心产妇体温高会影响乳汁质量,改用奶粉人工哺乳。

问题1　如果你是产后访视医生,家访时遇到这种情况,如何处理?

答题要点

1. 母乳指导:检查产妇乳房情况,如果没有明显红肿、波动感,建议尽早排空乳房后局部冷敷。可以继续母乳喂养,有利于乳房排空。如果出现乳房红肿、疼痛症状加重,体温继续升高,建议及时到医院就诊,进一步诊治。

2. 乳头凹陷处理指导

(1) 对于乳头单纯性的轻度凹陷可用拔罐法或乳头凹陷矫正器,每次保留5～10分钟。

(2) "十"字操,牵拉乳晕后,再用手指向外轻轻牵拉奶头。

(3) 哺乳时按摩乳房和乳晕部位,建立良好的喷乳反射并使乳晕变软,再用正确含接的方法有助于哺乳成功。

3. 哺乳技巧指导:乳头凹陷改善后,指导哺乳方式、乳头含接姿势,采取不同体位进行有效的母乳喂养。

4. 饮食指导:乳胀期间避免摄入过多汤水,宜清淡饮食,注意休息。

问题2　如果该产妇乳房胀痛进一步加重,体温达39℃,到乡镇卫生院就诊,可以有哪些处理方法或建议?

答题要点

1. 应进一步询问恶露情况等病史,必要时妇科检查,排除产褥期生殖道感染。

2. 检查血常规和C反应蛋白,如果检查提示"感染",结合乳房情况,可以给予抗生素治疗。

3. 乳房检查,如果无波动感,乳房肿胀明显,分析属于病理性乳胀的乳汁瘀积造成乳汁排出不畅、乳腺导管阻塞,可以手法按摩,进行乳腺疏通,排空乳汁,排空后冷敷。也可以用中药内服、外敷,或耳穴埋子、针灸等治疗。

问题3　该产妇经处理恢复正常哺乳,进一步建议有哪些?

答题要点

1. 进一步产后随访,询问、观察母婴情况,一般体检和健康指导。

2. 建议产后42天进行健康检查,了解恢复情况,包括病史询问、体格检查、妇科检查,必要时进行辅助检查对产妇恢复情况进行评估。

3. 对产妇应进行心理保健、性保健与避孕、预防生殖道感染、纯母乳喂养6个月、产妇和婴幼儿营养等方面的指导。

第四节 孕产妇健康管理自测练习

一、单选题

1. 妊娠期口腔健康检查的重点是 （ ）
 A. 牙合面龋 　 B. 邻面龋 　 C. 牙龈炎 　 D. 牙周炎

2. 关于孕产妇系统管理，哪项是错的 （ ）
 A. 从确诊早孕开始，建立孕产妇保健手册，纳入孕产妇系统管理
 B. 产前检查不少于 3 次
 C. 产后 7、14、28 天进行产后访视
 D. 住院分娩

3. 围产期是指 （ ）
 A. 孕满 24 周至胎儿娩出 　　　 B. 孕满 28 周至预产期
 C. 孕满 24 周至产后 2 周 　　　 D. 孕满 28 周至产后 1 周

4. 一般初产妇开始自觉胎动的时间是在妊娠的第 （ ）
 A. 12～15 周 　　　 B. 16～20 周
 C. 22～24 周 　　　 D. 25～26 周

5. 有关孕期检查的四步触诊法，下列错误的是 （ ）
 A. 可以了解子宫的大小、胎先露、胎方位等情况
 B. 第一步是双手置于宫底部了解宫底高度，并判断是胎头还是胎臀
 C. 第二步是双手分别置于腹部两侧，辨别胎背及胎肢的方向
 D. 第三步是双手置于耻骨联合上方，判断先露部为头还是臀

6. 关天孕期保健，不妥的内容是 （ ）
 A. 妊娠期前 3 个月及后 3 个月避免性交以防止流产及早产
 B. 睡眠时多取右侧卧位
 C. 饮食多样化
 D. 避免烟酒

7. 末次月经的第一天是公历 2018 年 5 月 20 日，预产期应为 （ ）
 A. 2019 年 1 月 27 日 　　　 B. 2019 年 2 月 27 日
 C. 2019 年 3 月 27 日 　　　 D. 2019 年 4 月 2 日

8. 前置胎盘患者的孕期腹部检查所见往往是 （ ）
 A. 子宫持续性收缩，胎位不清，胎心音消失
 B. 阵发性子宫收缩，胎心音好
 C. 无子宫收缩，胎先露高浮，胎心音好
 D. 阵发性子宫收缩，松弛不全，胎心音弱

9. 正常位置的胎盘早剥，常见于以下哪种妊娠并发症 （　　）

    A. 心脏病 　　　　　　　　　B. 贫血

    C. 肝炎 　　　　　　　　　　D. 妊娠期高血压疾病

10. 重型胎盘早剥与先兆子宫破裂在临床表现上所共有的特征是 （　　）

    A. 伴有头盆不称 　　　　　　B. 合并妊娠高血压综合征

    C. 剧烈腹痛 　　　　　　　　D. 出现病理缩复环

11. 下列疾病中哪种疾病不增加产后出血的发生概率 （　　）

    A. 过期妊娠　　　B. 双胎妊娠　　　C. 妊高征　　　　D. 羊水过多

12. 高危妊娠是指 （　　）

    A. 对孕妇有较高危险性的妊娠

    B. 对胎儿有较高危险性的妊娠

    C. 对孕妇、对胎儿有较高危险性的妊娠

    D. 对孕妇、胎儿及新生儿有较高危险性的妊娠

二、多选题

1. 下列哪些出生缺陷可以在孕期被检查出来 （　　）

    A. 严重的先天性心脏病 　　　B. 唇腭裂

    C. 先天性耳聋 　　　　　　　D. 多指（趾）畸形

    E. 髋关节脱位

2. 心脏病孕妇最容易发生心力衰竭的最危险时期是 （　　）

    A. 妊娠 6 周内 　　　　　　　B. 妊娠 32～34 周

    C. 分娩期 　　　　　　　　　D. 产后 72 小时内

    E. 产褥期

3. 以下属于孕期产前检查常规检查项目的是 （　　）

    A. 胎儿系统 B 超筛查 　　　　B. 75 g OGTT

    C. 羊膜腔穿刺检查胎儿染色体 　D. 血清胆汁酸检测

    E. 以上都是

4. 糖尿病对孕妇的影响，下述哪项正确 （　　）

    A. 孕妇白细胞吞噬作用增强

    B. 妊娠期高血压疾病发病率较普通孕妇高 4～8 倍

    C. 羊水过多发生率较普通孕妇增加 10 倍

    D. 易发生霉菌性阴道炎

    E. 以上都是

5. 孕妇下列哪种情形应当进行产前诊断 （　　）

    A. 羊水过多或过少

    B. 年龄超过 40 周岁

    C. 胎儿发育异常或胎儿可能有畸形

D. 曾经分娩过先天性严重缺陷的婴儿

E. 以上都是

6. 关于孕期卫生,下列哪些是正确的 （　　）

A. 孕期饮食应富有营养而少刺激性　　B. 应定期做产前检查

C. 注意卫生、经常洗澡坐盆　　D. 注意乳房卫生

E. 注意少活动

7. 骨盆测量数值在正常值范围内的有 （　　）

A. 髂棘间径 24 cm　　B. 髂嵴间径 27 cm

C. 骶耻外径 18 cm　　D. 坐骨结节间径 8 cm

E. 以上都不对

8. 关于妊娠合并糖尿病,下列正确的有 （　　）

A. 已有严重心血管病史、肾功能减退,不宜妊娠

B. 孕期适当饮食控制,适量运动

C. 孕晚期估计胎儿成熟度

D. 产后继续用产前所用胰岛素剂量

E. 选择剖宫产

9. 妊娠期循环系统的变化,下列叙述正确的有 （　　）

A. 心率在妊娠晚期增加 10～15 次/分

B. 妊娠 32～34 周,血容量的增加达高峰

C. 妊娠晚期血压升高明显,可出现高血压

D. 第二产程心排出量达高峰

E. 以上都是

10. 妊娠期消化系统的变化,下列叙述正确的有 （　　）

A. 易胆汁淤积,诱发胆石症　　B. 常形成痔疮或使原有痔疮加重

C. 肝功能出现异常　　D. 胃酸和胃蛋白酶分泌量增加

E. 以上都是

11. 一产妇产后 28 天时,当地卫生院上门进行产后访视,该产妇出现哪些问题时应及时转上级医疗卫生机构进一步检查、诊断和治疗 （　　）

A. 产后出血　　B. 产褥感染

C. 子宫复旧不佳　　D. 妊娠合并症未恢复

E. 产后抑郁

12. 一产妇产后 42 天时阴道出血未净,到附近医院进行健康检查,接诊医生应通过下列哪些方法对产妇恢复情况进行评估 （　　）

A. 产科检查　　B. 妇科检查

C. 盆腔超声　　D. 询问、观察

E. 一般体检

三、简答题

1. 梅毒对妊娠的影响有哪些?

2. 简述产后出血识别和处理步骤。

3. 孕早期健康教育主要内容包括哪些?

第七章 老年人健康管理

第一节 老年人健康管理服务规范

一、服务对象

辖区内 65 岁及以上常住居民。

二、服务内容

每年为老年人提供 1 次健康管理服务,包括生活方式和健康状况评估、体格检查、辅助检查和健康指导。

(一) 生活方式和健康状况评估

通过问诊及老年人健康状态自评,了解其基本健康状况、体育锻炼、饮食、吸烟、饮酒、慢性疾病常见症状、既往所患疾病、治疗及目前用药和生活自理能力等情况。

(二) 体格检查

包括体温、脉搏、呼吸、血压、身高、体重、腰围、皮肤、浅表淋巴结、肺部、心脏、腹部等常规体格检查,并对口腔、视力、听力和运动功能等进行粗测判断。

(三) 辅助检查

包括血常规、尿常规、肝功能(血清谷草转氨酶、血清谷丙转氨酶和总胆红素)、肾功能(血清肌酐和血尿素)、空腹血糖、血脂(总胆固醇、甘油三酯、低密度脂蛋白胆固醇、高密度脂蛋白胆固醇)、心电图和腹部 B 超(肝胆胰脾)检查。

(四) 健康指导

告知评价结果并进行相应健康指导。

1. 对发现已确诊的原发性高血压和 2 型糖尿病等患者同时开展相应的慢性病患者健康管理。

2. 对患有其他疾病的(非高血压或糖尿病),应及时治疗或转诊。

3. 对发现有异常的老年人建议定期复查或向上级医疗机构转诊。

4. 进行健康生活方式以及疫苗接种、骨质疏松预防、防跌倒措施、意外伤害预防和自救、认知和情感等健康指导。

5. 告知或预约下一次健康管理服务的时间。

三、服务流程

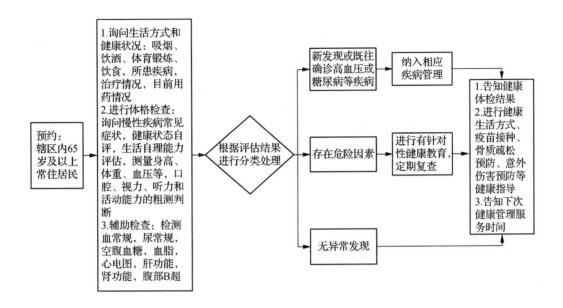

四、服务要求

1. 开展老年人健康管理服务的乡镇卫生院和社区卫生服务中心应当具备服务内容所需的基本设备和条件。

2. 加强与村(居)委会、派出所等相关部门的联系,掌握辖区内老年人口信息变化。加强宣传,告知服务内容,使更多的老年人愿意接受服务。

3. 每次健康检查后及时将相关信息记入健康档案。具体内容详见《居民健康档案管理服务规范》健康体检表。对于已纳入相应慢病健康管理的老年人,本次健康管理服务可作为一次随访服务。

4. 积极应用中医药方法为老年人提供养生保健、疾病防治等健康指导。

五、工作指标

老年人健康管理率＝(年内接受健康管理人数/年内辖区内 65 岁及以上常住居民数)×100％。

注:接受健康管理是指建立了健康档案、接受了健康体检、健康指导、健康体检表填写完整。

第二节 《老年人健康管理服务规范》疑难解答

1. 健康管理的目的与特点是什么？在老年人群中如何实施？

答：健康管理是指对个人或人群的健康危险因素进行检测、分析、评估和干预的全过程。基本公共卫生服务中的老年人健康管理的对象是指 65 岁及以上年龄的老年人。健康管理的目的在于发现并干预健康风险、预防和控制疾病发生与发展，降低医疗费用，提高生命质量。重点在于提高被管理个体和人群的健康水平。

健康管理有以下三个特点：一是健康管理是以控制健康危险因素为核心，包括可变危险因素和不可变危险因素。前者为通过自我行为改变的可控因素，如不合理饮食、缺乏运动、吸烟酗酒等不良生活方式，及高血压、高血糖、高血脂等异常指标因素。后者为不受个人控制的因素，如年龄、性别、家族史等因素。二是健康管理应体现一、二、三级预防并举。一级预防，即无病防病。二级预防，即疾病早发现早治疗。三级预防，即治病防残。三级预防可以防止疾病导致的伤残和促进功能恢复，提高生存质量，延长寿命，降低病死率。三是健康管理的服务过程是一个环形运转循环。健康管理的实施环节为通过健康体检和相应的实验室检测指标来监测健康状态变化、进行健康评估和实施健康干预。整个服务过程，通过这三个环节不断循环运行，以减少或降低健康危险因素和程度，维护健康水平。

2. 老年人的健康管理值得做吗？

答：随着年龄增加，人的身体和心理状态会发生变化。一般而言，老年人的体力、精力比成年人要差些，年龄增加可使躯体功能减退、患病增加，甚至失去一定的生产生活能力。正因为老年人健康状况容易出问题，才更需要有效的健康管理来降低健康风险和预防疾病的发生。不能因为老年人健康状况易出问题就放弃不管、任其发展，有人甚至认为老年就意味着生病和失能。这是亟待扭转的关于老年健康认识的误区。每个人老年时期的健康状态和他一生的生活方式、习惯以及他所生活的社会的经济发展有着密切关系，前者是可以掌控调节的。也就是说老年并不等于疾病，老年并不等于依赖。现在越来越多的老年人可以通过健康管理保持良好的健康状态，通过科学技术的支持享有好的生活质量，很好地享受寿命延长带来的幸福晚年生活。我们每一个人都会变老，我们要纠正头脑里关于老年健康的错误认识，做好老年人健康管理，更要从现在起做好自我健康管理，我们每一个人都会有健康幸福的晚年。

3. 老年人健康管理做什么？

答：《国家基本公共卫生服务规范(第三版)》(以下简称《规范》)中，明确要求老年人健康管理服务内容为：为辖区内 65 岁及以上老年人每年提供一次健康管理服务，包括生活方式和健康状态评估、体格检查、辅助检查和健康指导。老年人健康管理的服务对象、服务内容、服务要求、服务流程和工作指标构成了老年人健康管理服务规范培训内容，基层医务人员对所有相关内容都应通过培训达到应知应会。通过基层医务人员的服务实践，促进提高老年人的健康水平。

4. 完整健康体检的标志是什么?

答:健康体检由问诊、体检和辅助检查三部分工作组成。主要目的是采集老年人当前的健康数据,为健康状态评估和指导奠定基础。问诊可以获得老年人生活方式和某些功能状态的信息;体格检查可以获得老年人躯体健康状态数据;辅助检查通过血、尿、便及影像学检查了解人体脏器功能和形态方面的变化。每一步都是不可或缺的,是一整套系统的健康数据采集过程。健康体检要每年实施一次,形成综合动态的健康数据链,为老年人健康管理工作奠定基础。完整体检的标志,一是按照问诊、体检和辅助检查三部分工作要求进行,不遗漏应采集的项目数据,并有完整的记录。二是坚持每年实施一次,为每位老年人记录下动态的健康状态变化。也就是一要完整,二要随访跟踪。只有达到这两条要求,才是完整的健康体检。

5. 老年人健康状态评估中应注意什么问题?

答:健康状态评估是对健康体检、实验室检测所采集的健康状态相关数据进行综合分析、评价的过程。按照《规范》要求,老年人健康状态评估需关注6个方面:① 老年人健康自评情况,从满意到不满意5种程度的选择;② 生活方式是否健康的评估,包括常见健康风险,如运动、饮食、体重以及老年人特别需要注意的跌倒等方面的风险;③ 有无常见慢病症状(24个症状+其他);④ 既往病史(6个常见疾病及系统疾病+其他);⑤ 目前用药情况(近一年内用的主要药物);⑥ 生活自理能力评估。评估大都是采用询问的方式进行。对老年人日常生活有没有影响是决定老年人健康状态问题严重程度的主要标准,也是在其后健康指导中所占比重的依据。如果对老年人日常生活和健康状态没有太大的影响,可以告诉老年人和家属要注意的事项,不要让危险因素继续发展;如果已经造成影响,一定要提出干预解决的措施,通过健康指导来完成。通过健康状态评估,发现健康风险,判定风险程度与后果,决定相应的干预与管理措施。健康状态评估是健康管理的中心环节,既是总结分析提取健康状态相关信息,也是决定干预管理措施的依据。

6. 健康指导时,应注意的目标人群及相应的指导方法有哪些?

答:健康指导是将健康状态评估发现的健康风险、风险的程度和可能发生的后果以及应对措施告知老年人及其家属,并指导实施的过程。按照《规范》要求:① 对患病或发现异常检查结果的老年人健康指导包括:对发现的高血压、糖尿病患者应纳入慢病管理;对发现的其他疾病患者应及时治疗或转诊;不论是体检还是辅助检查所发现的异常结果,需定期复查或建议转诊。② 对危险因素控制方面的健康指导,包括对一般健康生活方式的指导,如适度运动、合理膳食、戒烟减酒、控制体重等;也包括针对老年人特点进行有针对性的指导,特别是70岁以上老年人在防跌倒、防骨质疏松、意外伤害和自救以及认知情感指导方面要特别强调。③ 健康指导的对象不仅要对老年人本人讲,也要让老年人的亲属、邻里了解,这样才能保证效果。④对体检的所有老年人告知/预约下次体检时间。

7. 老年人健康管理的工作要求有哪些?

答:《规范》对于老年人健康管理工作提出了四点要求:① 基本硬件设施保障。要具备老年人健康管理工作所需要的基本设备与条件,如检测设备和房屋条件。② 加强联系与宣传,扩大管理覆盖率。将老年人健康管理这项惠民工程的意义和作用宣传好,积极与基层地方组织联系,动员安排好辖区内老年人体检与健康管理,使政府惠民举措惠及更多的老人。③ 按照健康管理具体内容,做好每次健康数据采集的记录,相关数据应记录在居民健康档案内。④ 注意应用中医药方法进行健康指导等,落实《规范》提出的相关工作要求,保证老年人健康管理工作质量与效果不断提升。

8. 如何定义老年人健康管理工作指标?

答:《规范》对于老年人健康管理工作衡量的指标是健康管理率。按照《规范》,老年人健康管理率的计算公式为:老年人健康管理率＝年内接受健康管理老年人数/年内辖区内65岁及以上常住居民数×100%。"接受健康管理"的含义,即需满足以下四方面条件:① 已经在辖区内建立健康档案;② 接受了体格检查;③ 接受了健康指导;④ 体检表填写完整。只有全部满足这四个条件者,才可以认定为接受了老年人健康管理。如只在其他医院做了体检,并没有完整的健康信息数据采集,或是没有获得应有的健康指导,则不属于接受健康管理。

9. 老年人不愿意参加体检或是体检不愿意抽血,怎么办?

答:绝大多数老年人是关心自身健康的。因此,有益于自身健康的活动从根本上是受到老年人拥护和支持的。在遇到老年人不愿体检或是不愿抽血做检查时,首先要了解情况,搞清楚原因。一般情况下,老年人不愿体检或抽血的原因有:① 自己有条件体检,不愿重复检查或抽血;② 年年体检没有见到效果;③ 顾虑抽血对健康不利;④ 行动不便,不愿麻烦家人陪同体检;⑤ 顾虑体检或抽血发生费用。以上原因都有可能影响到老年人健康管理的依从性,也反映出老年人健康管理的宣传与服务工作以及管理效果不到位等现实情况。对于以上原因,进行有针对性的解释,配合具体的措施(复印体检检测结果,帮助行动不便老人出行等),一般可以收到效果。真正提高健康管理工作质量,让老年人和亲属看到健康管理的效果,是提高管理依从性最根本的途径。

10. 如何判断老年人体检的阳性发现以及实验室检测值升高的意义?

答:某项检查或检测指标达到正常值上限时如何解读,是老年人健康管理中常遇到的问题。目前我国尚无分年龄阶段的正常生理值标准,老年人一般采用的是成人生理值标准。但实际情况下,人体生理指标会随着年龄增加有所改变。因此,在解读老年人的检测指标变化时应遵循两个原则:① 动态比较原则:老年人个体每年进行健康体检,可对所检查检测的指标进行纵向动态比较。如果近2~3年内,同一指标检测值只是波动,并无明确升高或是降低的趋势,该检测指标即使在正常上限附近也没有太大意义。② 综合比较原则:观察与有所质疑的指标相关的检测指标,如血糖偏高就注意血脂、尿酸等其他代谢指标,如整体代谢相关指标均处在上限要比单一指标处在上限更提示存在风险。在不能立刻确定检测指标升高是否有风险的情况下,可以采用3~6个月内建议复查的方法进一步确定指标升高的意义。这也是健康管理工作的职责。

第三节　老年人健康管理实践案例

案例一　老年人健康档案建立

张大爷今年66岁了,退休后一直在家,平时不怎么爱活动,不喜欢与人交往,吃饭口味重,不忌口,喜欢甜食和荤菜。老伴常劝他去小区门口的社区医院看看,他常说:"我又没病,去啥去啊!"

问题1　如果你是社区卫生服务中心的医生,负责老年人健康管理工作,你的工作要求有哪些?

答题要点

随着老龄化社会的到来,为应对老龄化挑战,我国对老年人健康管理服务提出了如下要求:

1. 加强与村(居)委会、派出所等相关部门的联系,掌握辖区内老年人口信息变化。

2. 加强宣传,告知服务内容,使更多的老年居民愿意接受服务。

3. 预约65岁及以上居民到乡镇卫生院、村卫生室、社区卫生服务中心(站)接受健康管理。对行动不便、卧床居民可提供预约上门健康检查。

4. 每次健康检查后及时将相关信息记入健康档案,具体内容详见《城乡居民健康档案管理服务规范》健康体检表。

5. 积极应用中医药方法为老年人提供养生保健、疾病防治等健康指导。

问题2　老年人健康管理服务规范中要求的服务内容包括哪些?

答题要点

1. 生活方式和健康状况评估。通过问诊及老年人健康状态自评,了解其基本健康状况、体育锻炼、饮食、吸烟、饮酒、慢性疾病常见症状、既往所患疾病、治疗及目前用药和生活自理能力等情况。

2. 体格检查。包括体温、脉搏、呼吸、血压、身高、体重、腰围、皮肤、浅表淋巴结、肺部、心脏、腹部等常规体格检查,并对口腔、视力、听力和运动功能等进行粗测判断。

3. 辅助检查。包括血常规、尿常规、肝功能(血清谷草转氨酶、血清谷丙转氨酶和总胆红素)、肾功能(血清肌酐和血尿素)、空腹血糖、血脂(总胆固醇、甘油三酯、低密度脂蛋白胆固醇、高密度脂蛋白胆固醇)、心电图和腹部B超(肝胆胰脾)检查。

4. 健康指导。告知评价结果并进行相应健康指导。

(1)对发现已确诊的原发性高血压和2型糖尿病等患者同时开展相应的慢性病患者健康管理。

（2）对患有其他疾病的（非高血压或糖尿病），应及时治疗或转诊。

（3）对发现有异常的老年人建议定期复查或向上级医疗机构转诊。

（4）进行健康生活方式以及疫苗接种、骨质疏松预防、防跌倒措施、意外伤害预防和自救、认知和情感等健康指导。

（5）告知或预约下一次健康管理服务的时间。

社区医生小张为张大爷建立了健康档案，体格检查发现张大爷测血压为 138/88 mmHg，身高 168 cm，体重 75 kg，腰围 98 cm。空腹血糖 6.8 mmol/L，血脂总胆固醇 5.7 mmol/L，TG 1.7 mmol/L，LDL 3.8 mmol/L，HDL 1.0 mmol/L。

问题1　张大爷是高血压的高危人群吗？简述高血压高危对象的判定标准。

答题要点

张大爷是高危人群。根据全国慢病社区综合防治示范点—高血压防治方案，确定高危人群判定标准。具有以下 1 项及以上的危险因素，即可视为高危人群：

（1）收缩压 120～139 mmHg 和/或舒张压 80～89 mmHg；

（2）超重或肥胖（BMI≥24 kg/m²）；

（3）高血压家族史（一、二级亲属）；

（4）长期过量饮酒（每日饮白酒≥100 ml，且每周饮酒在 4 次以上）；

（5）长期膳食高盐。

问题2　针对张大爷的情况，你有哪些指导建议？

答题要点

根据《防治高血压宣传教育知识要点》（卫办疾控发〔2005〕289 号），对于发现的高血压高危对象，可从以下几个方面给予指导建议：

（1）自我血压监测：平时要掌握自身血压水平和变化规律，正常血压范围，收缩压 90～140 mmHg，舒张压 60～90 mmHg。如果发现异常，非同日重复测定三次为准，并及时就医。

（2）均衡膳食，改善饮食结构：低盐低脂饮食，食物多样，谷类为主及低钠、高钙、富含钾、镁食物是均衡膳食的基本原则。针对张大爷的情况，建议他低盐清淡饮食，忌重口味。

（3）适量运动：坚持有恒、有序、有度及长期规律、循序渐进。张大爷平时懒动，建议他结合自己的兴趣爱好，从低强度开始，适应后增加活动量，根据自己耐受情况逐步增加运动量和频率。

（4）控制体重：坚持均衡饮食、有序运动，定期自测体重和腰围。建议张大爷"管住嘴，迈开腿"，听从医生建议，加强自控力。

（5）戒烟限酒：烟酒可使血压升高，促进动脉硬化。每日饮酒量应限制在 25 g（酒精量）以下。

（6）良好情绪：血压与情绪的关系极为密切，平时应讲究心理平衡，提高自控能力，避免过度的喜、怒、哀、乐,保持心情放松平静,养成良好的睡眠习惯。培养适当的兴趣爱好,如下棋、看书、书法、绘画、种花、养鸟等。建议张大爷对自己的身体状况不要紧张焦虑,要有信心,保持良好心情和睡眠,听从医生建议。

背景三

2个月后张大爷突发面色潮红、头痛、恶心、呕吐,家人紧急送往该社区医院,小张值班,测血压220/105 mmHg,社区医生小张认为是张大爷血压太高了导致的一系列症状,家人很着急,老伴也一直叹息:"如果早点到医院去查查,做做保健也不会到今天这步"。小张也觉得问题很棘手,心里直打鼓,想到了转诊,紧急处理后将张大爷迅速转至最近的三甲医院。

问题1 对于高血压患者病情评估时出现哪些情况均为危急情况,须在处理后紧急转诊呢?

答题要点

1. 收缩压≥180 mmHg 或舒张压≥110 mmHg。

2. 意识改变、剧烈头痛或头晕,恶心呕吐,视力模糊、眼痛、心悸、胸闷、喘憋不能平卧。

3. 存在不能处理的其他疾病。

出现如上情形之一,须在处理后紧急转诊。

背景四

经过积极的治疗,张大爷好转出院了,想想很后怕,从此按时吃药,控制饮食,积极锻炼。今日张大爷至社区卫生服务中心,想咨询些高血压健康管理的问题。

问题1 针对张大爷的情况,你给他的健康指导意见包括哪些?

答题要点

1. 健康饮食:膳食营养因素在高血压的发病中起重要作用。饮食宜以清淡为主,低脂肪、低胆固醇食物,如鱼类、瘦肉等;少食或不食动物脂肪和胆固醇含量较高的食物,如肥肉、动物内脏、蛋黄等。辛辣刺激食物也应少吃。每天应限制食盐的摄入,酱菜、榨菜、腌制食物应少吃。多吃些维生素含量高的蔬菜、水果。

2. 健康的生活方式:适当的体育锻炼和体力活动可以增强体质、维持正常体重,并且具有巩固药物降压效果作用。体育锻炼要遵循循序渐进的原则。同时要戒烟、限酒,保证充足睡眠,保持乐观的心态,避免情绪激动、过度紧张和焦虑。

3. 药物治疗:接受早期、正规的药物治疗,每日监测血压情况。用药期间忌骤然停药,也不能长期服药不监测血压。病人要重视自己的血压变化情况,根据需要就医调整药物。

问题2 老年人运动原则有哪些?

答题要点

1. 积极自觉,持之以恒。

2. 个别对待,自我监控。

3. 适宜负荷,量力而行。

4. 全面锻炼,安全第一。

5. 循序渐进,逐步提高。

案例二　老年痴呆症防治

苏大爷,68 岁,有糖尿病、高血压病史,有吸烟史 30 年、现已戒烟,平素寡言、少动,不爱交际,生活较为单调,爱一个人宅在家看电视,老伴去世后自己一个人居住。病人近期感觉记忆力下降,出门买早餐,刚出门便不记得自己出来干嘛,坐在公交车上不记得要去哪里,甚至不记得家里地址、自己的生日。苏大爷在家人的陪同下来到了社区医院。

问题1　针对苏大爷的情况,很有可能得了何种疾病? 有哪些危险因素以及如何预防?

答题要点

苏大爷可能得了老年性痴呆,又称阿尔茨海默病。其危险因素包括以下几点:

1. 童年时期缺乏教育可增加痴呆发生风险,坚持规律运动,接受高等教育,从事脑力活动有助于保持大脑健康,预防疾病。

2. 听力受损会导致抑郁和社会孤立,甚至会迫使大脑更费力地辨识声音,从而损伤其他的认知功能。保护听力需从年轻时开始,少用耳机,远离噪声,避免接触耳毒性药物。

3. 高血压可增加神经变性的风险,高血压患者应该积极进行治疗。

4. 肥胖和糖尿病都是阿尔茨海默病的危险因素,血糖控制不佳的患者比血糖控制良好的人群罹患痴呆的风险明显升高。应该加强运动,控制饮食、体重,积极治疗糖尿病。

5. 吸烟损害心血管健康,也影响人体向大脑输送氧气的能力,烟草中含已知的神经毒素,应积极戒烟。

6. 晚年抑郁和社交孤立可能是痴呆的前驱症状,应多培养兴趣爱好,多交朋友,丰富社会活动和人际关系,保持乐观心态,保证良好的睡眠。

7. 保持体力活动的老年人更容易维持认知完整,体育锻炼可以改善情绪、减少跌倒风险、维持正常的身体机能。

问题2　如果你是接诊的医师,面对苏大爷的情况,应该怎样粗筛他的问题呢?

答题要点

老年人认知功能粗筛方法是:告诉被检查者"我将要说三件物品的名称,请您立刻重复"。过 1 分钟后请其再次重复。如被检查者无法立即重复或 1 分钟后无法完整回忆三件物品称为粗筛阳性,需进一步行简易智力状态检查量表检查。

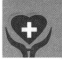

通常我们对老年人认知功能的筛查从以下几个方面展开：① 询问病史：患者从什么时候开始表现出认知功能的下降？具体表现形式是什么？如忘记自己早上吃了什么，记不得自己刚刚做过什么或想去哪里等等，最近这些现象有没有更明显？是否影响了患者的日常生活？最近的精神状态和脾气、性格有没有改变？有没有患过一些相关的疾病如脑梗死、脑出血、脑外伤等？② 使用常见的认知评估量表做出评估。如 MMSE 为国内外应用最广泛的，识别痴呆的界限为文盲组≤17 分，小学组≤20 分，中学或以上组≤24 分。AD8 可识别早期痴呆，通过询问对患者知情的人来评估，常用作知情者评估。认知损害的界限分为≥2 分。Mini－Cog 适合对老年人及初诊使用，认知受损的界限分为≤3 分。通过采集的病史资料结合认知量表评分的异常，可将认知障碍的老年人识别出，建议专科就诊。

苏大爷随后在家人的陪同下去了当地的大型三甲医院，明确诊断为阿尔茨海默病。苏大爷自己非常担心，整体唉声叹气，胃口也不如以前。

问题1　你需要对苏大爷进行情感状态粗筛，如何询问？

答题要点

老年人情感状态粗筛方法是：询问被检查者"你经常感到伤心或抑郁吗"或者"你的情绪怎么样"。如回答"是"或者"我想不是十分好"，为粗筛阳性，需进一步行老年抑郁量表。

老年人常见情感障碍有抑郁和焦虑。老年人抑郁的筛查常用老年抑郁量表（GDS 量表），主要评价老年人的以下症状：情绪低落、活动减少、易激惹、退缩，以及对过去、现在和将来的消极评价。如分值≥15 分，提示老年抑郁可能，需要转专科就诊。老年人焦虑的筛查可用焦虑自评量表（SAS 量表）。按照中国常模结果，SAS 标准分的分界值为 50 分，其中50～59 分为轻度焦虑，60～69 分为中度焦虑，70 分以上为重度焦虑。老年人焦虑或抑郁的情绪会引起心身相关疾病，需引起重视，建议转诊神经或精神专科就诊。

苏大爷情绪越来越低落，进食量也比以前少，老是一个人叹气。家人再三询问下他才说出，原来是担心自己得的这个病会传给下一代或周围人。儿女们很担心他，于是带着他来到所在社区医院就诊。

🔊问题1　苏大爷询问这种疾病会不会遗传和传染？

✅答题要点

阿尔茨海默病有遗传倾向，父母得病，其子女得同样疾病者可达10％，但不要过分担心，虽然痴呆的遗传因素客观存在，但机体内外环境的影响可以改变遗传物质的表达，改变遗传进程。至于传染问题，目前世界各国均无报道有人受到痴呆的传染。

🔊问题2　苏大爷的儿女询问医生该如何照顾患者的日常生活？

✅答题要点

痴呆老人的日常照料直接关系其生存质量及生存时间，需要在专业人员的指导下进行。针对不同疾病阶段，需要采取不同的策略。比如：在疾病早期，应积极鼓励病人多活动，多尝试，以期尽量保全功能；而晚期则以减少危险、减少并发症（如肺炎、压疮）为主要目的。一般在病人症状比较明显时，生活上需注意：① 穿衣：衣服不要太多纽扣，以弹性裤腰带取代皮带，鞋子不要系带。② 饮食：定时进食，均衡营养，食物软滑，易于咀嚼、吞咽。③ 洗澡：固定时间洗澡，准备好用品，需要时才协助。④ 服药：监督病人，可设置一些醒目的提醒标识提醒吃药，或者设定闹钟到时间就提醒。⑤ 制定适宜的活动计划：活动计划宜简单可重复，步行为最佳推荐，可尝试先带着患者熟悉路线和周围环境，待患者熟记于心后试着让其自行步行活动，如患者无法自行活动则不勉强。

案例三　老年人跌倒防治

 背景一

孙大爷，83岁，有高血压病史20年，服用药物降压，但近年来血压较前有降低趋势，曾诊断为"体位性低血压"，有白内障病史，视力较差。双膝骨关节炎多年，近年来时有发作，影响走路。家人买了一根拐杖帮助他行走。小刘医生常去社区巡诊，了解了孙大爷的情况，立刻对他健康宣教，帮助孙大爷预防跌倒的发生。

🔊问题1　你觉得孙大爷跌倒的危险因素有哪些？

✅答题要点

1. 视力问题：患有白内障，视力较差，在行走时不易观察周围环境，容易引起跌倒。

2. 日常活动能力受限，协调性差：患有双膝骨关节炎，影响了行走和动作协调性。

3. 血管舒缩功能及药物影响：长期高血压使老人的血管舒缩功能下降，体位性低血压增加跌倒发生风险，另外，服用的抗高血压药物也是引起老人跌倒的危险因素。

> 知识拓展：老年人跌倒的危险因素
>
> 　　根据我国原卫生部2011年颁布的《老年人跌倒干预技术指南》，老年人跌倒既有内在的危险因素，也有外在的危险因素，老年人跌倒是多因素交互作用的结果。
>
> 　　1. 生理因素：① 步态的稳定性下降和平衡功能受损是引发老年人跌倒的主要原

因。② 老年人感觉系统包括视觉、听觉、触觉、前庭及本体感觉的能力下降或退化增加跌倒的危险性。③ 中枢神经系统的退变往往影响智力、肌力、肌张力、感觉、反应能力、反应时间、平衡能力、步态及协同运动能力,使跌倒的危险性增加。④ 老年人骨骼、关节、韧带及肌肉的结构、功能损害和退化是引发跌倒的常见原因。

2. 病理因素:老年人常见的神经系统疾病(如卒中、帕金森病、脊椎病、小脑疾病、前庭疾病、外周神经系统病变等)、心血管疾病(如体位性低血压、脑梗死、小血管缺血性病变等)、影响视力的眼部疾病(如白内障、青光眼、黄斑变性等)、心理及认知疾病(如痴呆、抑郁症)以及其他常见病(如晕厥、眩晕、足或脚趾的畸形等)都会影响机体的平衡功能、稳定性、协调性。

3. 药物因素:很多药物可以影响人的神智、精神、视觉、步态、平衡等方面而引起跌倒。如:① 精神类药物:抗抑郁药、抗焦虑药、催眠药、抗惊厥药、镇静药。② 心血管药物:抗高血压药、利尿药、血管扩张药。③ 其他:降糖药、非甾体消炎药、镇痛剂、多巴胺类药物、抗帕金森病药等。

4. 心理因素:沮丧、抑郁、焦虑、情绪不佳、与社会隔离均增加跌倒的危险。

5. 环境因素:昏暗的灯光,湿滑、不平坦的路面,在步行途中的障碍物,不合适的鞋子等也与跌倒有关。

6. 社会因素:老年人卫生保健水平、享受社会服务和卫生服务的途径、老年人是否独居等都会影响其跌倒的发生率。

问题2 有哪些措施可以预防跌倒?

答题要点

1. 健康宣教:在一般人群中开展改变态度、信念和行为的项目,增加老年人对跌倒的认识,加强自我保护意识。

2. 改善周围环境:通过减少环境中的危险因素降低跌倒的可能性。如保持地板干净、不潮湿,危险环境有警示标识,有潜在危险的障碍物要移开等。

3. 合理使用工具:包括使用助步器、拐杖等辅助工具加强安全性。

4. 定期评估:患者定期就诊判断躯体生理及疾病状态,评估跌倒的危险因素,判断哪些干预措施、项目对预防跌倒最有效,哪些疾病或生理状态易导致跌倒。通过评估进行个体化干预将跌倒的可能性降到最低。

5. 其他:针对跌倒危险因素的治疗,如平衡训练、肌力训练、抗骨质疏松治疗、预防体位性低血压等。

 背景二

孙大爷今晨早餐后起身去卫生间,感双下肢无力,跌倒在地,臀部着地。孙大爷未有特殊不适,家人不放心,送至社区卫生服务中心。

问题1　如果你是接诊医生,如何对患者进行跌倒并发症排查及处理?

✅ 答题要点

1. 检查患者全身有无外伤,如擦破皮肤,用创可贴贴上即可,如血从皮肤内流出,须用消毒纱布包扎,如血呈喷射状,须加压包扎后送医院。

2. 检查患者有无扭伤,扭伤时要使伤处休息,可用冷敷减轻痛楚,用绷带扎紧,24小时可采用热敷方法。

3. 注意有无骨折发生,包括股骨、手臂、肋骨、髋部、胸腰椎等部位的骨折,若为骨折或疑为骨折,应避免移动伤者或伤肢,对伤肢加以固定和承托,送至医院进一步处理。

4. 排查有无脏器损伤,如肝脏、脾脏和肾脏。可对相应区域进行查体,观察患者有无疼痛反应,建议去医院行腹部B超、泌尿系B超及尿常规等检查。

5. 观察患者有无头晕、头痛、恶心、呕吐等症状,跌倒后大脑震荡可致硬膜下出血,建议行头颅CT进一步明确,特别注意的是,半个月到1个月后需复查CT,避免迟发性颅内出血情况。

背景三

孙大爷听从社区医院的建议去了附近的三甲医院进行检查,检查结果未发现相关并发症。孙大爷的家人担心以后再发生类似事情,于是再次前往社区卫生服务中心,咨询社区医生。

问题1　日常生活中如何预防老年人跌倒?

✅ 答题要点

1. 起床或变换体位时切勿过急过猛。

2. 更换衣物时取坐位,避免单腿站立位。

3. 洗澡时小心滑倒。

4. 上厕所时应使用坐便器,蹲下或站起时动作宜缓慢,晚上床旁使用便器。

5. 若晚间使用安眠药的老人需上床后再服用。

6. 选择合适的鞋子。

7. 使用拐杖或其他行走辅助工具。

8. 佩戴合适的眼镜。

9. 及时治疗可能引起跌倒的疾病。

问题2　如果老年人在家跌倒该怎么办?

✅ 答题要点

老年人跌倒后仔细考虑自己的处境,如果能够站起来,可用牢固的家具辅助站立,休息片刻,恢复体力,并且告知家人,如有需要,去看医生。如果老年人跌倒后不能够站立,可打电话或者高声呼叫,以自己感到舒服的姿势静静等待援助。

案例四 老年排尿障碍管理

李大爷,75岁,长期饮酒,吸烟1包/天,喜食辛辣刺激食物,平素锻炼活动较少。5年前开始出现排尿次数增多,晚间需起夜1~2次。近2年总感觉排尿不畅,当感觉有尿意时,要站在厕所里等好一会,小便才"姗姗而来",且小便变细,射程也不远。昨夜睡觉时尿液不受控制地流了出来,李大爷来到了社区卫生服务站。

问题1 如果你是接诊医师,考虑李大爷为何种疾病,需要做哪些检查?

答题要点

考虑李大爷为前列腺增生症。需要排查的项目有:① 尿沉渣+尿常规、尿微量白蛋白/肌酐,明确下尿路情况,明确是否有血尿、蛋白尿、脓尿及尿糖情况。② 前列腺B超、残余尿测定,观察前列腺大小、形态、结构、有无异常回声、突入膀胱的程度及膀胱内尿液排空情况。③ 老年人,前列腺增生病史多年,需常规排查前列腺肿瘤标志物,如PSA、FPSA。④ 高度怀疑肿瘤的患者需行前列腺MRI检查。

经过检查,李大爷前列腺增生症诊断明确。现每晚睡前口服非那雄安5 mg,症状有一些改善,李大爷想知道平时自己应该注意哪些方面的问题,于是来到社区卫生服务站。

问题1 前列腺增生的日常护理有哪些?

答题要点

1. 注意防寒、全身保暖,预防感冒等,避免坐凉凳子。
2. 避免憋尿,保持大便通畅。
3. 避免久坐,白天多饮水,晚间适当减少饮水。
4. 戒烟,限酒,忌辛辣刺激食物,清淡饮食,多吃新鲜瓜果蔬菜、优质蛋白。
5. 保持规律的作息时间,保证充足的睡眠,积极的心态,适当锻炼。
6. 按摩小腹。
7. 如梗阻较重,则需去医院给予导尿等治疗。

背景三

李大爷回家后仍然有排尿淋漓不尽、尿后滴沥的感觉,他觉得再等等看,说不定过一阵子会好些。一天傍晚,他觉得下腹胀痛难忍,有尿意,但去厕所解不出或只有几滴尿液漏出,反复折腾几次,李大爷感觉很痛苦,赶紧就医。

问题1 你觉得李大爷很可能得了什么疾病? 如果你是接诊医生,应该怎么处理?

答题要点

李大爷很可能发生了急性尿潴留。李大爷有前列腺增生症的病史,服用非那雄胺后症状有所改善,但是未控制良好,平时仍有排尿不尽,但未进一步就医及时处理,症状进一步加重,突发下腹胀痛,尿液不能排出,胀痛难忍。他的表现符合急性尿潴留诊断。

进一步检查:查体膀胱叩诊以明确膀胱是否过度充盈,完善泌尿系 B 超、膀胱残余尿检查,有条件可查尿流率测定。

处理原则是解除病因,恢复排尿。对于急性尿潴留、膀胱充盈明显的患者,导尿法可快速解除胀痛感,但需要在医院由医护人员在无菌条件下进行。如果尚未就医,可试用热敷法进行下腹热敷,如果不见效需立即就医。

问题2 李大爷前列腺增生症状控制欠佳,还有哪些常见的治疗药物?

答题要点

李大爷目前使用了非那雄胺,该药是通过缩小前列腺体积达到改善排尿困难的目的。但是李大爷单用该药效果欠佳,故考虑可合用其他药物如 α-肾上腺素能受体阻滞剂,常见的有坦索罗辛、多沙唑嗪、阿呋唑嗪等,可松弛膀胱、前列腺平滑肌,达到缓解膀胱出口动力性梗阻的效果,改善排尿困难。

背景四

李大爷尿潴留症状缓解后,医生医嘱多沙唑嗪 2 mg,每晚一粒。李大爷回到家中,按照医嘱服药。他想起了医生嘱咐过的话:这个药要睡前吃。他又嫌睡前吃药麻烦,于是抱着试试看心理,晚饭后把药吃了。不一会儿他起身站立过程中突然感到一阵头晕,站不稳,赶紧斜靠在沙发上。老伴拿来血压计一量,血压 105/55 mmHg,不禁嘀咕:"平时没有这样的啊,血压都 130/70 mmHg,有时还到 145/90 mmHg,怎么现在这么低?"

问题1 李大爷为什么突然头晕、血压降低?

答题要点

李大爷很可能是发生了直立性低血压。李大爷头晕是因为低血压导致了脑供血不足,而他的低血压是发生在起身体位变化过程中的,所以考虑直立性低血压。由于平时他的血压并不低,有时还偏高,没有发生过类似情况,所以他的直立性低血压很可能与新加的药物多沙唑嗪有关。多沙唑嗪能有效地松弛膀胱颈及前列腺的平滑肌而发挥作用。但该药是 α_1 受体阻滞剂,有降压作用。老年人更容易发生直立性低血压,所以服用该药需小剂量起始,且睡前服用,有助于减少该不良反应的发生。

> **知识拓展:前列腺增生常用的药物有哪几类? 主要作用机制和不良反应是哪些?**
>
> 目前治疗前列腺增生的药物主要有三大类:5α-还原酶抑制剂如非那雄胺、度他雄胺;α 受体阻滞剂如盐酸特拉唑嗪、甲磺酸多沙唑嗪、坦索罗辛等;M 受体拮抗剂、植物制剂及中药如托特罗定、普适泰等。临床上常用的是 5α-还原酶抑制剂和 α 受体阻滞剂,视病情需要单独或联合应用。
>
> 1.5α-还原酶抑制剂
>
> 作用机制:抑制睾酮转化为双氢睾酮所需的 5α-还原酶,抑制双氢睾酮的生成,降低

前列腺内双氢睾酮的含量,达到缩小前列腺体积、改善排尿困难的目的。起效时间相对较慢,需要持续使用 6～12 个月后方可获得最大疗效,停药后症状复发,维持疗效需要长期服药。

常见不良反应:勃起功能障碍、射精异常、性欲低下,男性乳房女性化、乳腺痛和皮疹等。

2. α 受体阻滞剂

作用机制:通过阻滞分布在前列腺和膀胱颈平滑肌表面的 α_1 受体,松弛平滑肌,缓解膀胱出口动力性梗阻,缓解排尿困难症状。

常见不良反应:① 第一代为非选择性的 α 受体阻滞剂(代表药酚苄明),同时也阻断外周及脑内 α 受体,头痛、头晕、直立性低血压等不良反应多,现已少用或不用。② 第二代为选择性的 α_1 受体阻滞剂,代表药物是多沙唑嗪、阿呋唑嗪、特拉唑嗪,副作用如直立性低血压、眩晕、嗜睡、头痛的发生较一代药物减少。③ 第三代为高选择性 α_1 受体阻滞剂,代表药物是坦索罗辛,对血压影响较小,偶见有头晕、低血压、恶心等不适。

案例五　老年骨质疏松症防治

背景一

60 多岁的陈阿姨这几个月一直感觉腰背疼痛,并且做家务时弯腰和下蹲时加重,发现自己个子变矮了,由年轻时的 1.6 m,变成了现在的 1.56 m,于是来到社区医院就诊。既往月经无异常,做过子宫肌瘤手术,10 年前绝经了。无高血压、糖尿病等慢性病史,无遗传病及传染病史。平时经常喝咖啡,不怎么喜欢运动。

问题1　陈阿姨可能得了什么病?还需要做哪些检查?

答题要点

陈阿姨可能得了骨质疏松症。陈阿姨有一些危险因素:绝经后妇女,喜喝咖啡,缺乏运动。目前表现为腰背疼痛、个子变矮。

还需要完善一些检查:双能 X 线骨密度(DXA)的测定、血常规、肝肾功能、血钙、血磷、骨转化标志物等。

问题2　骨质疏松的危险因素有哪些?

答题要点

1. 不可控因素:如年龄、种族、绝经、家族史等。

2. 可控制因素:① 不良生活方式:如少运动、吸烟、饮酒、多饮咖啡、钙质及蛋白质摄入不足、营养不良等。② 影响骨代谢的疾病:甲旁亢、甲亢等内分泌系统疾病,胰腺疾病、炎性肠病等胃肠道疾病,类风湿性关节炎等风湿免疫系统疾病及血液系统、神经系统疾病等。③ 影响骨代谢的药物:如糖皮质激素、抗癫痫药、肿瘤化疗药、含铝抗酸制剂、甲状腺激素等。

背景二

陈阿姨做了双能 X 线骨密度检查,结果腰椎 1—4 骨密度 T 值－3.0,髋部骨密度 T 值－2.5,此外,血钙、血磷、肝肾功能、甲功、甲状旁腺激素无异常,医生给予钙片和维生素 D 口服。

问题1　请给陈阿姨一些干预指导意见?

答题要点

陈阿姨的骨质疏松诊断明确。目前针对她的病情,建议从两方面着手干预。同时将她纳入社区的规范化管理,建议在社区卫生服务机构随诊。

1. 非药物干预:① 加强锻炼,可循序渐进,逐步增加运动量,运动方式可结合自己的爱好,选择快走、跳舞、健身操等。② 每日晒太阳 30 分钟。③ 多摄入富含钙质饮食,如饮食中增加牛奶、豆制品、虾皮等。④ 戒除不良生活习惯,少喝咖啡或浓茶等。⑤ 预防跌倒、骨折的发生。

2. 药物治疗:① 骨健康补充剂:常用药物有碳酸钙 D_3、维生素 D 剂。② 抗骨质疏松症治疗:阿仑膦酸、唑来膦酸等。建议陈阿姨继续服用钙片和维生素 D,并联合抗骨质疏松药物治疗,定期监测骨密度、骨代谢指标等。

背景三

陈阿姨服用药物 1 个月后感觉自己好些了,觉得服药时间挺长了,自己从来没有这么长时间吃药,担心有药物副作用,于是自行停药。3 个月后陈阿姨买了点大米拎上楼手腕骨折了,接下来往餐桌前一坐居然髋部也骨折了,后来又发生腰椎骨折,这一连串的骨折令她犹如"陶瓷人"。让陈阿姨困惑的是导致她连续三次骨折的根本原因是什么?

问题1　导致陈阿姨骨折的原因是什么?

答题要点

导致陈阿姨骨折的原因是骨质疏松。

1. 人体在 35 岁之后骨骼沉积小于代谢,骨质在慢慢流失,此时就应该进行骨质疏松的预防,否则随着时间的推移,骨密度和骨量会持续下降,陈阿姨就是没有进行预防,所以导致骨质疏松。

2. 由于陈阿姨进入绝经期后,体内激素紊乱,骨量流失加重,使骨微结构破坏加快,造成骨脆性增加,加重骨折风险。

3. 陈阿姨已查出骨质疏松,虽已用药治疗,但是她服用药物不规范,没有进行积极的随访和治疗,自行停药,其实是药物治疗不到位。

问题2　针对陈阿姨目前的情况,后续需做哪些健康指导?

答题要点

1. 增加对疾病的认识:介绍骨质疏松发生的原因、表现、辅助检查结果及治疗方法。

2. 日常生活指导:指导老人每日做适当的活动和户外日光照晒,防止再次跌倒,避免用力,学会在辅助工具协助下完成日常活动。

3. 饮食指导:应低盐饮食,多摄入含钙及维生素 D 丰富的食物,学会各种营养素的合理搭配。

4. 用药指导:指导老人定时定量服药,且应在饭前 1 小时及睡前服用可咀嚼的钙片,钙剂应与维生素 D 同时服用是防治骨质疏松的基础措施。告知抗骨质疏松治疗药物常见有双膦酸盐、降钙素类、雌激素替代治疗及雌激素受体调节剂等。服用药物期间不要擅自停药,应参与社区的疾病规范化管理,定期去社区卫生服务机构随诊,与社区医生沟通用药事宜。社区医院可教会老人观察各种药物的不良反应,明确不同药物的使用方法及疗程。如有条件可进行骨质疏松康复治疗。

知识扩展:

结合《原发性骨质疏松症诊疗指南》,老年人骨质疏松,往往是原发性骨质疏松症。由于多种原因导致骨密度和骨质量下降,骨的微结构被破坏,造成骨脆性增加,从而容易发生骨折。多数骨质疏松患者像陈阿姨一样,在骨折出现之前很难察觉,其临床症状也很难引起重视。初期通常没有明显的临床表现,因而骨质疏松被称为"静悄悄的流行病"。但随着病情的进展,患者会出现骨痛、腰背痛、脊柱变形,甚至发生骨质疏松性骨折等。有些老年患者因为骨折只能长期卧床。对老年人来说,长期卧床几乎是致命的打击。所以骨质疏松的防治很重要。

通常建议围绝经期及绝经期后女性及年龄大于 70 岁的男性需要特别关注自己的骨骼健康,定期进行一次骨密度检查。骨密度检查测定项目:血常规、尿常规、肝功能、肾功能、血钙、血磷、碱性磷酸酶水平、骨转化标志物、体内激素水平和双能 X 线吸收检测等。

骨质疏松症治疗是一个长期过程,很难"立竿见影"。由于"看不见疗效",约 87% 的患者服药时间不足 3 个月,而骨质疏松症治疗需要至少 1 年以上才能降低骨折风险。这就需要老年患者有耐心、有恒心,进行多方位干预,包括生活干预(多晒太阳、调整生活方式和饮食结构等是干预的基础)、药物干预(钙片、维生素 D、双膦酸盐类等)和康复治疗(坚持运动锻炼能够有效减少骨质的丢失)。治疗过程中积极与医生沟通,反馈治疗效果或治疗过程中出现的问题,定期随访,积极防治,就一定会取得好效果。

案例六　老年人头晕防治

2017 年 4 月 3 日,社区王大爷就诊,王大爷今年 80 岁,主诉:头晕不适 1 月余。近一个月反复头晕,以起床或坐起、站立时多发,无恶心、呕吐,无跌倒。颈椎 MR 及 MRA 检查未见异常。既往有高血压、前列腺增生病史,目前服用硝苯地平控释片、氯沙坦钾氢氯噻嗪片、盐酸坦索罗辛缓释胶囊。查体:BP120/60 mmHg,两肺呼吸音清,心率 88 次/分,律齐。神经系统阴性。

🔊**问题1** 如果你是接诊医生,你会考虑可能的病因诊断是哪些?

✅ **答题要点**

患者反复发作头晕与体位的变化有关,同时颈椎 MR 及 MRA 检查未见异常,结合该患者有高血压、前列腺增生的病史,要考虑到直立性低血压的可能。

🔊**问题2** 对这类患者,社区医生在社区卫生工作中应如何筛查?

✅ **答题要点**

疑似直立性低血压的患者人群可通过简单问卷调查进行筛查,有一题肯定回答,就高度怀疑。

1. 你最近晕倒或黑蒙过吗?

2. 你站立时感到头晕目眩吗?

3. 你站立时有视力障碍吗?

4. 你站立时有呼吸困难吗?

5. 你站立时有腿弯或腿软吗?

6. 你站立时有过颈痛吗?

7. 你坐下或躺下时上述症状有改善吗?

8. 这些症状在早上或饭后是否会加重?

9. 你最近有跌倒过吗?

10. 在起立或站立 3～5 分钟后,你一般会不会出现其他一些症状,而坐下或躺下症状会改善?

🔊**问题3** 哪些原因可能导致直立性低血压?

✅ **答题要点**

导致直立性低血压的原因多种多样,如某些疾病状态,贫血、血容量不足、糖尿病、肾功能不全、电解质紊乱等,有部分药物也可能导致直立性低血压,包括多巴胺药物、抗抑郁药物、抗高血压药物、硝酸酯类药物等。

知识拓展:年龄≥80 岁的高龄老年高血压药物治疗基本原则

根据《中国老年高血压管理指南 2019》,对于年龄≥80 岁的高龄老年高血压,应采取分层次、分阶段的治疗方案。药物的选择应遵循以下原则:

1. 小剂量单药作为初始治疗。

2. 选择平稳、有效、安全、不良反应少、服药简单、依从性好的降压药物,如利尿剂、长效 CCB、ACEI 或 ARB。

3. 若单药治疗血压不达标,推荐低剂量联合用药。

4. 应警惕多重用药带来的风险和药物不良反应。

5. 治疗过程中,应密切监测血压(包括立位血压)并评估耐受性,若出现低灌注症状,应考虑降低治疗强度。

王大爷就诊时碰巧遇到了邻居张大爷,张大爷今年82岁,也说最近一周来反复出现头晕,视力模糊,于是来社区就诊,但是张大爷的头晕多发生在吃完午饭后13:00～14:00,持续约40分钟,同时感觉困乏,有时步态不稳,无跌倒,无晕厥,有次发作时自测血压105/58 mmHg。张大爷告诉医生说他有高血压病史30多年,现口服缬沙坦氢氯噻嗪片、苯磺酸氨氯地平片。社区医生进一步查体:BP 130/75 mmHg,神志清,心率78次/分,律齐,四肢肌张力正常,无病理反射。

问题1 患者近一个月几乎每天饭后13:00～14:00出现头晕伴视力模糊,诱发因素考虑是什么?

☑ 答题要点

患者老年,有高血压病史,发病具有显著的时间特点,午饭后,要考虑到老年高血压患者餐后低血压的可能。餐后低血压是指餐后2小时内收缩压较餐前下降≥20 mmHg,或餐前收缩压≥100 mmHg、餐后<90 mmHg。早餐和午餐后低血压的发生率较高,症状多发生在餐后30～60分钟,持续30～120分钟,表现为头晕、乏力、视力模糊、嗜睡、晕厥、跌倒等。

问题2 如何预防餐后低血压的发生?

☑ 答题要点

预防餐后低血压需从两方面入手:

1. 非药物治疗:① 饮水疗法。餐前饮水350～480 ml可使餐后血压下降幅度减少20 mmHg,减少症状的发作。② 少食多餐。③ 减少碳水化合物的摄入,与蛋白质和脂肪相比,碳水化合物更容易导致餐后低血压。④ 餐后适当强度的运动,有助于改善餐后低血压的发生。

2. 药物治疗:餐前血压过高可能导致更为严重的餐后低血压,因此合理用药控制血压达标是预防餐后低血压的关键,特别是有效控制晨峰血压值。

背景三

社区卫生服务中心组织针对老年高血压管理的医务人员培训,请你讲解。

问题1 老年高血压患者,在降压治疗过程中,作为医生需要关注哪些临床表现特点?

☑ 答题要点

老年高血压在临床上具有以下特点:收缩压增高为主,脉压差大,血压波动大,体位性低血压,餐后低血压,血压昼夜节律异常,诊室高血压,隐匿性高血压,多种疾病并存,并发症多。

问题2 对于老年患者的高血压治疗,其治疗目标是什么?

☑ 答题要点

老年高血压治疗的主要目标是保护靶器官,最大限度地降低心脑血管事件和死亡的风险。该患者合并有靶器官的损害,且年龄大于 80 岁,建议降压目标小于 150/90 mmHg,如能耐受,可缓慢降至 140/90 mmHg 以下。患者如伴有缺血性心脏病,舒张压不宜过低。

问题3 老年高血压患者治疗策略是什么?

答题要点

小剂量开始,平稳降压;慎重选药,密切观察;多药联合,逐步达标;因人而异,个体化治疗;监测立卧位血压,避免低血压;重视家庭自测血压和 24 小时动态血压监测。

> **知识拓展:老年高血压治疗的目标和基本原则**
>
> 根据《中国老年高血压管理指南 2019》,对于老年高血压,降压治疗应强调收缩压达标,在能耐受的前提下,逐步使血压达标。在启动降压治疗后,需注意监测血压变化,避免降压过快带来的不良反应。起始药物治疗的血压值和降压目标值:① 年龄≥65 岁,血压≥140/90 mmHg,在生活方式干预的同时启动降压药物治疗,将血压降至＜140/90 mmHg。② 年龄≥80 岁,血压≥150/90 mmHg,启动降压药物治疗,首先应将血压降至＜150/90 mmHg,若耐受性良好,则进一步将血压降至＜140/90 mmHg。③ 经评估确定为衰弱的高龄高血压患者,血压≥160/90 mmHg,应考虑启动降压药物治疗,收缩压控制目标为＜150 mmHg,但尽量不低于 130 mmHg。④ 如果患者对降压治疗耐受性良好,不应停止降压治疗。
>
> 老年人应用降压药物的 5 项基本原则:① 小剂量开始,根据需要,逐步增加剂量。② 尽量选择长效药物:尽可能使用 1 次/日、24 小时持续降压的长效药物,有效控制夜间和清晨血压。③ 联合:若单药治疗疗效不满意,可采用两种或多种低剂量降压药物联合治疗,单片复方制剂有助于提高患者的依从性。④ 适度:起始阶段不推荐衰弱老年人和≥80 岁高龄老年人初始联合治疗。⑤ 个体化:根据患者具体情况如耐受性、个人意愿和经济承受能力等,选择适合患者的降压药物。

第四节　老年人健康管理自测练习

一、单选题

1. 老年人健康管理服务规范服务对象　　　　　　　　　　　　　　　（　）
   A. 辖区内居民
   B. 辖区内 65 岁及以上常住居民
   C. 辖区内常住居民
   D. 辖区内 60 岁及以上常住居民

2. 对老年人健康管理服务要求描述错误的是　　　　　　　　　　　　（　）
   A. 加强宣传,告知服务内容,使更多的老年居民愿意接受服务
   B. 预约 55 岁及以上居民到乡镇卫生院、村卫生室接受健康管理
   C. 对行动不便、卧床居民可提供预约上门健康检查
   D. 每次健康检查后及时将相关信息记入健康档案

3. 评价人口老龄化的指标之一是 （　　）

    A. 老年人口数   B. 老年人口系数

    C. 中年人口比例   D. 青年人口比例

4. 老年人得了骨质疏松，应 （　　）

    A. 不运动   B. 加大运动

    C. 适量运动   D. 偶尔运动

5. 老年人运动的说法，不正确的是 （　　）

    A. 在跑步运动后，不宜突然停止运动

    B. 为了防止意外，还是不运动的好

    C. 运动前应做好充分的准备，一般可进行 10 分钟的热身

    D. 注意异常气候，冬天保暖，雨天防滑

6. 下列哪些运动适合老年人 （　　）

    A. 山地自行车   B. 排球   C. 看戏   D. 保健操

7. 老年人长期坚持适当锻炼，错误的是 （　　）

    A. 促使心肌强壮有力，冠状动脉侧支循环丰富

    B. 管腔加宽，管壁弹性增强，心肌血流量改善

    C. 心肌营养好转，使整个心血管循环系统的功能有质的改变

    D. 可以预防或推迟动脉硬化、高血压、冠心病等常见老年病的发生或加重

8. 预防老年人跌倒的措施中错误的是 （　　）

    A. 夜间增加室内照明   B. 在家里尽量穿舒适的拖鞋

    C. 生活环境的布局尽量合理   D. 地面应防湿防滑

9. 以下哪项不是老年人的患病特点 （　　）

    A. 患病率高   B. 疾病容易被发现

    C. 疾病的并存性   D. 发病缓慢，临床症状不典型

10. 下列关于老年人饮食错误的是 （　　）

    A. 高热量，高蛋白，高维生素饮食

    B. 多食蔬菜，水果

    C. 定时定量，少量多餐

    D. 有高血压病史的人，每天限盐最多不超过 5 g

二、多选题

1. 老年人健康管理服务规范服务内容有 （　　）

    A. 每年进行 1 次老年人健康管理   B. 生活方式和健康状况评估

    C. 体格检查   D. 辅助检查

    E. 告知居民健康体检结果并进行相应干预

2. 老年人健康管理服务规范考核指标有 （　　）

    A. 老年居民死亡率   B. 老年居民健康管理率

C. 健康体检表完整率   D. 老年居民空巢率

E. 老年居民患病率

3. 老年糖尿病常见并发症有 （　　）

A. 大血管病变   B. 低血糖

C. 微血管病变   D. 糖尿病昏迷

E. 其他

4. 以下哪些是老年人健康体检的免费辅助检查项目 （　　）

A. 血常规   B. 心电图

C. 空腹血糖   D. 肝功能

E. 肾功能

5. 在判断老年人的运动功能时，请被检查者完成以下哪些动作 （　　）

A. 两手触枕后部   B. 捡起这支笔

C. 从椅子上站起，行走几步，转身，坐下   D. 你叫什么名字

6. 老年人可通过以下哪些方式预防或减轻骨质疏松 （　　）

A. 多参加体育运动   B. 注意合理营养

C. 防止跌倒   D. 药物治疗

E. 养成良好的习惯

7. 以下哪些是社区消除可能导致老年人跌倒的环境危险因素 （　　）

A. 道路要平整，地面应铺设防滑砖，保持社区内地面的卫生

B. 路灯要亮，路灯损坏应及时维修

C. 尽可能在有台阶处安装扶手，保持楼道扶手干净

D. 加强社区管理，清理楼道，禁止在楼道内随便堆放杂物及垃圾

E. 雨雪天注意及时清理路面

8. 老年人跌倒危险因素包括 （　　）

A. 生理因素   B. 病理因素

C. 心理因素   D. 药物因素

E. 环境因素和社会因素

9. 老年人体力活动的基本原则包括 （　　）

A. 要使运动锻炼成为每天生活的一部分

B. 参加运动前应进行健康和体质评估，以后定期做医学检查和随访

C. 运动锻炼可以体现在每日生活的各种体力活动中

D. 运动量应以体能和健康状态为基础，量力而行，循序渐进

E. 提倡有组织的集体运动锻炼

10. 国际公认的伤害预防策略包括 （　　）

A. 教育预防策略   B. 环境改善策略

C. 工程策略   D. 强化执法策略

E. 评估策略

11. 家庭防止跌倒的干预措施包括 （ ）

    A. 合理安排室内家具高度和位置,家具的摆放位置不要经常变动

    B. 居室内地面设计应防滑,保持地面的平整、干燥,过道应安装扶手

    C. 卫生间的地面应防滑,并且一定要保持干净

    D. 为老人挑选适宜的衣物和合适的防滑鞋具

12. 老年人生活自理能力评估表把老年人的自理能力分为以下哪几个等级 （ ）

    A. 可自理   B. 轻度依赖

    C. 中度依赖   D. 不能自理

三、简答题

1. 简述老年人健康管理服务要求。

2. 简述老年人健康指导相关内容。

第八章 高血压患者健康管理

第一节 高血压患者健康管理服务规范

一、服务对象

辖区内 35 岁及以上常住居民中原发性高血压患者。

二、服务内容

（一）筛查

1. 对辖区内 35 岁及以上常住居民，每年为其免费测量一次血压（非同日三次测量）。

2. 对第一次发现收缩压≥140 mmHg 和（或）舒张压≥90 mmHg 的居民在去除可能引起血压升高的因素后预约其复查，非同日 3 次测量血压均高于正常，可初步诊断为高血压。建议转诊到有条件的上级医院确诊并取得治疗方案，2 周内随访转诊结果，对已确诊的原发性高血压患者纳入高血压患者健康管理。对可疑继发性高血压患者，及时转诊。

3. 如有以下六项指标中的任一项高危因素，建议每半年至少测量 1 次血压，并接受医务人员的生活方式指导：

（1）血压高值（收缩压 130～139 mmHg 和/或舒张压 85～89 mmHg）。

（2）超重或肥胖，和（或）腹型肥胖：

超重：28 kg/m² >BMI ≥24 kg/m²；肥胖：BMI≥ 28 kg/m²。

腰围：男≥90 cm(2.7 尺)，女≥85 cm(2.6 尺)为腹型肥胖。

（3）高血压家族史（一、二级亲属）。

（4）长期膳食高盐。

（5）长期过量饮酒（每日饮白酒≥100 ml）。

（6）年龄≥55 岁。

（二）随访评估

对原发性高血压患者，每年要提供至少 4 次面对面的随访。

1. 测量血压并评估是否存在危急情况，如出现收缩压≥180 mmHg 和/或舒张压≥110 mmHg，意识改变、剧烈头痛或头晕、恶心呕吐、视力模糊、眼痛、心悸、胸闷、喘憋不能平卧及处于妊娠期或哺乳期同时血压高于正常等危急情况之一，或存在不能处理的其他疾病时，须在处理后紧急转诊。对于紧急转诊者，乡镇卫生院、村卫生室、社区卫生服务中心（站）应在 2 周内主动随访转诊情况。

2. 若不需紧急转诊，询问上次随访到此次随访期间的症状。

3. 测量体重、心率，计算体质指数（BMI）。

4. 询问患者疾病情况和生活方式，包括心脑血管疾病、糖尿病、吸烟、饮酒、运动、摄盐情况等。

5. 了解患者服药情况。

（三）分类干预

1. 对血压控制满意（一般高血压患者血压降至 140/90 mmHg 以下；≥65 岁老年高血压患者的血压降至 150/90 mmHg 以下，如果能耐受，可进一步降至 140/90 mmHg 以下；一般糖尿病或慢性肾脏病患者的血压目标可以在 140/90 mmHg 基础上再适当降低）、无药物不良反应、无新发并发症或原有并发症无加重的患者，预约下一次随访时间。

2. 对第一次出现血压控制不满意或出现药物不良反应的患者，结合其服药依从性，必要时增加现用药物剂量、更换或增加不同类的降压药物，2 周内随访。

3. 对连续两次出现血压控制不满意或药物不良反应难以控制以及出现新的并发症或原有并发症加重的患者，建议其转诊到上级医院，2 周内主动随访转诊情况。

4. 对所有患者进行有针对性的健康教育，与患者一起制定生活方式改进目标并在下一次随访时评估进展。告诉患者出现哪些异常时应立即就诊。

（四）健康体检

对原发性高血压患者，每年进行 1 次较全面的健康检查，可与随访相结合。内容包括体温、脉搏、呼吸、血压、身高、体重、腰围、皮肤、浅表淋巴结、心脏、肺部、腹部等常规体格检查，并对口腔、视力、听力和运动功能等进行判断。具体内容参照《居民健康档案管理服务规范》健康体检表。

三、服务流程

（一）高血压筛查流程图

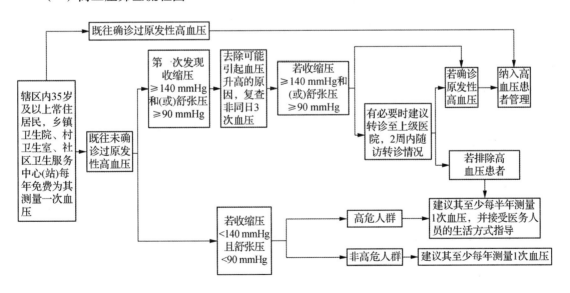

（二）高血压患者随访流程图

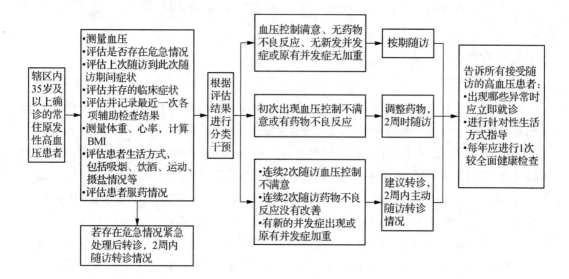

四、服务要求

1. 高血压患者的健康管理由医生负责，应与门诊服务相结合，对未能按照管理要求接受随访的患者，乡镇卫生院、村卫生室、社区卫生服务中心（站）医务人员应主动与患者联系，保证管理的连续性。

2. 随访包括预约患者到门诊就诊、电话追踪和家庭访视等方式。

3. 乡镇卫生院、村卫生室、社区卫生服务中心（站）可通过本地区社区卫生诊断和门诊服务等途径筛查和发现高血压患者。有条件的地区，对人员进行规范培训后，可参考《中国高血压防治指南》对高血压患者进行健康管理。

4. 发挥中医药在改善临床症状、提高生活质量、防治并发症中的特色和作用，积极应用中医药方法开展高血压患者健康管理服务。

5. 加强宣传，告知服务内容，使更多的患者和居民愿意接受服务。

6. 每次提供服务后及时将相关信息记入患者的健康档案。

五、工作指标

高血压患者规范管理率＝（按照规范要求进行高血压患者健康管理的人数/年内已管理的高血压患者人数）×100％。

管理人群血压控制率＝（年内最近一次随访血压达标人数/年内已管理的高血压患者人数）×100％。

注：最近一次随访血压指的是按照规范要求最近一次随访的血压，若失访则判断为未达标，血压控制是指收缩压＜140 mmHg和舒张压＜90 mmHg（65岁及以上患者收缩压＜150 mmHg和舒张压＜90 mmHg），即收缩压和舒张压同时达标。

第二节 《高血压患者健康管理服务规范》疑问解答

1. 对同时患高血压和糖尿病的老年人分类干预时,治疗目标哪个更优先?

答:患者血压控制首先应达到 150/90 mmHg。如果患者能耐受就往下降,同时达到糖尿病要求的水平更合理。这个过程中,主要看患者能不能耐受。

2. 第二次血压控制不满意,建议转诊而未转诊,是不是一直要随访下去?

答:如果偶尔一次血压控制不满意,可以按要求随访,备注清楚。如果第二次随访仍未控制住,转诊又不去,应与患者做适当解释需要转诊治疗,还是希望能把血压控制好;如血压恢复到合理水平,就可步入常规随访状态。如果短期一两次波动,可以在本机构处理,做必要调整;长期不达标,必须要转诊。

3. 老年人收缩压 160 mmHg,且能耐受的情况下,算控制满意吗?

答:大于 65 岁的老年人,血压控制目标水平为＜150/90 mmHg。如收缩压降至 160 mmHg 且能够耐受时,要求进一步降至 150 mmHg 以下。只有这样才算控制满意。

4. 通过生活方式改善,不服药也能够把血压控制好,需要继续开药吗?

答:高血压患者是要终身治疗,但并不是终身吃药。在血压达到目标水平后,可以尝试减药乃至逐步停药。如果停药后仍然不反弹,可以不再服药,但要监测血压水平,必要时根据血压水平再决定是否服药。

5. 如 65 岁及以上的老年高血压患者没有作辅助检查,算不算高血压患者规范管理?

答:《国家基本公共卫生服务规范(第三版)》(以下简称《规范》)对高血压患者的年度健康体检内容作了明确的规定,辅助检查项目对高血压患者体检不属于免费检查项目,不是必须要做的。因此,对于老年高血压患者,如进行高血压患者健康管理的体检评估,完成了《规范》对高血压患者的体检要求,就算合格。如果进行老年人健康管理体检评估,就应按老年人健康管理的要求完成。

6. 门诊筛查时,如患者血压水平略高于达标水平是否建议转诊?

答:如果门诊筛查,非同日 3 次测量血压,血压均略高于达标水平(如收缩压 142 mmHg),即使只差 2 mmHg 的情况,确实属于没有达到要求水平,应按《规范》严格执行,建议患者转诊。

7. 在高血压患者随访表中,摄盐情况是个人感觉咸淡,还是应有一个目标?如现在口味不那么重了,是否可以认为摄盐减少了?

答:表格中的咸淡是指患者的自我口味。按照要求,成人每日摄盐量要低于 6 g,在执行时要逐步达到这一目标。如以前口味比较重,而现在不那么咸了,可以认为是摄盐减少了。重在通过动态观察,看到改变,口味的改变也是摄盐量改变的指标。

8. 每年 4 次面对面随访,是每个季度一次吗?对冬季迁徙的患者该如何完成面对面随访?

答: 每年 4 次面对面随访,即至少每个季度随访一次,而且最好为等时间距离的随访。短期随访不到,可等患者回到当地后再纳入慢病管理,进行面对面随访。如果是长期迁徙到外地居住≥6 个月以上,要标注说明,本地不再管理。

9. 经济条件差的患者往往依从性差,血压控制不好,怎么办?

答: 应该加强教育,解释高血压的危害及控制的必要性,提高患者的依从性。降压药物绝大多数都在医保报销范围之内,个人支付的比例较低。在开具处方时要与患者沟通,了解支付能力,尽可能选择价格低、疗效肯定的药物。

10. 高龄老年患者的收缩压控制在 150 mmHg 以下,且如果能够耐受可进一步控制在 140 mmHg 以下吗?

答: 高龄老年患者,尤其是合并颅内动脉狭窄,血压不应该控制得过低,以避免脑供血不足。因此,维持在 150/90 mmHg 以下较为适宜。如果能够耐受,也可考虑进一步降低。

第三节　高血压患者健康管理实践案例

案例一　高血压的诊断

王某,男,42 岁,某大型矿业公司销售部经理,平时应酬多,运动少,近来王某感到睡眠差,出现头昏、乏力,今天抽空来到单位医务所,接诊的张医生立即给王某测血压,王某血压为 140/95 mmHg。

问题1　请问王某能否诊断为高血压?

答题要点

不能被诊断为高血压。高血压的定义:在未使用降压药物的情况下,非同日 3 次测量诊室血压,收缩压≥140 mmHg 和/或舒张压≥90 mmHg。或患者既往有高血压史,目前正在使用降压药物,血压虽然低于 140/90 mmHg,仍应诊断为高血压。王某初次就诊,血压不满足上述要求。

问题2　张医生在考虑高血压诊断时需要评估的内容有哪些?

答题要点

张医生在考虑诊断高血压需要评估的内容包括以下三方面:① 确立高血压诊断,确定血压水平分级。② 判断高血压的原因,区分原发性或继发性高血压。③ 寻找其他心脑血管危险因素、靶器官损害以及相关临床情况,从而做出高血压病因的鉴别诊断和评估患者的心脑血管疾病风险程度,指导诊断与治疗。

问题3 张医生接诊王某后,除了询问病史和体格检查外,应该做哪些基本的实验室检查?

答题要点

基本项目:血生化(血钾、血钠、空腹血糖、血脂、尿酸和肌酐)、血常规、尿液分析(尿蛋白、尿糖和尿沉渣镜检)、心电图等。

知识扩展:血压的测量

血压测量是评估血压水平、诊断高血压以及观察降压疗效的根本手段和方法。在临床和人群防治工作中,主要采用诊室血压测量和诊室外血压测量,后者包括动态血压监测(ABPM)和家庭血压监测(HBPM)。可提供医疗环境外大量血压数据,其与靶器官损害的关系比诊室血压更为显著,预测心血管风险能力优于诊室血压。

诊室血压:由医护人员在标准条件下按统一规范进行测量,是目前诊断高血压、进行血压水平分级以及观察降压疗效的常用方法。使用通过国际标准方案认证的上臂式医用电子血压计,或者使用符合计量标准的水银柱血压计(已逐步被淘汰)。诊室自助血压测量(AOBP)可以减少"白大衣"效应,值得进一步研究推广。

动态血压监测(ABPM):使用自动血压测量仪器,测量次数多,无测量者误差,避免"白大衣"效应,可以测量夜间睡眠期间血压,鉴别"白大衣"高血压和检测隐蔽性高血压,诊断单纯性夜间高血压。

家庭血压监测(HBPM):由被测量者自我测量,也可由家庭成员协助完成,又称自测血压或家庭血压测量。HBPM可用于评估数日、数周、数月、甚至数年的降压治疗效果和长时血压变异,有助于增强患者健康参与意识,改善患者治疗依从性,适合患者长期血压监测。

为了明确自己是否有高血压,王某按照张医生意见,经常来到诊室测血压。

问题1 请简述诊室血压测量要点。

答题要点

1. 要求受试者安静休息至少 5 分钟后开始测量坐位上臂血压,上臂应置于心脏水平。

2. 使用标准规格的袖带(气囊长 22～26 cm、宽 12 cm),肥胖者或臂围大者(>32 cm)应使用大规格气囊袖带。首诊时应测量两上臂血压,以血压读数较高的一侧作为测量的上臂。

3. 测量血压时,应相隔 1～2 分钟重复测量,取 2 次读数的平均值记录。如果收缩压或舒张压的 2 次读数相差 5 mmHg 以上,应再次测量,取 3 次读数的平均值记录。

4. 老年人、糖尿病患者及出现体位性低血压情况者,应该加测站立位血压。站立位血压在卧位改为站立位后 1 分钟和 3 分钟时测量。

5. 在测量血压的同时,应测定脉率。

问题2 如果王某每次到医院就诊,诊室血压均≥140/90 mmHg,但是每次在家里测量血压均在正常范围,并且平时无任何不适,请问如何解释王某血压情形? 针对李某某血压情况有何合理建议?

☑ **答题要点**

出现诊室血压高、家庭自测血压正常的可能原因有:① 诊室血压测量不规范;② 家庭血压计未校准;③ 王某未能正确掌握血压测量方法,导致血压不准确;④ 白大衣高血压。

针对王某血压情况,应做到:① 规范化的诊室血压测量;② 选择合适的血压测量仪器;③ 对自测者进行血压自我测量知识、技能和方案的指导;④ 最好行动态血压(ABPM)检查。

背景三

张医生通过详细的评估和后期随访,最终诊断患者王某为高血压病。王某的母亲有高血压病,且王某经常吸烟,腹围达 100 cm,血生化提示同型半胱氨酸为 17 μmol/L,未发现靶器官损害及合并其他临床伴发疾病,近期最高血压为 150/100 mmHg。

问题1 王某的高血压诊断分级为什么? 简述高血压诊断分级要点。

☑ **答题要点**

高血压分级要点如下:

表 8-1 血压升高患者心血管风险水平分层

其他心血管危险因素和疾病史	血压(mmHg)			
	SBP 130～139 和(或)DBP 85～89	SBP 140～159 和(或)DBP 90～99	SBP 160～179 和(或)DBP 100～109	SBP≥180 和(或)DBP≥110
无		低危	中危	高危
1～2 个其他危险因素	低危	中危	中/高危	高危
≥3 个其他危险因素,靶器官损害,或 CKD 3 期,无并发症的糖尿病	中/高危	高危	高危	很高危
临床并发症,或 CKD≥4,有并发症的糖尿病	高/很高危	很高危	很高危	很高危

CKD:慢性肾脏疾病

表 8-2　影响高血压患者预后的重要因素

心血管危险因素	靶器官损害	伴发临床疾病
·高血压(1～3 级) ·男性＞55 岁;女性＞65 岁 ·吸烟或被动吸烟 ·糖耐量受损(2 小时血糖 7.8～11.0 mmol/L)和(或)空腹血糖异常(6.1～6.9 mmol/L) ·血脂异常 TC≥5.2 mmol/L(200 mg/dl)或 LDL-C≥3.4 mmol/L(130 mg/dl)或 HDL-C＜1.0 mmol/L(40 mg/dl) ·早发心血管疾病家族史(一级亲属发病年龄＜50 岁) ·腹型肥胖 腰围男性≥90 cm,女性≥85 cm 或肥胖(BMI≥28 kg/m²) ·高同型半胱氨酸血症(≥15 μmol/L)	·左心室肥厚 心电图:Sokolow_Lyon 电压＞3.8 mV 或 Cornell 乘积＞244 mV·ms 超声心动图 LVMI: 男≥115 g/m²,女≥95 g/m² ·颈动脉超声 IMT≥0.9 mm 或脑动脉粥样斑块 ·颈-股动脉脉搏波速度≥12 m/s(＊选择使用) ·踝/臂血压指数＜0.9(＊选择使用) ·估算的肾小球滤过率降低: eGFR 30～59 ml/(min·1.73 m²)或血清肌酐轻度升高: 男性 115～133 μmol/L(1.3～1.5 mg/dl), 女性 107～124 μmol/L(1.2～1.4 mg/dl) ·微量白蛋白尿 30～300 mg/24 h 或白蛋白/肌酐比≥30 mg/g(3.5 mg/mmol)	·脑血管病 脑出血 缺血性脑卒中 短暂性脑缺血发作 ·心脏疾病 心肌梗死史 心绞痛 冠状动脉血运重建 慢性心力衰竭 心房颤动 ·肾脏疾病 糖尿病肾病 肾功能受损包括 eGFR＜30 ml/(min·1.73 m²) 血肌酐升高: 男性≥133 μmol/L(1.5 mg/dl) 女性≥124 μmol/L(1.4 mg/dl) 蛋白尿(≥300 mg/24 h) ·外周血管疾病 ·视网膜病变 出血或渗出 视乳头水肿 ·糖尿病 新诊断标准: 空腹血糖≥7.0 mmol/L(126 mg/dl) 餐后血糖≥11.1 mmol/(200 mg/dl) 已治疗但未控制: 糖化血红蛋白(HbA1c)≥6.5%

注:TC:总胆固醇;LDL-C:低密度脂蛋白胆固醇;HDL-C:高密度脂蛋白胆固醇;LVMI:左心室重量指数;IMT:颈动脉内膜中层厚度;BMI:体质指数。

根据血压水平(SBP/DBP)分级如下:

1 级高血压 SBP 140～159 mmHg 和(或)/DBP 90～99 mmHg。

2 级高血压 SBP 160～179 mmHg 和(或)/DBP 100～109 mmHg。

3 级高血压 SBP≥180 mmHg 和(或)/DBP≥110 mmHg。

因此,根据王某血压情况,应诊断为高血压 2 级(高危)。

案例二　高血压患者生活方式管理

李某,男,65岁,退休工人,有高血压病史10多年,体形肥胖,喜欢吸烟、喝酒,喜食腌制品。患者平时按时服用降压药物:缬沙坦80 mg,每日1次;酒石酸美托洛尔25 mg,每日2次。但血压控制不理想,多在160/70 mmHg左右。

问题1　针对李某血压控制未达标情况,除了调整药物治疗方案,还有哪些重要措施?

答题要点

除了调整药物治疗方案外,治疗性生活方式干预是重要的措施,适用于所有高血压患者,包括:① 减轻体重:将BMI尽可能控制在<24 kg/m²。② 减少钠盐摄入:每人每日食盐量以不超过6 g为宜。③ 补充钾盐:每日吃新鲜蔬菜水果。④ 减少脂肪摄入:减少食用油摄入,少吃或不吃肥肉和动物内脏。⑤ 戒烟,不饮或限制饮酒。⑥ 增加运动,中等强度,每周4~7次,每次持续30~60分钟。⑦ 减轻精神压力,保持心态平衡。⑧ 必要时补充叶酸制剂。

高盐摄入不仅导致全球每年约165万心血管病患者死亡,还增加慢性肾病、骨质疏松症、胃癌等其他疾病风险。我国是高钠盐膳食大国,2012年人均食盐量高达14.5 g/d,北方地区甚至达到了15 g/d,实施减盐策略对高血压及其他重大慢病的预防有重要意义。

问题1　目前限盐措施有哪些?

目前限盐的主要措施包括健康宣教、应用低钠代盐、减少盐摄入(具体措施:① 减少烹调用盐及含钠高的调味品,如味精、酱油;② 避免或减少含钠盐量较高的加工食品,如咸菜、火腿、各类炒货和腌制品;③ 建议在烹调时尽可能使用定量盐勺,以起到警示的作用)、药物促进盐排泄等。

问题2　高血压患者合理的膳食模式是什么?

答题要点

建议高血压患者和有高血压风险的正常血压者,饮食以水果、蔬菜、低脂奶制品、富含食用纤维的全谷物、植物来源的蛋白质为主,减少饱和脂肪和胆固醇摄入。DASH饮食富含新鲜蔬菜、水果、低脂(或脱脂)乳制品、禽肉、鱼、大豆和坚果,其饱和脂肪和胆固醇水平低,富含钾、镁、钙等微量元素、优质蛋白质和纤维素。

问题3　请问盐敏感性人群的表型特征包括哪些?

答题要点

盐敏感性人群的表型特征包括:老年、肥胖、糖尿病、胰岛素抵抗、盐负荷后血压升高明显、血压成非杓型趋势、靶器官损害出现早、血压的应激反应增强等。

知识扩展:

　　人群个体之间对盐负荷或减少盐的摄入呈现不同的血压反应,存在盐敏感性问题。依据高血压患者和血压正常个体对高盐饮食摄入的血压反应考虑存在"盐敏感性或盐抵抗性高血压"。我国盐敏感者在正常血压人群中的检出率为 15%～42%,在高血压人群中则高达 28%～74%。因此,盐敏感性是我国人群的一个重要特征。

案例三　高血压患者药物管理

　　李大爷,68 岁,有高血压病史 10 年,平时按时服用心痛定 10 mg,每日 2 次,偶尔测量血压多在 140/75 mmHg 左右,无明显不适。患者近一个月出现头晕、乏力,视物模糊,有时头痛,自行增加心痛定用量,变成心痛定 10 mg,每日 3 次,但未见好转,来医院测血压 150/95 mmHg(服药后)。其他异常检查结果有:眼底视网膜动脉变细,血脂偏高。

　　问题1　李大爷的降压方案合理吗? 合理的降压方案基本原则有哪些?

　　答题要点

　　心痛定(硝苯地平)为短效钙通道阻滞剂,药效时间短,血压波动大,单用效果差,应联合用药。因此该患者的降压方案不合理,导致了患者血压控制失败。

　　降压药应用的基本原则:① 小剂量:初始治疗时通常应采用较小的有效治疗剂量,根据需要逐步增加剂量。② 优先选择长效制剂:尽可能使用每天给药 1 次而有持续 24 小时降压作用的长效药物,从而有效控制夜间血压与晨峰血压,更有效预防心脑血管并发症。③ 联合用药:可增加降压效果又不增加不良反应,在低剂量单药治疗效果不满意时,可以采用两种或两种以上降压药物联合治疗。对血压≥160/100 mmHg 或高于目标血压 20/10 mmHg 或高危及以上患者,起始即可采用小剂量两种药物联合治疗或固定复方单片制剂。④ 个体化:根据患者具体情况、药物有效性和耐受性,兼顾患者经济条件及个人意愿,选择适合患者的降压药物。

　　问题2　根据已获取的该患者信息,你的合理处理意见是什么?

　　答题要点

　　先加用氢氯噻嗪 12.5 mg,每日 1 次。如果仍不理想则换用 ACEI＋利尿剂。

　　问题3　降压药物的联合用药适应证和我国临床主要推荐应用的优化联合治疗方案是什么?

　　答题要点

　　联合用药的适应证:血压≥160/100 mmHg 或高于目标血压 20/10 mmHg 的高危人群,往往初始治疗即需要应用两种降压药物。如血压超过 140/90 mmHg,也可考虑初始小剂量联合降压药物治疗。如仍不能达到目标血压,可在原药基础上加量,或可能需要 3 种甚至 4 种以上降压药物。

我国临床主要推荐应用的优化联合治疗方案是：二氢吡啶类 CCB ＋ ARB；二氢吡啶类 CCB ＋ ACEI；ARB ＋ 噻嗪类利尿剂；ACEI ＋ 噻嗪类利尿剂；二氢吡啶类 CCB ＋ 噻嗪类利尿剂；二氢吡啶类 CCB ＋ β 受体阻滞剂。

> **知识扩展：**
>
> 常用降压药物包括钙通道阻滞剂(CCB)、血管紧张素转化酶抑制剂(ACEI)、血管紧张素受体拮抗剂(ARB)、利尿剂和 受体阻滞剂五类，以及由上述药物组成的固定配比复方制剂。五大类降压药物均可作为初始和维持用药的选择，应根据患者的危险因素、亚临床靶器官损害以及合并临床疾病情况，合理使用药物，优先选择某类降压药物。此外， 受体阻滞剂或其他种类降压药有时亦可应用于某些高血压人群。

背景二

该患者因生气造成血压急剧升高，收缩压达 200 mmHg，伴有剧烈头痛、烦躁、呕吐，被紧急送到急诊。查体：血压 210/100 mmHg，神志清，双侧瞳孔等大等圆，对光反射灵敏，伸舌居中，颈软，双肺底少量湿啰音，心率 120 次/分，律齐，闻及舒张期奔马律。腹部未闻及杂音。四肢肌力正常，病理征阴性。急查 12 导联心电图示窦性心动过速，偶发室性期前收缩，广泛导联 T 波低平或倒置。

问题1 该患者目前诊断是什么及依据是什么？

答题要点

该患者目前的诊断考虑是高血压急症。依据是：高血压急症是指原发性或继发性高血压患者在某些诱因作用下，血压突然和显著升高（一般超过 180/120 mmHg），同时伴有进行性心、脑、肾等重要靶器官功能不全的表现。该患者因生气血压急剧升高达 210/100 mmHg，出现头痛、呕吐等高血压脑病表现、肺部啰音、心动过速及奔马律等急性左侧心力衰竭表现，故诊断高血压急症。

问题2 针对该患者目前的病情，急诊接诊医生的治疗原则是什么？ 合理的措施有哪些？

答题要点

高血压急症的治疗原则：应持续监测血压及生命体征；去除或纠正引起血压升高的诱因及病因；酌情使用有效的镇静药以消除恐惧心理；尽快静脉应用合适的降压药控制血压，以阻止靶器官进一步损害，对受损的靶器官给予相应的处理；降低并发症并改善结局。

高血压急症处理的合理措施包括：① 静脉应用降压药物，常用的有硝普钠、乌拉地尔、尼卡地平等，初始阶段（1 小时内）血压控制的目标为平均动脉压的降低幅度不超过治疗前水平的 25%（该患者下降幅度约 35 mmHg），在随后的 2～6 小时内将血压降至较安全水平，一般为 160/100 mmHg。如果可耐受，在以后 24～48 小时逐步降压达到正常水平。开始静脉用药,血压达到安全水平,静脉药物减量直至停用,改用口服药物。②完善相关检查。血压经过紧急处理降至相对安全水平后,须完善必要的实验室检查,如血生化、心肌损伤标记物、血常规、尿液分析(尿蛋白、尿糖和尿沉渣镜检)、心电图等,头颅CT、眼底检查、超声心动图、胸部X线摄片、肾脏及肾动脉超声,必要时行主动脉CTA等检查,明确有无脑血管意外、急性冠脉综合征、急性心衰、主动脉夹层、急性肾损害等。③去除诱因,调整降压方案,避免再次发生高血压急症或亚急症。

案例四　老年高血压管理

王大爷,82岁,身高175 cm,体重80 kg,退休在家,平时脾气暴躁,喜爱喝酒、抽烟。一次看了健康节目后,老伴为其购买了电子血压计准备测量血压,后来因为无特殊不适一直未测量。有一天王大爷饮白酒半斤后感觉头昏不适,想起家中有血压计,当天清晨测量血压为130/85 mmHg,中午测量血压为140/90 mmHg,下午四点测量血压为145/88 mmHg。王大爷既往从未服用过高血压方面的药物,正好这天下午社区签约医生上门巡诊,王大爷将血压测量结果告诉医生,询问自己是否需要服药治疗。

問**问题1**　如果你是王大爷的签约医生,下一步对王大爷有什么建议? 是否考虑对王大爷处方高血压药物?

答题要点

王大爷为疑似老年高血压患者,下一步建议他进行规范的血压监测,然后根据规范的血压监测结果来判断是否需要服用降压药物。

依据:王大爷出现血压升高,为疑似老年高血压患者,诊断高血压尚需要进一步规范监测血压。根据《中国老年高血压管理指南2019》,老年高血压定义:年龄≥65岁,在未使用降压药物的情况下,非同日3次测量血压,收缩压≥140 mmHg和(或)舒张压≥90 mmHg,可诊断为老年高血压。王大爷今年66岁,平时无服高血压药物史,符合"年龄≥65岁",自测血压收缩压最高145 mmHg、舒张压最高90 mmHg,也符合"收缩压≥140 mmHg和(或)舒张压≥90 mmHg",但是为什么现在还不能诊断高血压呢? 王大爷虽然测量了3次血压,但是都是同一天内测量,因此诊断高血压依据不足。建议继续监测血压情况,每天早晨和晚上测量血压,每次测2~3遍,取平均值。连续测量家庭血压7天,取后6天血压平均值。最好完善24小时动态血压监测。患者目前所提供的数据不完整,只是一天内监测的数据,而完整的血压记录应该是记录一段时间内血压的监测结果,并把这段时间的血压监测结果取平均值,根据这些数据才能决定是否要使用降压药物。

問**问题2**　对于年龄≥80岁以上的老年高血压患者,血压处于什么水平启动降压治疗?

答题要点

对于年龄≥80岁以上的老年高血压患者,血压≥150/90 mmHg启动降压治疗。

背景二

过了几个月,天气转凉,王大爷出现血压波动,自测血压最高 160/66 mmHg。动态血压检查报告:24 小时血压平均值 158/68 mmHg;白天血压平均值 160/62 mmHg;夜间血压平均值 150/60 mmHg。冠脉 CTA 提示左前降支狭窄 55%,颈动脉超声显示颈总动脉及颈内动脉起始段粥样硬化斑块形成。

问题1 老年高血压患者,在降压治疗过程中,作为医生需要关注哪些临床表现特点?

答题要点

老年高血压在临床上具有以下特点:收缩压增高为主,脉压差大,血压波动大,体位性低血压,餐后低血压,血压昼夜节律异常,诊室高血压,隐匿性高血压,多种疾病并存,并发症多。

问题2 对于该患者的高血压治疗,其治疗目标是什么?

答题要点

老年高血压治疗的主要目标是保护靶器官,最大限度地降低心脑血管事件和死亡的风险。该患者合并有靶器官的损害,且年龄>80 岁,建议治疗目标为降低血压至 150/90 mmHg 以下,如能耐受,可缓慢降至 140/90 mmHg 以下。患者伴有缺血性心脏病,舒张压不宜过低。

问题3 老年高血压患者治疗策略是什么?

答题要点

小剂量开始,平稳降压;慎重选药,密切观察;多药联合,逐步达标;因人而异,个体化治疗;监测立卧位血压,避免低血压;重视家庭自测血压和 24 小时动态血压监测。

知识拓展:

对于初次诊断老年高血压的患者,须进行危险因素的评估。包括血压水平(1~3级)、吸烟或被动吸烟、血脂异常、糖耐量受损、肥胖、早发心血管病家族史(一级亲属发病年龄≤50 岁)等,其中高血压是目前最重要的危险因素,而高钠、低钾膳食,超重和肥胖,饮酒和精神紧张,缺乏体力活动是高血压发病的危险因素。老年高血压患者心血管病风险较高,更能从严格的血压管理中获益。

非药物治疗是降压治疗的基本措施,无论是否选择药物治疗,都要保持良好的生活方式。主要包括:健康饮食、规律运动、戒烟、限酒、保持理想体重、改善睡眠和注意保暖。

案例五 继发性高血压

 背景一

男性,28 岁,厨师,不喜活动,身高 1.68 m,体重 85 kg,因近半年经常头昏、头痛,白天犯困来医院就诊,门诊测量血压显示上肢血压 170/110 mmHg,下肢血压 150/100 mmHg。查体时肩胛间区可闻及血管杂音,未扪及明显震颤。腹部见紫纹。

问题1 如果你是首诊医生,请问引起血压增高的病因主要有哪些?

答题要点

高血压分为原发性高血压和继发性高血压。原发性高血压是在一定的遗传易感性基础上多种环境因素综合作用的结果。继发性高血压是由某些疾病在发生发展过程中产生的症状之一,当原发病治愈后血压也会随之下降或恢复正常,常见的引起继发性高血压的病因有睡眠呼吸暂停综合征、肾实质性高血压、肾血管性高血压、原发性醛固酮增多症、嗜铬细胞瘤、主动脉缩窄或多发性大动脉炎、甲状腺功能异常、皮质醇增多症等。

患者祖父因高血压、脑出血去世。患者本人否认有吸烟、饮酒习惯,查体发现患者股动脉搏动减弱。

问题1 根据已获取的该患者信息,其高血压的原因首先考虑什么? 需要做哪些进一步检查?

答题要点

该患者年轻,肥胖,上肢血压明显高于下肢血压,差值达 20/10 mmHg,肩胛间区有血管杂音。上述病因均需考虑,首先考虑主动脉缩窄,因此必要的实验室和器械检查项目包括血生化(血糖、血脂、肾功能、血钾、同型半胱氨酸等)、甲状腺功能(FT3、FT4、TSH)、血浆肾素、血管紧张素、醛固酮、皮质醇、儿茶酚胺等,多导睡眠监测(PSG)、经胸超声心动图和主动脉 CT 血管造影或磁共振血管造影。

背景三

该患者睡眠初筛结果为轻度阻塞性睡眠呼吸暂停(轻度低氧血症),血钾 3.80 mmol/L,血脂、空腹血糖及 TSH 均在正常范围。

问题1 对此类患者下一步治疗建议有哪些?

答题要点

① 生活方式干预:减少钠盐摄入,增加钾摄入,合理膳食,平衡膳食,控制体重,不吸烟,彻底戒烟,避免被动吸烟,不饮或限制饮酒,增加运动,减轻精神压力,保持心理平衡等。② 针对引起血压增高的病因治疗:如主动脉缩窄,可采取手术或置入支架,嗜铬细胞瘤采取手术切除肿瘤,原发性醛固酮增多症可手术或醛固酮拮抗剂治疗(如口服安体舒通),库欣综合征相关高血压起始治疗首选 ACEI 或 ARB 类降压药物,可选择与盐皮质激素受体拮抗剂联合用药。③ 如果无明确继发性因素或通过病因治疗血压仍不满意,可采用原发性高血压的治疗原则及降压方案(多联合用药)使血压达标。

案例六　难治性高血压

患者,女性,60 岁,因"反复头昏 8 年,加重 4 月"就诊。患者 8 年前开始无明显诱因经常头昏,多次测血压增高,多在 150/100 mmHg 左右,开始服用氯沙坦 100 mg,一天 1 次,血压控制尚可,其间血压有波动,且血压升高时患者出现头昏、不适,降压药物调整为苯磺酸左旋氨氯地平 5 mg+氯沙坦 100 mg,一天 1 次。但近 4 个月来患者经常头昏,血压持续增高,多在 170/110 mmHg,有时达 180/120 mmHg。降压方案调整为硝苯地平控释片 30 mg,一天 2 次;替米沙坦 80 mg,一天 1 次;倍他乐克缓释片 47.5 mg,一天 1 次。血压仍维持在 160/100 mmHg,有时更高,且伴有头昏不适。患者既往有高脂血症、高尿酸血症病史,已使用药物控制,半年前开始慢性咳嗽,自行长期服用甘草片,咳嗽明显好转。父亲有高血压病史。体格检查无明显阳性体征。接诊医生考虑难治性高血压,建议患者住院进一步诊治。

🔊问题1　如果你是接诊医生,是否同意难治性高血压诊断?诊断难治性高血压有哪些注意事项?

☑️ 答题要点

难治性高血压是指在改善生活方式基础上,应用可耐受的足够剂量且合理的 3 种降压药物(包括一种噻嗪类利尿剂)至少治疗 4 周后,诊室和诊室外(包括家庭血压或动态血压监测)血压值仍在目标水平之上,或至少需要 4 种药物才能使血压达标。确定患者是否属于难治性高血压常需配合采用诊室外血压测量(家庭血压测量及动态血压监测),以排除白大衣性高血压以及假性高血压。因此目前该患者尚不能诊断为难治性高血压。

诊断难治性高血压需要寻找血压控制不良的原因和并存的其他疾病因素:① 患者治疗依从性差(未坚持服药)。② 降压药物选择使用不当(药物组合不合理、使用药物剂量不足)。③ 应用了拮抗降压的药物。④ 某些合并疾病或可以纠正的影响因素,如不良生活方式、肥胖、容量负荷过重、慢性疼痛以及长期失眠、焦虑等。⑤ 继发性高血压的可能性。

患者在医院检查大生化,结果显示肾功能、血糖、血脂、尿酸及同型半胱氨酸均正常,尿微量白蛋白/肌酐(A/C)为 45 mg/g。头颅 MRI 提示腔隙性脑梗死(陈旧性);颈动脉及肾动脉彩超提示动脉粥样斑块形成,管腔未见显著狭窄;眼底检查 Keith-Wagener 分级Ⅰ级。动态血压提示平均血压 155/100 mmHg,昼夜节律消失。主治医生通过调整治疗方案,半个月后患者血压降至 130/85 mmHg 左右,无明显不适。

🔊问题1　如果你是该主治医师,请问你会采取什么措施控制血压?

☑️ 答题要点

① 健康教育,嘱患者严格的生活方式控制(如低盐、高钾饮食,适当运动,戒烟,限酒,控制体重,平稳情绪等)。② 停用甘草片镇咳。③ 选择合理降压方案,尤其需要联合使用利尿

剂,可能的方案如:a. 硝苯地平控释片 30 mg＋缬沙坦氢氯噻嗪片(80/12.5 mg)1 片＋倍他乐克缓释片 47.5 mg,每日 1 次;b. 氨氯地平 5 mg＋氯沙坦 100 mg＋吲达帕胺片 2.5 mg,每日 1 次;c. 复方利血平氨苯蝶啶片 1 片＋缬沙坦 80 mg,每日 1 次,等。④ 加强随访,提高用药依从性,避免漏服或不合理用药等。

🔊**问题2　针对难治性高血压的处理原则有哪些?**

☑ **答题要点**

难治性高血压(RH)的处理原则有:① 推荐患者转至高血压专业医生处就诊。RH 的诊断应由有资质的高血压专科医生确定。② 提倡进行诊室外血压测量(家庭血压及动态血压),与患者有效沟通。关注患者长期用药的依从性。③ 尽量消除影响因素。主要有肥胖、代谢紊乱、钠盐摄入过多等不良生活习惯等。④ 调整降压联合方案。首先检查多药联合方案的组成是否合理。推荐选择常规剂量的 RAS 抑制剂＋ CCB ＋噻嗪类利尿剂,也可根据患者特点和耐受性考虑增加各药物的剂量,应达到全剂量。⑤ 效果仍不理想者可依据患者特点加用第四种降压药,可在醛固酮受体拮抗剂、β受体阻滞剂、α受体阻滞剂或交感神经抑制剂(可乐定)中做选择,但仍需要遵循个体化治疗的原则。

案例七　高血压并发症管理

背景一

患者,李某,男性,78 岁,因反复劳累性胸闷 1 月余来诊。患者一个月来经常于活动后出现胸闷、憋气感,休息后好转。既往高血压病史十余年,平时自测血压正常范围。查体:BP 138/67 mmHg,两肺呼吸音清,心率 68 次/分,律齐。

🔊**问题1　该患者可能的诊断是什么? 需完善哪些检查?**

☑ **答题要点**

患者为老年男性,有高血压病史,出现劳累性胸闷,首先考虑冠心病、心绞痛或心功能不全。需完善常规心电图、心脏超声、心脏负荷试验。

背景二

患者常规心电图:窦性心律,左室高电压;心脏超声:左心室肥厚,左室舒张功能减退;心脏负荷试验可疑阳性。

🔊**问题1　根据检查结果,患者在高血压治疗上是否达标,需进一步完善哪些检查?**

☑ **答题要点**

老年人血压容易发生血压波动幅度和频率的非生理性变化,称为异常血压波动,临床表现为昼夜节律异常、体位性低血压、晨峰高血压、餐后低血压、白大衣性高血压、隐蔽性高血压、随访间和季间的血压波动。该患者心电图和心脏超声均提示左心室肥厚,表明患者血压控制不达标,存在血压异常波动,需要 24 小时动态血压监测。

问题2 对于该患者心脏超声提示左心室肥厚,我们应该关注哪些问题?

☑ **答题要点**

高血压合并左室肥厚的危害:① 降低冠脉血流储备。② 影响左室功能,导致心力衰竭。③ 增加心律失常的风险。④ 增加肾脏和心血管主要事件和死亡的风险。因此该患者需要注意靶器官的保护,定期检查和评估。

背景三

患者动态血压报告:24 小时血压平均值 130/68 mmHg;白天血压平均值 128/67 mmHg;夜间血压平均值 134/70 mmHg。提示患者血压昼夜节律消失。

问题1 针对这种情况,在治疗上需采取什么措施?

☑ **答题要点**

老年高血压容易发生昼夜节律异常,特别是夜间血压升高,即非杓型血压,其在 60 岁以上的老人中发生率高达 69%。非杓型血压是靶器官损害、心血管事件、脑卒中和死亡的独立危险因素。治疗措施:① 了解患者生活起居习惯,寻找原因。② 提倡健康的饮食和运动方式。③ 药物治疗首选 24 小时长效制剂,单药或联合用药;若夜间血压控制仍不理想,可将一种或数种长效降压药改为晚间或睡前服用;若控制仍不满意,可在睡前加用中短效的降压药。注意避免体位性低血压的发生。

案例八 高血压达标与急症管理

背景一

患者,女性,66 岁,退休工人,患者 5 年前无明显诱因下出现阵发性头昏,无恶心、呕吐,无明显肢体活动障碍,无言语不利,无口角歪斜及意识障碍,无黑蒙、晕厥。初期,患者头昏症状休息后能改善,未引起重视,近 1 年来头昏休息后仍不能缓解,遂至社区卫生中心就诊,血压监测最高达 165/95 mmHg,经非同日 3 次测量血压及辅助检查后确诊为原发性高血压,予苯磺酸氨氯地平 5 mg,每日 1 次,并建立高血压管理卡进行慢性病规范管理。近半年来患者血压控制在 130~140/80~90 mmHg,头昏症状较前明显改善,平时饮食、睡眠尚可,大小便正常。既往否认"冠心病、2 型糖尿病、脑梗死"病史,否认吸烟、饮酒史,无家族遗传性疾病史,平时饮食偏咸,每日食盐摄入量 12 g,主食量每次 200 g,一日三餐,每天散步或广场舞一小时。

问题1 患者就诊时血压控制平稳(130/75 mmHg),无药物不良反应,无新发并发症,如何进行评估,根据评估结果,应如何进行干预?

☑ **答题要点**

原则:按期随访,维持治疗,直接预约下次随访时间,告知异常状况就诊,生活方式指导,每年一次健康体检。

细则:① 全科护理人员在全科医师接诊前给患者测量 BMI、血压、血糖,并把各项辅助检查结果输入档案。全科医师接诊后,护理人员协助医师指导患者饮食、运动、生活方式干预、用药注意事宜、家庭自测血压,并预约患者下一次的随诊时间。② 患者血压平稳,无药物不良反应,各项辅助检查结果无异常,全科医师给患者开具 1 个月的降压药物处方,嘱患者维持原药物治疗,1 个月后按时来随访。医生还要告知患者了解自身异常状况,如血压控制不佳,收缩压≥140 mmHg 和(或)舒张压≥90 mmHg,出现头晕、胸闷、视物模糊等及时就诊。每年需要至少 1 次血脂、血糖、血常规、尿常规、心电图、肾功能、心脏彩超、颈血管超声及眼底检查。

问题2 患者就诊时血压控制不满意,血压测量值为 160/95 mmHg,如何进行评估,根据评估结果,应如何进行干预?

✓ 答题要点

原则:调整药物,2 周随访,告知异常状况就诊,生活方式指导,每年一次健康体检。

细则:① 全科护理人员在全科医师接诊前,询问患者非药物治疗情况,给患者测量 BMI、血压、血糖,并把各项辅助结果输入档案。全科医师接诊后,护理人员协助医师指导患者饮食、运动、生活方式干预、用药注意事宜、家庭自测血压,并预约患者下一次的随诊时间。② 全科医师进行药物调整,可以采用新版高血压指南的建议,在 CCB 基础上联合 ACEI 或 ARB 或利尿剂或 β 受体阻滞剂等药物,给予血脂、血糖、血常规、尿常规、心电图、肾功能、心脏彩超、颈血管超声及眼底检查,根据患者血压、心率、肝肾功能、尿量情况选择合适的药物联合治疗,预约 2 周内随诊。

> **知识扩展:**
>
> 对于初次诊断老年高血压的患者,须进行危险因素的评估。包括血压水平(1~3级)、吸烟或被动吸烟、血脂异常、糖耐量受损、肥胖、早发心血管病家族史(一级亲属发病年龄≤50 岁)等,其中高血压是目前最重要的危险因素,而高钠、低钾膳食,超重和肥胖,饮酒和精神紧张,缺乏体力活动是高血压发病的危险因素。老年高血压患者心血管病风险较高,更能从严格的血压管理中获益。
>
> 非药物治疗是降压治疗的基本措施,无论是否选择药物治疗,都要保持良好的生活方式。主要包括:健康饮食、规律运动、戒烟、限酒、保持理想体重、改善睡眠和注意保暖。

背景二

患者今天来就诊时主诉"头痛 1 天",测血压为 190/110 mmHg,伴恶心、呕吐、视力模糊、胸闷、心悸、喘憋不能平卧等情况。

问题1 如何进行评估,根据评估结果,应如何进行干预?

✓ 答题要点

原则:紧急处理后转诊至上级医院,2 周内主动随访转诊情况,待病情稳定再进行常规

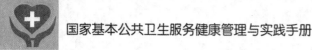

管理。

细则：全科护理人员协助全科医师进行紧急处理。① 保持呼吸道通畅,有呕吐者头偏向一侧。② 吸氧,保证血氧饱和度≥95%。③ 监护心电、血压、呼吸(注意各种高血压急症的降压目标及降压速度)。④ 建立静脉通道,利用诊所内可以快速降压的药物降压(首选静脉注射硝普钠、乌拉地尔或尼卡地平),初始阶段(1 小时内)血压控制的目标为平均动脉压的降低幅度不超过治疗前水平的 25%。在随后的 2～6 小时内将血压降至较安全水平,一般为 160/100 mmHg。

问题2 高血压急症包括哪些？各自定义是什么？

答题要点

高血压急症包括：高血压脑病、高血压危象、恶性高血压。

1. 高血压危象是指在高血压病程中,全身小动脉发生暂时性强烈痉挛,周围血管阻力明显增加,血压急剧升高,收缩压≥250 mmHg,舒张压≥120 mmHg,病人出现一系列急诊临床症状,头痛、烦躁、眩晕、恶心、呕吐、心悸、气急及视力模糊等症状,严重时可出现心绞痛、急性左心衰竭及高血压脑病。

2. 高血压脑病是指当血压突然升高超过脑血流自动调节的阈值(平均动脉压达到临界水平 180 mmHg 左右)时,脑血流出现高灌注,毛细血管压力过高,渗透性增强,导致脑水肿和颅内压增高,甚至脑疝的形成,引起一系列暂时性脑循环功能障碍的临床表现。

3. 恶性高血压也称急进性高血压,较少见,多见于青壮年。可由缓进型高血压恶化而来,或起病即为急进型高血压。临床上起病急,进展快,血压升高明显,常超过 230/130 mmHg,严重损害肾、脑功能。患者大多死于尿毒症、严重肾损害、脑出血或心力衰竭,需要紧急处理。

问题3 高血压患者评估有无靶器官损害的器官包括哪些？采用评估方法有哪些？

答题要点

1. 心脏：左心室肥厚是心血管事件独立危险因素,通常应用心电图检查以及超声心动图检查来进行评估。

2. 血管：应用超声检测颈动脉内膜中层厚度和有无斑块的情况。大动脉僵硬度、脉搏波传导速度、踝肱血压指数也可检测血管风险。

3. 肾脏：需要检查血清肌酐、血清尿素氮水平以及尿蛋白定量,预估肌酐清除率来评估有无高血压肾脏损害。

4. 眼底：高血压眼底改变分为四级,第三级和第四级视网膜病变对判断预后有价值。

5. 脑：颅脑 CT 和颅脑磁共振检查有助于发现脑腔隙性病灶、无症状性脑血管病变(如颅内动脉狭窄、钙化和斑块病变、血管瘤)以及脑白质损害,经颅超声对诊断脑血管痉挛、狭窄或闭塞有一定帮助。认知功能筛查评估主要采用简易精神状态量表。

第四节　高血压患者健康管理自测练习

一、单选题

1. 基本公共卫生服务项目中的高血压患者管理服务对象是 　　　　（　　）

    A. 18 岁及以上的高血压患者　　　　B. 18 岁及以上的原发性高血压患者

    C. 35 岁及以上的高血压患者　　　　D. 35 岁及以上的原发性高血压患者

2. 高血压的诊断标准中血压值应当为下列哪一项 　　　　（　　）

    A. 收缩压≥140 mmHg 和(或)舒张压≤90 mmHg

    B. 收缩压≤140 mmHg 和(或)舒张压≥90 mmHg

    C. 收缩压≤140 mmHg 和(或)舒张压≤90 mmHg

    D. 收缩压≥140 mmHg 和(或)舒张压≥90 mmHg

3. 高危人群应该多长时间测量一次血压 　　　　（　　）

    A. 3 个月　　　　B. 半年　　　　C. 一年　　　　D. 两年

4. 体质指数(BMI)是指 　　　　（　　）

    A. 体重(kg)/身高$(cm)^2$　　　　B. 体重(kg)/身高$(m)^2$

    C. 体重(kg)/身高(cm)　　　　D. 体重(kg)/身高(m)

5. 对于紧急转诊的高血压患者,应在几周内主动随访转诊情况 　　　　（　　）

    A. 1　　　　B. 2　　　　C. 3　　　　D. 4

6. 非药物治疗高血压有明确的降压效果,如膳食限盐,每日应控制在多少以下 　（　　）

    A. 4 g　　　　B. 5 g　　　　C. 6 g　　　　D. 7 g

7. 《中国高血压防治指南(基层版)》对血压达标时间的推荐:一般情况下,1～2 级高血压治疗争取在几周内血压逐渐达标。 　　　　（　　）

    A. 1～2 周　　　　B. 2～4 周　　　　C. 4～6 周　　　　D. 4～12 周

8. 低危高血压初诊患者随访观察多长时间后,如血压仍大于 140/90 mmHg 需开始药物治疗 　　　　（　　）

    A. 立即　　　　B. 1 个月　　　　C. 3 个月　　　　D. 6 个月

9. 以下哪种说法是错误的 　　　　（　　）

    A. 血压控制不良或不稳定,无不良反应者,一般原药加至靶剂量,或加另一种类药物

    B. 降压速度越快越好

    C. 对夜间及凌晨血压增高的患者,可调整用药时间,或晚间谨慎加服药物

    D. 血压达标稳定者,且无不良反应的,一般予长期维持治疗,长期达标,不要随意调换药物

10. 世界高血压日是 （　　）

    A. 4 月 17 日   B. 4 月 7 日   C. 5 月 17 日   D. 5 月 7 日

11. 按照《国家基本公共卫生服务规范（第三版）》，下列不属于高血压评估的危急情况的是 （　　）

    A. 意识改变   B. 收缩压≥180 mmHg

    C. 舒张压≥100 mmHg   D. 心悸、胸闷

12. 下列哪一项是我国高血压的特点 （　　）

    A. 死亡率高   B. 知晓率高   C. 控制率高   D. 致残率高

13. 对确诊的高血压患者，乡镇卫生院、村卫生室、社区卫生服务中心（站）要提供每年至少多少次的面对面随访 （　　）

    A. 2 次   B. 3 次   C. 4 次   D. 5 次

14. 男性，60 岁，血压 150/90 mmHg，吸烟，饮酒，规律运动，体检发现总胆固醇 6.9 mmol/L。根据《中国高血压防治指南》（2018 版），应诊断为 （　　）

    A. 高血压 1 级（低危）   B. 高血压 1 级（中危）

    C. 高血压 2 级（高危）   D. 高血压 1 级（高危）

15. 初诊为高血压的病人，哪种情况不需向上一级医院转诊 （　　）

    A. 某孕妇，血压水平 160/115 mmHg

    B. 30 岁的男性青年，血压水平 185/110 mmHg

    C. 女性病人，60 岁，B 超显示肾脏及肾脏周围有肿物或肾脏萎缩

    D. 血压控制稳定

16. 高血压患者健康管理服务规范中规定首诊的定义是 （　　）

    A. 每年因不同疾病第一次到乡镇卫生院、村卫生室和社区卫生服务中心（站）就诊

    B. 每年因不同疾病第一次到中心医院就诊

    C. 确诊高血压后第一次到乡镇卫生院、村卫生室和社区卫生服务中心（站）就诊

    D. 第一次在医院发现高血压

二、多选题

1. 高血压患者健康管理的服务内容有 （　　）

    A. 筛查患者   B. 随访评估   C. 对症治疗

    D. 分类干预   E. 健康体检

2. 高血压患者的随访评估必须包括哪些内容 （　　）

    A. 询问症状   B. 测量体重、心率

    C. 询问生活方式   D. 测量空腹血糖

    E. 询问患者的服药情况

3. 高血压患者健康管理的随访方式包括哪些 （　　）

    A. 门诊就诊   B. 电话追踪   C. 住院诊疗

    D. 家庭访视   E. 体格检查

4. 下列哪些情况,可直接预约下一次随访时间 （　　）

    A. 血压测量值收缩压>140 mmHg 和/或舒张压>90 mmHg

    B. 无药物不良反应

    C. 无新发并发症

    D. 原有并发症无加重

    E. 血压测量值收缩压<140 mmHg 且舒张压<90 mmHg

5. 高血压的高危人群包括 （　　）

    A. 收缩压 120～139 mmHg 和/或舒张压 85～90 mmHg

    B. 超重或肥胖(BMI≥24 kg/m^2)

    C. 长期高盐饮食

    D. 长期过量饮酒(每日饮白酒≥100 ml,且每周饮酒在 4 次以上)

    E. 高血压家族史(双亲或同胞患高血压)

6. 下列哪些情况需要紧急转诊 （　　）

    A. 收缩压≥180 mmHg 或舒张压≥110 mmHg

    B. 意识改变、恶心、呕吐、视物模糊、胸闷

    C. 妊娠期出现高血压

    D. 长期失眠或情绪低落

    E. 出现药物不良反应

7. 对高血压患者生活方式的指导包括 （　　）

    A. 吸烟情况　　　　B. 饮酒情况　　　　C. 运动情况

    D. 摄盐情况　　　　E. 心理调整

8. 我国人群高血压发病的重要危险因素包括 （　　）

    A. 超重和肥胖　　　B. 精神紧张　　　　C. 血脂异常

    D. 高盐饮食　　　　E. 酗酒

9. 下列血压分级中描述正确的是 （　　）

    A. 高血压 1 级收缩压 140～159 mmHg/舒张压 90～99 mmHg

    B. 高血压 2 级收缩压 160～179 mmHg/舒张压 100～109 mmHg

    C. 高血压 3 级收缩压≥180 mmHg/舒张压>110 mmHg

    D. 高血压 1 级收缩压 140～149 mmHg/舒张压 90～99 mmHg

    E. 高血压 3 级收缩压≥170 mmHg/舒张压>110 mmHg

10. 简化危险分层表述正确的有 （　　）

    A. 低危:高血压 1 级且无其他危险因素

    B. 中危:高血压 2 级或高血压 1 级伴 1～2 个危险因素

    C. 高危:高血压 3 级或高血压 1～2 级伴危险因素≥3 个

    D. 很高危:任何级别高血压伴临床并发症或合并糖尿病

    E. 高危:任何级别高血压伴任何一项靶器官损害或并存任何一项临床疾患

11. 高压患者运动时注意事项主要包括 （　　）

    A. 以有氧运动为主,无氧运动为补充

    B. 运动次数每周不能超过 3 次

    C. 运动强度以中等强度最为适宜

    D. 运动中的心率为最大心率的 $60\%\sim70\%$

    E. 诊断为高危的患者在运动前需进行评估

12. 关于高血压的随访评估的说法,正确的有 （　　）

    A. 测量体重、心率,计算体质指数

    B. 对原发性高血压患者,每年要提供至少 2 次面对面的随访

    C. 询问患者疾病情况

    D. 了解患者服药情况

    E. 询问患者吸烟、饮酒、运动、摄盐情况等

13. 高血压的危害具体表现在 （　　）

    A. 引起冠状动脉粥样硬化　　　　B. 形成脑血栓

    C. 导致肾衰竭　　　　　　　　　　D. 肾脏损害

    E. 视网膜出现出血、渗出、水肿等

14. 高血压患者膳食治疗的原则包括 （　　）

    A. 如有超重,减少能量摄入及增加能量消耗

    B. 控制饱和脂肪酸的摄入量

    C. 总脂肪的摄入占总能量的 30%

    D. 控制盐的摄入

    E. 以水果、蔬菜、低脂奶制品、全谷物、植物蛋白为主

15. 高血压的非药物治疗措施包括 （　　）

    A. 减少热量,膳食平衡

    B. 增加体力活动

    C. 不提倡饮酒,如饮酒,每日酒精量不超过 50 g

    D. 保持乐观心态,提高应激能力

    E. 不吸烟

三、简答题

1. 简述高血压降压治疗的原则。

2. 社区高血压的筛查有哪些途径?

3. 高血压的一级预防措施包含哪些内容?

4. 简述高血压高危人群的防治策略。

第九章 糖尿病患者健康管理

第一节 2型糖尿病患者健康管理服务规范

一、服务对象

辖区内35岁及以上常住居民中2型糖尿病患者。

二、服务内容

（一）筛查

对工作中发现的2型糖尿病高危人群进行有针对性的健康教育，建议其每年至少测量1次空腹血糖，并接受医务人员的健康指导。

（二）随访评估

对确诊的2型糖尿病患者，每年提供4次免费空腹血糖检测，至少进行4次面对面随访。

1. 测量空腹血糖和血压，并评估是否存在危急情况，如出现血糖≥16.7 mmol/L或血糖≤3.9 mmol/L、收缩压≥180 mmHg和/或舒张压≥110 mmHg、意识或行为改变、呼气有烂苹果样丙酮味、心悸、出汗、食欲减退、恶心、呕吐、多饮、多尿、腹痛、有深大呼吸、皮肤潮红、持续性心动过速（心率超过100次/分）、体温超过39 ℃，或有其他的突发异常情况如视力骤降、妊娠期及哺乳期血糖高于正常值等危险情况之一，或存在不能处理的其他疾病时，须在处理后紧急转诊。对于紧急转诊者，乡镇卫生院、村卫生室、社区卫生服务中心（站）应在2周内主动随访转诊情况。

2. 若不需紧急转诊，询问上次随访到此次随访期间的症状。

3. 测量体重，计算体质指数（BMI），检查足背动脉搏动。

4. 询问患者疾病情况和生活方式，包括心脑血管疾病、吸烟、饮酒、运动、主食摄入情况等。

5. 了解患者服药情况。

（三）分类干预

1. 对血糖控制满意（空腹血糖值＜7.0 mmol/L）、无药物不良反应、无新发并发症或原有并发症无加重的患者，预约下一次随访。

2. 对第一次出现空腹血糖控制不满意（空腹血糖值≥7.0 mmol/L）或药物不良反应的患者，结合其服药依从情况进行指导，必要时增加现有药物剂量、更换或增加不同类的降糖药物,2周时随访。

3. 对连续两次出现空腹血糖控制不满意或药物不良反应难以控制以及出现新的并发症或原有并发症加重的患者,建议其转诊到上级医院,2周内主动随访转诊情况。

4. 对所有的患者进行针对性的健康教育,与患者一起制定生活方式改进目标并在下一次随访时评估进展,告诉患者出现哪些异常时应立即就诊。

(四) 健康体检

对确诊的 2 型糖尿病患者,每年进行 1 次较全面的健康体检,体检可与随访相结合。内容包括体温、脉搏、呼吸、血压、空腹血糖、身高、体重、腰围、皮肤、浅表淋巴结、心脏、肺部、腹部等常规体格检查,并对口腔、视力、听力和运动功能等进行判断。具体内容参照《居民健康档案管理服务规范》健康体检表。

三、服务流程

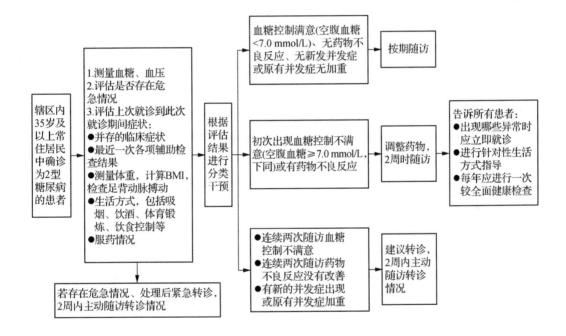

四、服务要求

1. 2 型糖尿病患者的健康管理由医生负责,应与门诊服务相结合,对未能按照健康管理要求接受随访的患者,乡镇卫生院、村卫生室、社区卫生服务中心(站)应主动与患者联系,保证管理的连续性。

2. 随访包括预约患者到门诊就诊、电话追踪和家庭访视等方式。

3. 乡镇卫生院、村卫生室、社区卫生服务中心(站)要通过本地区社区诊断和门诊服务等途径筛查和发现 2 型糖尿病患者,掌握辖区内居民 2 型糖尿病的患病情况。

4. 发挥中医药在改善临床症状、提高生活质量、防治并发症中的特色和作用,积极应用中医药方法开展 2 型糖尿病患者健康管理服务。

5. 加强宣传,告知服务内容,使更多的患者愿意接受服务。

6. 每次提供服务后及时将相关信息记入患者的健康档案。

五、工作指标

2 型糖尿病患者规范管理率＝(按照《规范》要求进行 2 型糖尿病患者健康管理的人数/年内已管理的 2 型糖尿病患者人数)×100%。

管理人群血糖控制率＝(年内最近一次随访空腹血糖达标人数/年内已管理的 2 型糖尿病患者人数)×100%。

注:最近一次随访指的是按照《规范》要求最近的一次随访,若失访则判断为未达标。空腹血糖达标是指空腹血糖<7mmol/L。

第二节　《2 型糖尿病患者健康管理服务规范》疑问解答

1.《国家基本公共卫生服务规范(第三版)》(以下简称《规范》),针对糖尿病患者健康管理服务的主要变化是什么?

答:《规范》关于 2 型糖尿病患者健康管理服务的主要变化是:① 强调服务对象的"常住"概念,就是指实际居住在某地区半年以上的人口;② 健康体检明确了检查空腹血糖;③ 完善了糖尿病患者服务流程图;④ 将考核指标改为工作指标;⑤ 完善了随访记录表中足背动脉搏动选项以及填表说明。

2. 血糖检查一般都有哪些内容?

答:我们通常说的血糖指血浆血糖,是诊断糖尿病的依据。而指尖血糖测量较方便,可随时监测患者血糖水平。尿糖检测具有随机性,所以不能作为诊断依据。一般血糖测定时间分为两种:一种是空腹血糖,是糖尿病最常用的检测指标;一种是餐后 2 小时血糖,容易发现可能存在的餐后高血糖水平。餐后 2 小时血糖的概念是指从吃第一口饭开始计时,整 2 个小时后测血糖。口服葡萄糖耐量试验(OGTT)用于血糖增高但尚未达到糖尿病诊断标准的患者。糖化血红蛋白,通常可以反映过去 60～90 天平均血糖水平,比较稳定,是长期控制慢性并发症的重要指标,正常一般 4%～6.5%,控制<7%,如>8% 危险。

3. 糖尿病的诊断标准是什么?

答:糖尿病确诊标准有三项,符合其中一项即可判断为糖尿病。首先是具有糖尿病症状,多饮、多食、多尿、体重下降等,再加上任意时间血糖水平≥11.1 mmol/L 可判断为糖尿病;其次,空腹血糖水平≥7.0 mmol/L 是第二项诊断标准;再次,口服葡萄糖耐量试验(OGTT),2 小时血糖水平≥11.1 mmol/L 是第三个诊断标准。另外,还有一个糖尿病前期的诊断标准,也叫空腹血糖受损或糖耐量受损。空腹血糖受损是空腹静脉血糖 6.1～7.0 mmol/L;糖耐量受损

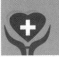

指 OGTT(口服葡萄糖耐量试验)负荷后 2 小时血糖 7.8～11.1 mmol/L。

4. 糖尿病筛查中"高危人群"的范畴包括哪些?

答:高危人群筛查属于一级预防内容。在成年人(>18 岁)中,具有下列任何一个及以上的糖尿病危险因素者都属于高危人群:① 年龄≥40 岁;② 有糖调节受损史;③ 超重或肥胖和(或)中心型肥胖;④ 静坐生活方式;⑤ 一级亲属中有 2 型糖尿病家族史;⑥ 有巨大儿(出生体重≥4 kg)生产史或妊娠糖尿病史的妇女;⑦ 高血压,或正在接受降压治疗;⑧ 血脂异常,或正在接受调脂治疗;⑨ 动脉粥样硬化性心脑血管疾病患者;⑩ 有一过性类固醇糖尿病病史者;⑪ 多囊卵巢综合征(PCOS)患者;⑫ 长期接受抗精神病药物和(或)抗抑郁药物治疗的患者。

5. 超重、肥胖、高血压、血脂异常的标准分别是什么?

答:超重标准:24.0 kg/m² ≤BMI≤28.0 kg/m²;肥胖标准:BMI≥28.0 kg/m²;中心型肥胖标准:男性腰围≥90 cm,女性腰围≥85 cm。高血压:收缩压≥140 mmHg 和(或)舒张压≥90 mmHg,或正在接受降压治疗。血脂异常:高密度脂蛋白胆固醇(HDL-C)≤0.91 mmol/L,甘油三酯≥2.22 mmol/L 或正在接受调脂治疗。

6. 随访评估都有哪些内容?

答:对确诊的 2 型糖尿病患者,每年提供 4 次免费空腹血糖检测,至少进行 4 次面对面随访。随访时,一般评估五个方面内容。① 测量空腹血糖和血压,并评估是否存在危急情况。如出现血糖≥16.7 mmol/L 或血糖≤3.9 mmol/L、收缩压≥180 mmHg 和/或舒张压≥110 mmHg,意识或行为改变、呼气有烂苹果样丙酮味、心悸、出汗、食欲减退、恶心、呕吐、多饮、多尿、腹痛、有深大呼吸、皮肤潮红、持续性心动过速(心率超过 100 次/分)、体温超过 39 ℃,或有其他的突发异常情况如视力骤降、妊娠期及哺乳期血糖高于正常值等危险情况之一,或存在不能处理的其他疾病时,须在处理后紧急转诊。② 对于紧急转诊者,乡镇卫生院、村卫生室、社区卫生服务中心(站)应在 2 周内主动随访转诊情况。若不需紧急转诊,询问上次随访到此次随访期间的症状。③ 测量体重,计算体质指数(BMI),检查足背动脉搏动。④ 询问患者疾病情况和生活方式,包括心脑血管疾病、吸烟、饮酒、运动、主食摄入情况等。⑤ 了解患者服药情况。

7. 分类干预时一般包括哪几种情况?

答:分类干预分 4 种情况:① 对血糖控制满意(空腹血糖值<7.0 mmol/L)、无药物不良反应、无新发并发症或原有并发症无加重的患者,预约下一次随访。② 对第一次出现空腹血糖控制不满意(空腹血糖值≥7.0 mmol/L)或药物不良反应的患者,结合其服药依从情况进行指导,必要时增加现有药物剂量、更换或增加不同类的降糖药物,2 周时随访。③ 对连续两次出现空腹血糖控制不满意或药物不良反应难以控制以及出现新的并发症或原有并发症加重的患者,建议其转诊到上级医院,2 周内主动随访转诊情况。④ 对所有的患者进行针对性的健康教育,与患者一起制定生活方式改进目标并在下--次随访时评估进展,告诉患者出现哪些异常时应立即就诊。

8. 糖尿病患者健康体检的内容有哪些？

答： 对确诊的 2 型糖尿病患者,每年进行 1 次较全面的健康体检,体检可与随访相结合。内容包括体温、脉搏、呼吸、血压、空腹血糖、身高、体重、腰围、皮肤、浅表淋巴结、心脏、肺部、腹部等常规体格检查,并对口腔、视力、听力和运动功能等进行判断。具体内容参照《居民健康档案管理服务规范》中的健康体检表。

9. 对糖尿病患者怎样进行健康管理服务,具体要求有哪些？

答： 首先,2 型糖尿病患者的健康管理由责任医生负责,应与门诊服务相结合,对未能按照健康管理要求接受随访的患者,乡镇卫生院(村卫生室)、社区卫生服务中心(站)应主动与患者联系,保证管理连续性。随访包括预约患者到门诊就诊、电话追踪和家庭访视等方式。其次,乡镇卫生院(村卫生室)、社区卫生服务中心(站)要主动通过本地区社区卫生诊断和门诊服务等途径筛查和发现 2 型糖尿病患者,掌握辖区内居民 2 型糖尿病的患病情况。在干预时,要发挥中医药在改善临床症状、提高生活质量、防治并发症中的特色和作用,积极应用中医药方法开展 2 型糖尿病患者健康管理服务。加强健康管理宣传,告知服务内容,使更多的患者愿意接受服务。每次提供服务后及时将相关信息记入患者的健康档案。

10. 糖尿病规范管理的具体工作指标有哪些？ 如何计算？

答： 按照《规范》要求,糖尿病患者健康管理的工作指标,包括 2 型糖尿病患者规范管理率和管理人群血糖控制率。2 型糖尿病患者规范管理率＝(按照《规范》要求进行 2 型糖尿病患者健康管理的人数/年内已管理的 2 型糖尿病患者人数)×100％。管理人群血糖控制率＝(年内最近一次随访空腹血糖达标人数/年内已管理的 2 型糖尿病患者人数)×100％。另外要注意的是,最近一次随访指的是按照《规范》要求最近的一次随访,若失访则判断为未达标。空腹血糖达标是指空腹血糖＜7 mmol/L。

第三节　2 型糖尿病患者健康管理实践案例

案例一　糖尿病前期的诊断与干预

患者,张某,男性,54 岁,身高 1.75 m,体重 80 kg,BMI 26.1 kg/m²,体检发现空腹血糖 6.5 mmol/L,糖化血红蛋白 6.3％,无任何糖尿病的临床表现,无吸烟和酗酒的嗜好。母亲患有糖尿病。因血糖高于正常值而来院就诊。

🔊**问题1　这位患者是否属于 2 型糖尿病的高危患者？**

✅**答题要点**

首先应明确什么样的人群是 2 型糖尿病的高危患者。根据《国家基层糖尿病防治管理指南(2018)》的论述,我国成年人糖尿病高危人群的定义为,在成年人(>18岁)中,具有下列任何一个及以上的糖尿病危险因素者:

1. 年龄≥40岁。

2. 有糖尿病前期(IGT、IFG或两者同时存在)史。

3. 超重(BMI≥24 kg/m²)或肥胖(BMI≥28 kg/m²)和/或中心型肥胖(男性腰围≥90 cm,女性腰围≥85cm)。

4. 静坐生活方式。

5. 一级亲属中有2型糖尿病家族史。

6. 有妊娠期糖尿病史的妇女。

7. 高血压(收缩压≥140 mmHg和/或舒张压≥90 mmHg),或正在接受降压治疗。

8. 血脂异常(HDL-C≤0.91 mmol/L和/或TG≥2.22 mmol/L),或正在接受调脂治疗。

9. 动脉粥样硬化性心血管疾病患者。

10. 有一过性类固醇糖尿病病史者。

11. 多囊卵巢综合征患者或伴有与胰岛素抵抗相关的临床状态(如黑棘皮征等)。

12. 长期接受抗精神病药物和/或抗抑郁药物治疗以及他汀类药物治疗的患者。

该患者年龄≥40岁,属超重人群,有2型糖尿病家族史,同时空腹血糖已超过正常值,因此,该患者是2型糖尿病的高危患者。在高危患者人群中最危险的是糖尿病前期和中心性肥胖,因为IGT患者每年有6%~10%的个体会进展为2型糖尿病。

问题2 如何确定该患者的糖代谢状态?

 答题要点

当空腹血糖≥6.1 mmol/L或任意一点血糖≥7.8 mmol/L时,我们就应该建议患者行75 g OGTT,来确定糖代谢的状态。患者行75 g OGTT后发现,空腹血糖6.4 mmol/L,服糖后2小时血糖为9.8 mmol/L,确诊为IGT+IFG(即糖耐量异常+空腹血糖受损)。

知识扩展:75 g OGTT

75 g葡萄糖耐量试验过程:① 患者在空腹8小时后,不进食任何具有能量的食物,到医院抽取2 ml血,行空腹血糖测定;② 服用75 g葡萄糖加水,如采用50%的葡萄糖注射液,则取150 ml葡萄糖水,加100 ml温水,共250 ml。如是在医药公司购买的葡萄糖粉,应采用82.5 g葡萄糖粉,溶于250 ml水中,5分钟内喝完。③ 从喝第一口糖水起计算时间,2小时后静脉抽血2 ml做血糖测定。

糖代谢状态:

糖代谢状态的分类(WHO,1999)

糖代谢分类	静脉血浆葡萄糖(mmol/L)	
	空腹血糖	糖负荷后2小时血糖
正常血糖	<6.1	<7.8
空腹血糖受损(IFG)	≥6.1,<7.0	<7.8
糖耐量异常(IGT)	<7.0	≥7.8,<11.1
糖尿病	≥7.0	≥11.1

注:IFG 和 IGT 统称为糖调节受损,也称糖尿病前期。

所有糖代谢状态的确定,应根据静脉血糖而不是毛细血管血糖的结果。同时在急性感染、创伤或其他应激情况下可出现暂时的血糖增高,所以不能将应激情况下的血糖作为评估的标准。

 背景二

根据患者的糖代谢状态,医生诊断为糖尿病前期。

问题1 糖尿病前期的临床处理应该怎样进行?

答题要点

在2型糖尿病的三级预防体系中,该患者属于二级预防,即在高危人群中开展疾病筛查、健康干预指导患者进行自我管理。在首次筛查正常的高危人群中,建议其每年至少测量一次空腹血糖,并接受医务人员的健康指导。

根据中国大庆的研究结果,IGT人群接受适当的生活方式干预可延迟或预防2型糖尿病的发生。增加蔬菜的摄入量,减少酒精和单糖的摄入,增加日常活动量,每日至少进行20分钟中等强度的活动。对于超重和肥胖的患者,需要减重,每日饮食总热量至少减少400~500 kcal,或体重下降7%。研究发现,生活方式干预6年,可使以后14年的2型糖尿病累计发生风险下降43%。同时要密切关注IGT患者的其他心血管危险因素(如吸烟、高血压、血脂异常)。

问题2 如果生活方式干预效果不好,可以使用药物干预吗?

答题要点

目前并没有把药物干预作为重要的干预手段。对于IGT患者,只有在强化生活方式干预6个月效果不佳,且同时合并有其他危险因素者,方可考虑采用药物干预。

可用于干预的主要药物有二甲双胍、阿卡波糖。这两种药在糖尿病前期人群中长期使用的安全性证据较为充分。

案例二　2型糖尿病口服药物以及基础胰岛素的临床使用

背景一

患者张某,70岁,2型糖尿病史10年,BMI 26 kg/m²,近期空腹血糖8.2 mmol/L,餐后血糖14 mmol/L,HbA1c 8.5%,血糖控制不理想,生化检查提示患者肝肾功能正常。就诊时口服二甲双胍(格华止)0.5 g,每日3次。饮食、运动没有明显的异常,也没有应激情况的发生。

问题1 这位患者是否可以继续使用二甲双胍,下一步的治疗应如何进行?

答题要点

二甲双胍是全世界糖尿病治疗指南推荐的控制2型糖尿病的一线用药,也是药物联合中的基本用药。该药的降糖疗效是可以使HbA1c下降1.0%~1.5%,并可以减轻体重。推荐剂量0.5~2.0 g/d。当一线药物治疗失效(即不能有效地控制血糖时)就要加用二线治疗药物。该患者已70岁,临床显示二甲双胍治疗失效,由于患者的肝肾功能均正常,二甲双胍可以继续使用。

临床为患者加用了二基肽酶Ⅳ抑制剂,捷诺维0.1 g,每日1次。一周后,患者的空腹血糖降到6.5 mmol/L,餐后血糖9.1 mmol/L,嘱患者加强血糖监测,3个月后测HbA1c。

知识扩展:

二甲双胍的不良反应

二甲双胍的不良反应主要是胃肠道反应,表现为饱腹、食欲下降、腹泻、腹鸣等,但是从小剂量开始,逐渐增加剂量是减少副反应的有效方法。二甲双胍的禁忌证有:①肾功能不全,血肌酐水平男性>132.6 μmol/L,女性>123.8 μmol/L,或者预估肾小球滤过率(eGFR)<45 ml/min;②肝功能不全;③严重感染;④缺氧或接受大手术的患者。在使用二甲双胍的患者接受碘化对比剂时,应暂停二甲双胍的使用。

2型糖尿病的二线治疗药物

2型糖尿病的二线治疗药物包括胰岛素促泌剂、α-糖苷酶抑制剂、二基肽酶Ⅳ抑制剂、噻唑烷二酮类、钠-葡萄糖共转运蛋白2抑制剂等。在诸多的二线药物中,需要医生根据病情、体重、血糖水平、肝肾功能、患者的经济条件以及患者的接受度,进行有效的选择。许多研究显示:单独使用二甲双胍一般不会导致低血糖,而联用胰岛素促泌剂或胰岛素,会增加低血糖的风险。在低剂量二甲双胍治疗的基础上联合二基肽酶Ⅳ抑制剂的疗效与二甲双胍单药剂量增加所获得的血糖改善程度和不良事件发生的比例相似。

目前我国二基肽酶Ⅳ(DPP-4)抑制剂有5种,即西格列汀、沙格列汀、利格列汀、维格列汀和阿格列汀。该药通过抑制DPP-4减少类胰高血糖素样肽-1(GLP-1)在体内的失活。GLP-1以葡萄糖浓度依赖的方式增强胰岛素的分泌,抑制胰高血糖素的分泌,可降低HbA1c 0.4%~0.9%。单独使用DPP-4抑制剂不增加低血糖发生的风险。

背景二

这名张姓患者在接受了二甲双胍加捷诺维后,血糖稳定,HbA1c 下降至 6.8%。体重轻度下降,体重 70 kg,BMI 25.9 kg/m²。但是该患者在一年半后,因车祸导致下肢骨折,不能行走,血糖又出现增高,空腹血糖 9.2 mmol/L,餐后血糖 15 mmol/L,HbA1c 9.8%,肝肾功能正常,eGFR 65 ml/min。

问题2 在这种情况下,治疗方案应怎样选择?

答题要点

该患者的治疗方案有多种选择:① 二甲双胍＋DPP-4 抑制剂＋基础胰岛素;② 二甲双胍＋DPP-4 抑制剂＋胰岛素促泌剂;③ 二甲双胍＋餐时胰岛素预混制剂。但是三种方案的优缺点也非常明显。第一种方案低血糖发生率最低,血糖稳定,体重增加也不明显,缺点是医疗费用相对较高。第二种方案低血糖的发生率会增加,血糖的稳定性较第一方案差,但是因为均为口服药,所以治疗的方便性较好。第三种方案医疗费用最低,但是低血糖的发生率较高,预混胰岛素在家中初次使用不安全,如果患者不能很好地管理饮食,容易出现体重的增加。

医生与患者沟通后,患者选择了第一种方案。我们为患者起始基础胰岛素(甘精胰岛素)治疗,给了如下的方案:二甲双胍 0.5 g,每日 2 次;西格列汀(捷诺维)0.1 g,每日 1 次;甘精胰岛素起始按 0.2 U/kg 给予来得时 14 U,每日早上 1 次。3 天后空腹血糖 8.1 mmol/L,随即增加甘精胰岛素 2 U,因为患者年龄较大,所以临床胰岛素增加比较谨慎。再 3 天后血糖降至 7.4 mmol/L,再次增加甘精胰岛素 2 U,一周后空腹血糖恢复到 6.8 mmol/L,餐后血糖 10.4 mmol/L。后一直血糖稳定。

> **知识扩展:**
>
> 2 型糖尿病患者在生活方式和口服药联合治疗的基础上,血糖依然不能达到治疗目标,应及早开始胰岛素治疗。基础胰岛素是目前临床上用的比较多的一种剂型,因为低血糖较少,血糖也较稳定,在门诊和基层医院也可以起始基础胰岛素的治疗。保留原有的口服降糖药物,根据患者血糖水平,可以减少药物剂量或停用其中的一种药物。起始剂量为 0.1~0.3 U/kg,依据患者的空腹血糖水平调整胰岛素用量。通常每 3~5 天调整一次,每次调整 1~4 U,直至空腹血糖达标。如果空腹血糖低于 5.6 mmol/L,应相应减少胰岛素的用量。
>
> 调整胰岛素剂量 3 个月后,空腹血糖达标,而餐后血糖依然较高或 HbA1c 依旧不达标者,要考虑调整口服药物或胰岛素治疗方案。

案例三 2 型糖尿病并发症与合并症的筛查和预防干预

背景一

患者李某,65 岁,因近期双下肢轻度凹陷性水肿,下肢麻木感,来院就诊。患者有 2 型糖尿病史 5 年,高血压病史 12 年,口服氨氯地平 5 mg、每日 1 次,厄贝沙坦 150 mg、每日 1 次,血压控制在 134/86 mmHg。患者身高 1.72 m,体重 70 kg,目前治疗二甲双胍 0.5 g、每日 2 次,基础胰岛素(来得时)22 U、每日 1 次,空腹血糖 7.2 mmol/L,餐后血糖 9.6 mmol/L,HbA1c 6.8%。

问题1　患者在患病期间没有做过相应的并发症筛查,他目前是什么样的状况?

答题要点

糖尿病并发症的筛查是 2 型糖尿病管理全程中的重要环节。筛查可以及早发现糖尿病是否有微血管以及大血管并发症与合并症的存在,以便及早发现、及早干预、及早治疗。糖尿病确诊时以及确诊以后,随访应该了解血糖、血压、血脂的控制情况以及肝肾功能的状态。每年均应评估心血管病变的风险因素,评估的内容包括心血管病的现病史及既往史、年龄、有无心血管风险因素(吸烟、高血压、血脂紊乱、肥胖特别是腹型肥胖、早发心血管疾病的家族史),还应该了解有无肾脏损害(尿微量白蛋白)、外周血管的状态、神经病变的情况,有无视网膜病变。

所以该患者应该做如下的询问和医疗检查:测血压,询问饮食以及运动的情况,询问吸烟情况,有无低血糖,计算 BMI。做糖化血红蛋白,血脂分析,尿酸,肝肾功能,尿微量白蛋白(或尿蛋白定量),神经感觉测定,ABI 等。

背景二

患者经过上述检查后发现,尿微量白蛋白 367 mg/g,血糖控制良好,但是血压维持在 150/95 mmHg,进一步尿蛋白定量为 1.8 g/24 h,血白蛋白 34.8(正常值),尼龙丝检查双脚均有感觉缺失。眼底检查:视网膜有片状的出血灶,动脉血管细而迂曲,无动脉瘤,无黄斑病变。确诊:2 型糖尿病、高血压病、糖尿病合并肾病、糖尿病神经病变、眼底出血。

问题1　如何筛查糖尿病的并发症? 筛查的频率?

答题要点

糖尿病并发症与合并症分为糖尿病微血管并发症(即糖尿病视网膜病变、糖尿病肾病、糖尿病神经病变),糖尿病大血管病变(即心血管病变、脑血管病变、外周血管病变)。通过每年的并发症筛查可以早期发现病变。

并发症,合并症	筛查项目	筛查频率
糖尿病视网膜病变	眼底检查或免散瞳眼底摄片	如无糖尿病眼底病变,每年 1 次 如有糖尿病眼底病变,每年 2 次
糖尿病肾病	尿微量白蛋白	每年不定期 3 次,2 次阳性可诊断
糖尿病神经病变	10 g 尼龙丝试验,温度觉检查,本体感觉检查,自主神经检查	每年 1 次
心血管、外周血管	ABI(踝肱比)颈动脉内膜	每年 1 次
其他	血脂,肝肾功能,心电图	每年 1~2 次

该患者尿微量白蛋白的监测已属于大量白蛋白尿,血中蛋白从尿中漏出,导致血浆白蛋白下降,患者出现下肢水肿。

知识扩展:糖尿病肾病管理与筛查目的

糖尿病肾病管理与筛查的目的是发现和管理具有促发血管疾病和糖尿病肾病危险性的患者,降低进展为终末期肾衰竭的危险性。糖尿病肾病的筛查每年至少检查2个项目:

1. 尿微量白蛋白的排泄:一般检查3次,如果有2次尿白蛋白的排泄量超过正常,即可认为肾脏已经有病变的发生。但是需排除影响尿蛋白排泄的因素,如高血糖、高血压状态、大量的蛋白摄入、原有慢性肾小球肾病、应激状态等。微量白蛋白尿是肾功能下降以及心血管疾病的独立危险因素,故各种指南推荐在糖尿病和高血压患者中筛查微量白蛋白尿。

2. 预估肾小球滤过率(eGFR)和血清肌酐:肾小球滤过率简称GFR,是评价肾脏滤过功能的重要指标,它是指单位时间内(每分钟)两个肾脏产生的超滤液的量。通俗地讲,就是两个肾脏在一分钟之内能够滤出多少毫升液体,因此其单位使用"毫升/分"(ml/min)表达。这个数值受年龄、性别、种族和体重的影响。一般来说,健康人从40岁后GFR就开始下降,估算每年下降1%,到80岁时,GFR大约下降40%。在临床上可以用C-G公式来计算:

男性 $eGFR(ml/min) = 1.23 \times [140 - 年龄(岁)] \times 体重(kg) \div 血肌酐(\mu mol/L)$
女性 $eGFR(ml/min) = 1.04 \times [140 - 年龄(岁)] \times 体重(kg) \div 血肌酐(\mu mol/L)$

临床通常使用血肌酐来判断肾功能的好坏,但是血肌酐水平受到年龄、种族、性别、肌肉含量、活动量等多种因素的影响,并且只有当GFR下降50%以上时,血肌酐才升高,不够敏感。所以更多的是采用eGFR和血肌酐来判断患者肾脏功能的完整性。

问题2 该患者在明确诊断后,临床上如何进行治疗?

答题要点

糖尿病肾病非药物治疗包括了四个方面:首先是要戒烟。第二,要减重,减重不仅可以使血糖趋于稳定,同时也可以降低血压和减少肾小球滤过率。第三,适当的运动。最后,低蛋白饮食,每日蛋白的摄入在0.6~0.8 g/kg(体重),目的是减少肾小球静水压,减少肾脏的负荷。

糖尿病肾病的药物治疗:首先是降压,首选是血管紧张素转换酶抑制剂(ACEI)和血管紧张素Ⅱ受体拮抗剂(ARB),血压的控制目标为130/80 mmHg,随着年龄的增大,更多合并症存在,血压可以相应放宽到140/90 mmHg。第二,控制高血糖,很多国际国内的研究证实,控制高血糖就能够降低糖尿病并发症的发生和发展。第三,纠正脂质代谢紊乱,按是否具有高危以及极高危因素,将LDL-C降至2.6 mmol/L或1.8mmol/L。最后,要减少蛋白尿,可用黄葵、金水宝、白令胶囊等。

案例四 糖尿病治疗过程中的低血糖的诊断与处理

背景一

患者李某，女性，69 岁，糖尿病病史 25 年，BMI 25 kg/m²，肝肾功能正常，HbA1c 7.2%，空腹血糖 6.7 mmol/L，餐后 2 小时血糖 8～9 mmol/L。口服拜糖苹 50 mg，每日 3 次；诺和灵 30R，26 U/早、20 U/晚。近一个月在中餐前与晚餐前频繁出现饥饿感、心慌、出冷汗、四肢乏力等症状，指血糖测定即时血糖为 2.9 mmol/L，自行服糖后即可好转。患者自觉恐惧，在中餐前与晚餐前常规加餐饼干、水果、牛奶等食物，防止上述症状的出现。因此体重有轻度的增加。

🔊**问题1 这位患者可以诊断为低血糖吗？**

✅**答题要点**

糖尿病患者低血糖的定义为血浆血糖低于 3.9 mmol/L 即为低血糖，临床可伴有或不伴有低血糖的症状，病程长或应用胰岛素治疗的 2 型糖尿病患者容易发生。该患者经常出现低血糖的症状，但是在临床症状发生时没有测定血糖。因此我们高度怀疑患者为低血糖的发生。

嘱患者在发生上述症状时监测血糖，发现在有临床症状时，患者指血糖为 2.9 mmol/L。低血糖诊断成立。

问题2　低血糖的原因是什么？这个患者该如何处理才能减少低血糖的发生？

答题要点

以下原因可能导致低血糖：① 进食过少（误餐或延迟进餐，未摄取足够的食物或因疾病导致进食减少）；② 机体消耗葡萄糖增加，如运动或体力活动大幅增加；③ 胰岛素或胰岛素促泌剂药物使用不规范或剂量过大；④ 胰岛素清除率下降（肝肾功能不全所致）。

该患者表现为中午餐前与晚餐前经常出现低血糖。监测血糖发现，患者早餐后血糖大多在 8～8.5 mmol/L，午餐后 2 小时血糖在 7 mmol/L 左右，根据胰岛素在体内的作用时间分析，可能因为早餐前预混胰岛素的用量偏大，故将早餐前的胰岛素减少到 23 U，后未再发生低血糖。

> **知识扩展：低血糖症状及处理**
>
> 低血糖症状多种多样，不同患者有不同的表现，对同一个患者来说，每次的低血糖表现也不完全相同。而且随着糖尿病病程的延长，自主神经病变不断发展，低血糖的表现也会随之改变。一般来说，低血糖表现为两组症状：一组是交感神经兴奋的症状，表现为饥饿感、心慌、出冷汗、四肢乏力、手抖等症状。第二组为脑部症状，大脑缺乏葡萄糖供给时机体出现低血糖神经症状，表现为精神和运动功能紊乱，意识模糊，甚至昏迷。临床特别要警惕无意识性低血糖，尤其在老年患者。无意识性低血糖是患者血糖下降时没有表现出症状，患者可能会在清醒状态突然发生昏迷。如果患者的血糖显著偏低（40～50 mg/dl或 2.2～2.8 mmol/L）而没有任何低血糖的表现，应怀疑患者发生了无意识性低血糖。
>
> 在怀疑存在低血糖、但患者仍有意识时，应嘱患者监测血糖。如果血糖低于 3.9 mmol/L，嘱患者进食含有 15 g 碳水化合物的食物（1 份碳水化合物食物）或含糖饮料，如 250 ml 牛奶、2 汤匙蜂蜜、糖浆或果冻（20 g）、6～7 块糖块等。患者服用含糖食物后等待 15～20 分钟，观察症状是否缓解，血糖是否上升，然后再次测试血糖。如无缓解，上述过程可重复。
>
> 严重低血糖的治疗：患者出现意识障碍或昏迷，应立即拨打急救电话或立即将患者送到附近的医院，同时在患者口中涂抹一些蜂蜜、果汁或果酱。急救时患者无意识不能进食，就要开始静推葡萄糖或使用胰高糖素治疗。静脉推注 50% 葡萄糖 10～20 ml，然后 5% 或 10% 的葡萄糖以 100 ml/h 的速度维持直至血糖稳定。每 15～30 分钟监测血糖 1 次，直至血糖到 5.6 mmol/L。

第四节 糖尿病患者健康管理自测练习

一、单选题

1. 世界糖尿病日是 （ ）

    A. 11 月 14 日   B. 10 月 14 日

    C. 11 月 4 日   D. 10 月 4 日

2. 关于 2 型糖尿病的特点，以下哪项正确 （ ）

    A. 均为中老年起病   B. 不需要胰岛素治疗

    C. 不会发生酮症酸中毒   D. 部分患者无典型"三多一少"症状

3. 诊断早期糖尿病肾病的主要依据是 （ ）

    A. 血肌酐水平升高   B. 伴有糖尿病眼底病变

    C. 水肿   D. 尿中有微量白蛋白

4. 糖尿病治疗的"五驾马车"是指 （ ）

    A. 饮食控制、运动疗法、药物治疗、戒烟戒酒、自我监测

    B. 饮食控制、运动疗法、药物治疗、教育及心理治疗、自我监测

    C. 饮食控制、运动疗法、药物治疗、教育及心理治疗、按摩与理疗

    D. 饮食控制、运动疗法、药物治疗、自我监测、小组教育

5. 对糖尿病血糖达标认识错误的是 （ ）

    A. 早达标、早获益   B. 实现血糖全面达标

    C. 精细降糖，安全达标   D. 只要坚持治疗，达不达标不重要

6. 2 型糖尿病患者随访分类中控制满意是指血糖控制满意，无其他异常。其中血糖控制满意是指 （ ）

    A. HbA1c＜6.5%   B. 空腹血糖值＜7.0 mmol/L

    C. 空腹血糖值＜6.5 mmol/L   D. 空腹血糖值＜6.1 mmol/L

7. 关于糖尿病运动疗法描述错误的是 （ ）

    A. 运动时间最好是餐后 1 小时

    B. 运动时随身带些糖果，发生低血糖反应时即进食

    C. 适可而止，心肺异常者出现气促、心悸时应停止运动

    D. 运动疗法适用于所有类型的糖尿病患者

8. 2 型糖尿病患者随访中，患者主诉服药后出现胃部不适、恶心时，以下哪种干预管理方法最为准确 （ ）

    A. 调整现有药物剂量或种类，2 周内随访

    B. 调整现有药物剂量或种类，4 周内随访

    C. 减少现有药物剂量，4 周内随访

    D. 更换现有药物品种，4 周内随访

9. 以下哪项不是糖尿病慢性并发症的特点 （   ）
    A. 对人体损害的广泛性   B. 对人体损害的隐蔽性
    C. 损害的可预防性   D. 损害的不可控制性

10. 以下哪项不是糖尿病的慢性并发症 （   ）
    A. 脑卒中   B. 视网膜病变
    C. 冠心病   D. 糖尿病酮症酸中毒

11. 糖尿病监测的金标准是 （   ）
    A. 空腹血糖   B. 餐后血糖
    C. 糖化血红蛋白   D. 血压

12. 65 岁以上糖尿病患者健康体检的免费辅助检查项目不包括 （   ）
    A. 血常规   B. 胸片
    C. 空腹血糖   D. 肝功能
    E. 肾功能

13. 糖尿病患者糖化血红蛋白应控制在多少以下 （   ）
    A. 6%   B. 6.6%   C. 7%   D. 8%

14. 社区高血压及 2 型糖尿病患者每年至少进行几次较全面的健康检查,可与随访结合 （   ）
    A. 2 次   B. 3 次   C. 1 次   D. 4 次

15. 下列关于糖尿病患者的体重监测错误的是 （   ）
    A. 每 3 个月测一次体重,计算体重指数
    B. 依据体重变化来调整膳食热量的摄入
    C. 体重是糖尿病治疗效果的一个指标
    D. 依照中国 2 型糖尿病防治指南,体质指数达标标准为男性小于 24、女性小于 25

16. 对 2 型糖尿病患者连续 2 次随访控制不满意,应该 （   ）
    A. 2 周内随访   B. 调整药物剂量和种类,2 周内电话随访
    C. 转上一级医院   D. 转上一级医院,2 周内电话随访

17. 出现以下哪种情况的 2 型糖尿病患者,对其干预管理仅需要完成一般情况的随访,预约进行下一季度随访即可 （   ）
    A. 空腹血糖为 7.8 mmol/L,服药后情况比较平稳
    B. 空腹血糖为 6.5 mmol/L,近期出现视力模糊
    C. 空腹血糖为 5.9 mmol/L,服药后出现腹胀
    D. 空腹血糖为 5.5 mmol/L,服药后情况比较平稳

18. 2 型糖尿病筛查的常规方法中不包括 （   ）
    A. 测量空腹血糖   B. OGTT 试验
    C. 测量尿糖   D. 检查足背动脉搏动
    E. 检测 HbA1c

19. 《国家基本公共卫生服务规范》中要求对 35 岁以上 2 型糖尿病患者每年至少进行几次面对面随访 （　　）

    A. 4 次 　　　　 B. 6 次 　　　　 C. 10 次 　　　　 D. 12 次

20. 《国家基本公共卫生服务规范》中要求对 35 岁 2 型糖尿病患者每年至少进行一次全面体检，下面不在其年度体检范围内的是 （　　）

    A. 测空腹血糖 　　　　　　　　 B. 检查足背动脉搏动

    C. 测身高、体重 　　　　　　　　 D. 检测 HbA1c

二、多选题

1. 全球 2 型糖尿病患病率变化的特点 （　　）

    A. 患病率急剧增加 　　　　　　　 B. 发病年轻化

    C. 糖尿病前期人群众多 　　　　　 D. 各国发病率差异巨大

2. 糖尿病急性并发症有 （　　）

    A. 冠心病 　　　　　　　　　　　 B. 非酮症高渗性综合征

    C. 乳酸中毒 　　　　　　　　　　 D. 糖尿病足

3. 下列哪些眼科疾病与糖尿病关系密切 （　　）

    A. 视神经病变 　　　　　　　　　 B. 白内障

    C. 视网膜病变 　　　　　　　　　 D. 玻璃体出血

4. 哪些属于糖尿病慢性并发症 （　　）

    A. 乳酸中毒 　　 B. 高血压 　　 C. 神经病变 　　 D. 肾病变

5. 糖尿病的危害有哪几方面 （　　）

    A. 患病率高 　　 B. 并发症高 　　 C. 心理障碍 　　 D. 经济负担重

6. 糖尿病如不治疗或干预可导致患者 （　　）

    A. 降低生活质量 　　　　　　　　 B. 造成器官毁损

    C. 致残 　　　　　　　　　　　　 D. 降低寿命

7. 我国广大民众对糖尿病的认知程度是 （　　）

    A. 认知程度很高 　　　　　　　　 B. 认知程度不高

    C. 急需对糖尿病进行广泛宣传、教育，提高广大民众预防糖尿病的技能和知识

    D. 大多数民众对糖尿病的防治知识相当熟悉，不需对糖尿病进行广泛的宣传、教育以提高广大民众预防糖尿病的技能和知识

8. 对糖尿病的防治工作和资源配置，下列说法正确的是 （　　）

    A. 不平衡 　　　　　　　　　　　 B. 很平衡

    C. 需要调整资源增加对糖尿病的防治工作

    D. 不需要调整资源增加对糖尿病的防治工作

9. 《中国糖尿病防治指南》适用于 （　　）

    A. 各级医护人员 　　　　　　　　 B. 糖尿病教育

    C. 全科医师 　　　　　　　　　　 D. 卫生管理人员

10.《中国糖尿病防治指南》的目的是 （ ）

    A. 预防和控制糖尿病   B. 提高糖尿病患者的生存质量,延年益寿

    C. 降低疾病的负担,保障人民健康   D. 指导医院提高经济效益

11. 如果不积极接受降糖治疗,可能会引起哪些慢性并发症 （ ）

    A. 心肌梗死   B. 糖尿病足导致截肢

    C. 糖尿病肾病导致肾衰竭   D. 乳酸中毒

12. 需要使用胰岛素治疗时,积极接受胰岛素治疗,有哪些好处 （ ）

    A. 血糖达标   B. 延缓并发症

    C. 避免并发症   D. 胰岛 β 细胞得到休息,保护胰岛功能

13. 糖尿病患者糖化血红蛋白达标的重要意义有哪些 （ ）

    A. 能够降低死亡率   B. 能够减少心血管疾病的危险程度

    C. 能够降低微血管并发症的发生   D. 能够阻止大血管并发症的发生

三、简答题

1. 糖尿病的诊断标准是什么?

2. 简述低血糖的标准值、症状及处理方法。

3. 简述 2 型糖尿病患者健康管理服务的随访评估内容。

4. 简述如何对糖尿病患者分类干预。

第十章　肺结核患者健康管理

第一节　肺结核患者健康管理服务规范

一、服务对象

辖区内确诊的常住肺结核患者。

二、服务内容

（一）筛查及推介转诊

对辖区内前来就诊的居民或患者,如发现有慢性咳嗽、咳痰≥2周,咯血、血痰,或发热、盗汗、胸痛或不明原因消瘦等肺结核可疑症状者,在鉴别诊断的基础上,填写"双向转诊单"。推荐其到结核病定点医疗机构进行结核病检查。1周内进行电话随访,了解患者是否前去就诊,督促其及时就医。

（二）第一次入户随访

乡镇卫生院、村卫生室、社区卫生服务中心(站)接到上级专业机构管理肺结核患者的通知单后,要在72小时内访视患者,具体内容如下:

1. 确定督导人员,督导人员优先为医务人员,也可为患者家属。若选择家属,则必须对家属进行培训。同时与患者确定服药地点和服药时间。按照化疗方案,告知督导人员患者的"肺结核患者治疗记录卡"或"耐多药肺结核患者服药卡"的填写方法、取药的时间和地点,提醒患者按时取药和复诊。

2. 对患者的居住环境进行评估,告诉患者及家属做好防护工作,防止传染。

3. 对患者及家属进行结核病防治知识宣传教育。

4. 告诉患者出现病情加重、严重不良反应、并发症等异常情况时,要及时就诊。

若72小时内2次访视均未见到患者,则将访视结果向上级专业机构报告。

（三）督导服药和随访管理

1. 督导服药

(1) 医务人员督导:患者服药日,医务人员对患者进行直接面视下督导服药。

(2) 家庭成员督导:患者每次服药要在家属的面视下进行。

2. 随访评估。对于由医务人员督导的患者,医务人员至少每月记录1次对患者的随访评估结果。对于由家庭成员督导的患者,基层医疗卫生机构要在患者的强化期或注射期内每 10 天随访 1 次,继续期或非注射期内每 1 个月随访 1 次。

（1）评估是否存在危急情况,如有则紧急转诊,2 周内主动随访转诊情况。

（2）对无需紧急转诊的,了解患者服药情况（包括服药是否规律,是否有不良反应）,询问上次随访至此次随访期间的症状。询问其他疾病状况、用药史和生活方式。

3. 分类干预

（1）对于能够按时服药、无不良反应的患者,则继续督导服药,并预约下一次随访时间。

（2）患者未按定点医疗机构的医嘱服药,要查明原因。若是不良反应引起的,则转诊;若其他原因,则要对患者强化健康教育。若患者漏服药次数超过 1 周及以上,要及时向上级专业机构进行报告。

（3）对出现药物不良反应、并发症或合并症的患者,要立即转诊,2 周内随访。

（4）提醒并督促患者按时到定点医疗机构进行复诊。

（四）结案评估

当患者停止抗结核治疗后,要对其进行结案评估,包括:记录患者停止治疗的时间及原因;对其全程服药管理情况进行评估;收集和上报患者的"肺结核患者治疗记录卡"或"耐多药肺结核患者服药卡"。同时将患者转诊至结核病定点医疗机构进行治疗转归评估,2 周内进行电话随访,了解是否前去就诊及确诊结果。

三、服务流程

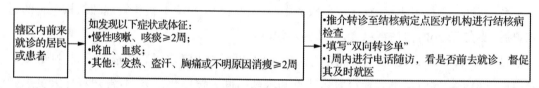

图 10-1　肺结核患者筛查与推介转诊流程图

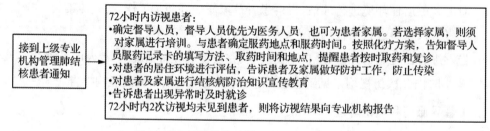

图 10-2　肺结核患者第一次入户随访流程图

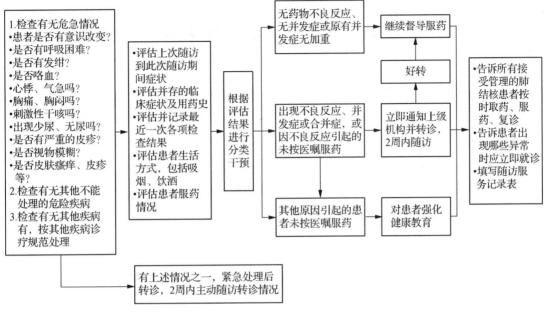

图 10-3 肺结核患者督导服药与随访管理流程图

四、服务要求

1. 在农村地区,主要由村医开展肺结核患者的健康管理服务。

2. 肺结核患者健康管理医务人员需接受上级专业机构的培训和技术指导。

3. 患者服药后,督导人员按上级专业机构的要求,在患者服完药后在"肺结核患者治疗记录卡"或"耐多药肺结核患者服药卡"中记录服药情况。患者完成疗程后,要将"肺结核患者治疗记录卡"或"耐多药肺结核患者服药卡"交上级专业机构留存。

4. 提供服务后及时将相关信息记入"肺结核患者随访服务记录表",每月记录 1 次,存入患者的健康档案,并将该信息与上级专业机构共享。

5. 管理期间如发现患者从本辖区居住地迁出,要及时向上级专业机构报告。

五、工作指标

肺结核患者管理率=(已管理的肺结核患者人数/同期辖区内经上级定点医疗机构确诊并通知基层医疗卫生机构管理的肺结核患者人数)×100%。

肺结核患者规则服药率=(按照要求规则服药的肺结核患者人数/同期辖区内已完成治疗的肺结核患者人数)×100%。

注:规则服药指在整个疗程中,患者在规定的服药时间实际服药次数占应服药次数的90%以上。

第二节 《肺结核患者健康管理服务规范》疑问解答

1. "辖区内确诊的常住肺结核患者"，其中包括流动人口患者吗？

答：常住肺结核患者是指辖区内常住人口中的肺结核患者，具体指实际经常居住在辖区半年以上的人口。包括：① 户籍在本辖区，平时也居住在本辖区；② 户籍不在本辖区，但在本辖区居住半年及以上。不包括：户籍在本辖区，但离开本地半年以上。对于流动人口患者，只要在本辖区居住半年及以上，就属于服务对象。

2. 对于住院患者，应何时对他们开展第一次入户随访？

答：要等患者出院后，才开始第一次入户随访。

3. "肺结核患者第一次入户随访记录表"如何填取药时间和地点？

答：这是指患者下一次复诊取药的定点医疗机构地址和时间。在随访时，随访人员要跟患者确定一个月后(偏远的地方是两个月后)复诊取药的定点医疗机构地址和时间。随访人员记录下这个地点和时间，以便到时提醒患者复诊取药。

4. "肺结核患者随访服务记录表"要填多少次？

答：如果是基层医生对患者进行督导服药的，那么只需每月随访评估 1 次并记录，这样治疗 6 个月的患者就需要 6 次的随访记录表和 1 次的第一次入户随访表。如果是家属督导服药或患者自服药，那么基层医生就要在患者治疗强化期(2 个月)每 10 天随访评估 1 次，继续期(4 个月)每月随访 1 次，治疗 6 个月的患者就需要 10 次的随访记录表和 1 次的第一次入户随访表。

5. 在随访记录表中，如何填写患者的"用药"情况？

答：用药情况，是专指患者抗结核药品的使用情况，包括化疗方案、用法和药品剂型等。基层医生可以从患者的"肺结核患者治疗记录卡"(耐药患者为"耐多药肺结核患者服药卡")中获得患者的用药情况。

6. "肺结核患者随访服务记录表"中，对于"全程管理情况"栏何时填写？如何填写？

答：患者进行结案评估后，才填写"全程管理情况"栏。在该栏中"应访视患者次数"可按照频次要求计算获得。举例说明：① 由医生督导服药且治疗 6 个月的患者，应访视次数为 7 次(6 次随访和 1 次第一次入户随访)；② 由家属督导服药且治疗 5 个月(强化期 1 个月，继续期 4 个月)的患者，应访视次数为 8 次(7 次随访和 1 次第一次入户随访)。

7. "肺结核患者随访服务记录表"中，"全程管理情况"栏的应服药次数如何估算？

答：以"停止治疗日期"，减去患者在社区"开始服药日期"，并排除期间患者因不良反应而暂停服药的天数，为应服药次数。开始服药日期，可用第一次入户随访日期替换计算。

8. 对于工作指标"肺结核患者管理率"，分子如何界定？

答：该指标的分子为"已管理的患者"数量。"已管理的患者"是指基层医生对患者进行了第一次入户随访，且记录了"肺结核患者第一次入户随访记录表"的患者。

9. 如何理解工作指标"肺结核患者规则服药率"的分子与分母？

答：对于该项工作指标，《规范》明确：肺结核患者规则服药率＝按照要求规则服药的肺结核患者人数/同期辖区内已完成治疗的肺结核患者人数×100％。"规则服药"指在整个疗程中，患者在规定的服药时间实际服药次数占应服药次数的 90％以上。如 计算 2016 年肺结核规则服药率，则应将年度内登记管理并完成治疗的患者，通过队列，分析每 1 例患者是否规则服药，如果规则服药就作为分子。分母则是指疗程已结束的患者总数（即可以进行结案评估的患者）。

10. 应由谁提供农村结核病患者的健康管理服务？

答：结核病患者的健康管理服务是由基层医疗卫生机构来提供，社区医生、乡镇医生或者村医都可以实施。考虑到农村地区的地域广、交通不便利等条件，建议在农村主要由村医为患者提供管理服务。

11. 凡是发现肺结核可疑者都要推介转诊吗？

答：原则上是的。但在转诊之前，要对可疑者进行初步的鉴别诊断，排除明确的慢性支气管炎、肺气肿等疾病。有条件的基层医疗卫生机构，可对患者开展胸部 X 线影像检查后再转诊疑似患者。

12. 对于第一次入户，患者拒绝医生上门，可否电话访视？

答：《国家基本公共卫生服务规范(第三版)》没有明确规定，但原则上不允许用电话来替代第一次入户。因为只有入户才能评估并指导患者的居住环境，以减少结核菌传播。然而现实中的确存在拒绝医生上门评估的患者，但不多。对于这类患者，我们会要求上级专业机构在之前就对患者进行重点沟通，向患者说明健康管理的意义，配合基层医生完成疗程的重要性等。如果患者坚决拒绝(以保护隐私为由，拒绝基层医生随访)，定点医疗机构则不会将该患者的姓名告诉基层，基层就不需要对该患者进行管理。

第三节　　肺结核患者健康管理实践案例

案例一　肺结核可疑者的筛查和推介转诊

2019 年 3 月，某社区卫生服务站张医生接诊某患者。该患者男性，年龄为 58 岁，自述干咳半月余，自行服用"感冒药""消炎药"，具体不详，病情没有好转，近日咳嗽加重。

问题1　根据该患者的临床表现，如果你是张医生该如何处理？

✓ **答题要点**

咳嗽、咳痰≥2 周、咯血或血痰是肺结核的主要症状，具有以上任何一项症状者为肺结核可疑症状者。此外，胸闷、胸痛、低热、盗汗、乏力、食欲减退和体重减轻等为肺结核患者的其他常见症状,患者出现肺结核的可疑症状时,接诊医生要怀疑患者得了肺结核。

张医生应填写推荐单,将该患者推荐到辖区社区卫生服务中心进行 X 线胸片检查,并于 1 周内进行电话随访,了解其在社区卫生服务中心的检查情况。

> **知识扩展:全球结核病疫情概况**
>
> 结核病是全世界十大死因之一,也是最大的单一感染性病原体致死原因(高于艾滋病病毒/艾滋病)。每年有数百万人罹患结核病。据估计,2017 年,结核病导致 130 万艾滋病病毒阴性者死亡,另外还有 30 万艾滋病病毒阳性者死于结核病。2017 年全世界有 1 000 万人新患结核病,其中 580 万成年男性、320 万妇女和 100 万儿童。2017 年,中国估计有 88.9 万人新感染结核,居全球第二位,仅次于印度。

该患者按照张医生的要求,第二天前往社区卫生服务中心进行进一步的检查。

问题1 社区卫生服务中心的医生应该如何处理?

社区卫生服务中心的医生首先要进行详细的问诊。问诊的主要内容包括:是否有咳嗽、咳痰、咯血、胸痛、发热、乏力、食欲减退和盗汗等肺结核可疑症状及出现和持续的时间、既往抗结核治疗史和诊疗经过等。

其次,开具 X 线胸片检查单。对社区卫生服务站推介以及社区卫生服务中心门诊发现的肺结核可疑者,社区卫生服务中心免费为患者进行 X 线胸片检查。

第三,对疑似肺结核患者,开具转诊单。对需转诊的对象,社区卫生服务中心要填写一式三份的"肺结核患者或疑似肺结核患者转诊单"。一份留社区卫生服务中心存档;一份由社区卫生服务中心送达指定的疾控机构;一份由患者携带,到指定的定点医疗机构就诊。转诊医生在转诊患者前要对患者进行必要的健康教育,向患者解释他/她可能患了肺结核,并讲解结核病的相关知识,以及转诊到定点医疗机构的原因等内容,然后嘱患者及时到定点医疗机构就诊。患者转诊单填写不能漏项,特别是患者联系地址和电话须填写清楚。社区卫生服务中心指定科室每天收集转诊单并及时核对填写资料,对患者相关信息尤其是患者联系信息不详的,要督促转诊医生及时更正。

第四,发放痰盒。疑似肺结核患者由痰标本收集人员为其发放 2 个痰盒,指导正确的留痰方法,嘱其回家后留取"夜间痰"和"晨痰",于次日带到定点医疗机构进行痰涂片检查。

第五,疫情网络报告。发现肺结核患者或疑似肺结核患者,要按照《中华人民共和国传染病防治法》乙类传染病报告的要求和《传染病信息报告管理规范(2015 年版)》的要求进行报告。各级各类医疗卫生机构为责任报告单位;其执行职务的人员和乡村医生、个体开业医生均为责任疫情报告人。

凡肺结核或疑似肺结核病例诊断后,实行网络直报的责任报告单位应于 24 小时内进行网络报告;不具备网络直报条件的责任报告单位要及时向属地乡镇卫生院、城市社区卫生服务中心或县级疾病预防控制机构报告,并于 24 小时内寄送出传染病报告卡至代报单位。

知识扩展：

正确的留痰方法

正确的留痰方法是：首先用清水漱口 2 次；深呼吸，并屏住呼吸片刻，从肺深部剧烈咳嗽同时呼气，将痰标本小心收集入痰盒内，拧紧盖子时手不要接触痰盒和盖子的内壁，避免痰液泄露到痰盒外部。复查的肺结核患者应收集 2 个痰标本（夜间痰、晨痰）。夜间痰：送痰前 1 日，患者晚间咳出的痰液。晨痰：患者晨起立即用清水漱口后，留存咳出的第 2 口、第 3 口痰液。如果患者在留痰前吃过东西，则应先用清水漱口，再留存咳出的第 2 口、第 3 口痰液；装有义齿的患者在留取痰标本前应先将义齿取出。唾液或口水为不合格标本。

肺结核患者主动发现方式

肺结核患者的发现包括被动发现和主动发现。患者出现肺结核可疑症状而主动寻求医疗服务时被确诊为肺结核的发现方式为被动发现，包括因症就诊、推介、转诊等。主动发现是指通过对某个特定人群（一般为结核病高危人群）主动开展结核病检查而发现肺结核的方式。主要包括：① 密切接触者筛查。结核病定点医疗机构和基层医疗卫生机构要对病原学阳性的肺结核患者的密切接触者开展结核病症状筛查，对具有肺结核可疑症状的密切接触者进行结核病相关检查。② 老年人和糖尿病患者筛查。基层医疗卫生机构要对辖区内老年人（65 岁及以上）和糖尿病患者开展结核病症状筛查，对有肺结核可疑症状者进行胸部 X 线检查。③ 健康检查。开展健康体检的各级各类医疗机构在健康体检过程中发现肺结核或疑似肺结核患者，要转诊至结核病定点医疗机构。

案例二　肺结核患者管理的第一次入户访视

2019 年 6 月 3 日，某社区卫生服务中心防保所蔡医生收到辖区疾控中心发来的肺结核患者治疗管理通知单，辖区居民吕某已经被结核病定点医疗机构确诊为初治涂阳肺结核并开始抗结核治疗，要求落实患者的督导服药和管理工作。

问题1　社区卫生服务中心蔡医生接到通知后，如何落实该患者的管理？

答题要点

根据《肺结核患者健康管理服务规范》的工作要求，社区卫生服务中心工作人员接到上级专业机构管理肺结核患者的通知单后，要在 72 小时内访视患者。蔡医生应该在收到疾控中心的管理通知单后，联系该患者所在村的村医，并在 6 月 6 日之前一起上门对该患者进行第一次入户访视。

背景二

2019年6月4日,社区卫生服务中心蔡医生与患者所在村的村医李医生一起前往该患者家,开展第一次入户访视。

🔊**问题2 第一次入户访视的内容有哪些?**

第一次入户访视的主要工作内容包括:

1. 确定督导人员。为保证肺结核患者在治疗过程中能够坚持全程规律服药,必须对接受治疗的患者采取有效的管理措施。根据参与肺结核督导治疗管理的人员情况将督导服药管理方式分为以下几类:

(1)医务人员督导:县(区)定点医疗机构、乡镇卫生院(社区卫生服务中心)和村卫生室(社区卫生服务站)承担预防保健工作任务的医务人员,在患者服药日对患者进行直接面视下督导服药。

(2)家庭成员督导:结核病患者的配偶、父母、子女及与患者一起生活的其他家庭成员,年龄在15岁以上,具有小学及以上文化程度,经过医生培训后能够督促管理患者服药、复查和填写相关记录者,也可对结核病患者进行督导服药管理。

(3)志愿者督导:除医务人员和家庭成员外,志愿承担对结核病患者治疗管理工作的人员,如教师、学生、已治愈的结核病患者及其他人员等。年龄在18岁以上,具有初中及以上文化程度,经过医生培训后能够督促管理患者服药、复查和填写相关记录者,也可对结核病患者进行督导服药管理。

(4)自服药:患者依靠自我管理进行服药的方式。此种督导方式效果差,应尽量避免。

2. 对患者的居住环境进行评估。肺结核是通过空气传播的呼吸道传染病,做好感染控制工作,可以防止和避免交叉感染,从而预防及减少结核分枝杆菌在家庭内的传播,为患者及其家属提供安全的环境。

(1)患者居住情况评估:家属应尽量与传染期的结核病患者分开居住。无条件的,尽可能与配偶分床睡。患者住院治疗期间,家属尽量减少到医院探视患者。患者在与其他人同处一个房间时,尽量减少与家人直接面对面无防护接触,尤其是家中有<5岁的儿童或老人时。必须进行接触时,患者需戴外科口罩。

(2)患者居室通风情况评估:患者居住房间需定期开窗通风,南方地区及北方地区的夏季建议通过经常开窗通风的措施预防传染,每次通风时间应不少于60分钟。北方地区冬季可增加换气扇,换气扇通风方向应由内向外通风,每日至少早晚通风2次,每次通风时间应不少于60分钟。

(3)患者卫生习惯评估:对患者和家属进行咳嗽礼仪等的宣传教育,并劝告传染性肺结核患者尽量减少外出,避免乘坐公共交通工具。通过宣传教育,使患者掌握减少结核病传播的简单方法,降低飞沫传播感染他人的可能性。教育患者咳嗽或打喷嚏时应转头,避免正对他人,咳嗽或打喷嚏时用手或纸巾遮盖口鼻,与别人接触时应戴口罩,勤洗手等。患者居室地面、物体表面、痰盂等应当每日定时清洁,使用含氯消毒剂(如84消毒液)擦拭消毒或浸泡消毒。患者的分泌物,包括患者的痰液和胸腔引流物(胸水、脓液)等,可以焚烧处理,将痰吐入一次性物品中,如纸、纸杯或塑料袋等焚烧;或者浸泡消毒,将痰液、胸腔引流物与等量浓度为 5 g/L 的含氯消毒液混匀作用 2 小时以上。

3. 对患者及家属进行结核病防治知识宣传教育。患者和家属的健康教育目的是使患者坚持完成全程规范服药治疗,定期复查和接受管理,避免可能传染他人的行为,同时要对因肺结核出现心理问题的患者开展心理支持治疗,树立自信心,争取早日康复。对肺结核患者宣传的主要内容包括:

(1)只要配合医生、遵从医嘱,严格坚持规律服药,绝大多数肺结核是可以彻底治愈的。

(2)坚持全疗程服药是能否治愈的关键。如果不遵从医嘱,不按时服药,不完成全疗程治疗,可能会导致初次治疗失败,严重者会发展为耐多药结核病。

(3)治疗期间要按医生的嘱咐定期复查,发生不良反应及时到医院就诊。

(4)肺结核治疗后很快就能消除传染性,但在痰菌没有转阴前,尽量居家隔离,减少外出,必须外出时尽量戴口罩。

(5)如果患者需要短时间的外出,应告知医生,并带够足量的药品继续按时服药,同时要注意将药品低温、避光保存。如果改变居住地,应及时告知医生,以便能够延续治疗。

(6)不随地吐痰,咳嗽或打喷嚏时掩住口鼻。

(7)多吃有营养的餐食,加强锻炼,提高抵抗力有助于康复。

(8)建议患者的家人、同班、同宿舍同学、同办公室同事或经常接触的好友等密切接触者,及时到定点医疗机构进行结核菌感染和肺结核筛查。

4. 患者出现病情加重等异常情况时的处理。第一次入户随访时要告诉患者和家属,患者如果出现意识改变、呼吸困难、发绀、咯血、心悸、气急、胸痛、胸闷、刺激性的干咳、少尿、无尿、严重的皮疹、视物模糊、皮肤瘙痒、皮疹等严重不良反应,应该立即就诊处理。

5. 填写入户随访表。基层医疗卫生机构医务人员开展第一次入户随访后,及时填写"肺结核患者第一次入户随访记录表",并将记录表保存在患者健康档案中。

知识扩展:结核病患者生活用品的消毒方法

消毒方法有物理消毒法和化学消毒法,针对结核病患者生活用品的消毒,主要采用安全有效的物理消毒法。常用的方法有:

1. 湿热消毒。湿热对结核杆菌的杀伤力较强,65 ℃ 以上的湿热 30 分钟就能杀死结核菌,100 ℃ 几分钟即可杀死。煮沸消毒是湿热消毒中最简单有效的方法,适用于病人用过的食具、茶具、毛巾、内衣等。

2. 干热消毒。适用于病人用过的废弃物和痰液,病人可将痰吐入纸里或纸杯或塑料袋里等一次性用品中,集中焚烧。

3. 日光照射消毒。结核菌对光线和射线较敏感,直接阳光下 2 小时可被杀灭。日光具有热、干燥和紫外线的作用,适用于病人的衣服、被褥、毛织品、书籍、报刊等,把这些物品置于比较强烈的日光下暴晒 2 小时即可,冬季可延长暴晒的时间。

4. 紫外线消毒法。结核菌在紫外线照射下 20～30 分钟死亡,适用于室内空气和物品表面的消毒。紫外线消毒的注意事项:消毒的有效时间应从灯亮后 5～7 分钟开始计时,消毒物品的有效距离在 2 m 以内;紫外线灯管的有效使用时间为 1000 小时,做好使用起始时间记录,按时更换;灰尘阻碍紫外线的穿透而影响消毒效果,应每两周用酒精棉球或纱布擦去灯管表面灰尘;消毒照射前关闭门窗,结束后打开通风,以减轻臭氧气味;紫外线能造成眼睛和皮肤的灼伤,开灯照射时人不可在室内逗留。

5. 自然通风法。通风是一种简单有效的净化空气的方法。每日开窗通风 2～3 次,每次不少于 60 分钟,可有效地降低空气中的细菌含量。

背景三

6 月 4 日未见到患者及其家属,6 月 6 日再次上门访视,仍然未见到患者和家属,电话也联系不上。

🔊**问题1** 社区医生该如何处理?

☑️ **答题要点**

社区医生在规定时间内两次入户均未见到患者,应及时将信息报告县(区)定点医疗机构或疾控中心,由县(区)专业机构开展追踪。对于患者实际居住在其他地区的,做好相应的转出,重新明确应管理的乡镇。

案例三　肺结核患者的管理

背景一

2019 年 7 月 10 日上午,某卫生院张医生接到县疾控中心发来的肺结核患者管理通知单,有 1 例本辖区确诊肺结核病例需要进行管理。患者张大爷 70 岁,2019 年 6 月 9 日在县人民医院确诊为活动性肺结核,复治涂阳,因患者有严重并发症,收入院治疗,2019 年 7 月 9 日出院。患者确定的化疗方案为 3HRZE/6HRE。

🔊**问题1** 张医生及时与患者联系,并在 72 小时内与村医进行第一次入户随访,对患者居住环境进行评估,开展健康教育,并确定督导员,那么督导员的选择原则是什么?

☑️ **答题要点**

肺结核患者的督导员优先选择医务人员,也应以医务人员为主。在患者服药日由医务人员对患者进行直接面视下督导服药,特别是病原学阳性肺结核患者,实行全程督导下的治疗管理。

> **知识扩展:直接面视下短程督导化疗**
>
> 直接面视下短程督导化疗也称为全程督导化疗,是一种治疗和管理结核患者的现代有效方法。具体做法是在化疗期内,病人每一剂抗结核化疗均在医务人员面视下服

用。"直接面视下短程督导化疗"对于患者来说,可以保证在不住院条件下得到规律治疗,提高了治愈率,防止细菌产生耐药性,减少复发机会。对于家人和社会来说,这种方法可以减少传染,从而阻断结核病的传播。所以说接受"直接面视下短程督导化疗"治疗管理是结核患者的最佳选择。

随访时随访人员发现张大爷住所距村卫生室需要步行30分钟,同时发现患者行动不便,该卫生室只有1名村医。

🔊**问题1　这种情况下,卫生院或卫生室应如何处置?**

✅**答题要点**

因为患者年纪较大,行动不便,每日前往卫生室服药不太现实,且村医人手不足,也不能每日送药上门,因此可以协商由患者家属作为督导员督导患者服药。家庭督导员确定的原则包括:

1. 家庭督导员的确定:结核病患者的配偶、父母、子女及与患者一起生活的其他家庭成员,年龄在15岁以上,具备小学及以上文化程度,经过医生培训后可以作为家庭督导员。

2. 对家庭督导员的培训:对患者家属培训的内容包括药品的存放及服药方式,"肺结核患者治疗记录卡"的填写方法,前往定点医疗机构取药和复诊的频次,家庭督导员要了解抗结核药品常见的不良反应,指导患者出现病情加重、严重不良反应、并发症等异常情况时要及时就诊等。

3. 加强随访:在患者治疗管理期间,社区卫生服务站医生对该患者,强化期至少每10天进行1次随访评估,继续期至少1个月进行1次随访评估。

知识扩展:提高结核病患者服药依从性的意义及其措施

据长期的科学研究及大量病人的治疗结果分析,坚持规律抗结核用药和完成规定疗程的患者,治愈率较高。而间断或中断治疗,提前终止治疗只有不到一半的患者得到治愈,50%以上治疗失败或复发,再度治疗效果很差,成为久治不愈的慢性结核病患者。因此,提高结核病患者服药依从性对提高结核病治愈率十分关键。

患者在社区治疗管理期间,提高患者服药依从性措施包括:

1. 执行督导服药管理(包括由家人、学校或社区人员进行服药督导)。

2. 患者及家属要熟悉抗结核用药的治疗原则及其意义。

3. 患者及家属要掌握所服药物的名称、剂量、服药要求和时间,并记录。患者及家属同时还要了解所服药物的不良反应,做到心中有数,必要时就医。

4. 药品要集中固定放在易看到而小儿不易拿到的地方,督导员认真填写服药记录卡,避免漏服。

5. 服药期间患者必须按医生要求定期复查,定期开药。药物的更改、增减必须遵从医嘱,绝不可随意。

6. 患者短期外出时,要提前告知督导员,并带足药品,不中断服药。

背景三

张大爷在家属的督促下,每天坚持服药,按时前往定点医疗机构复查。

🔊**问题1**　该患者规则服药,治疗期间也未发生药物不良反应。该患者在社区治疗期间,村医生至少需要随访多少次?

☑ **答题要点**

根据《肺结核患者健康管理服务规范》的要求,对于由医务人员督导的患者,医务人员至少每月记录1次对患者的随访评估结果。对于由家庭成员督导的患者,基层医疗卫生机构要在患者的强化期或注射期内每10天随访1次,继续期或非注射期内每1个月随访1次。

在本例中,张大爷的化疗方案是3HRZE/6HRE,因为张大爷在治疗初期住院1个月,所以张大爷在社区治疗时间只有2个月强化期和6个月继续期。按照家庭成员督导服药的随访频次要求,村医在治疗强化期至少需要随访6次,继续期也需要随访6次,加上第1次的入户随访,村医至少需要随访评估13次。

知识扩展:肺结核患者化疗过程中的注意事项

由于抗结核药物的服药时间长,不良反应较多,所以用药过程中应该注意以下几点:

1. 患者应遵照医生医嘱用药,不能随便增加或减少剂量。

2. 患者应定期去医院复诊。根据《肺结核门诊诊疗规范》要求,基本检查服务项目主要包括:

(1) 痰抗酸杆菌涂片:初治患者在治疗至第2个月末、第5个月末和疗程末(第6个月末)时各检测1次。复治患者在治疗至第2个月末、第5个月末和疗程末(第8个月末)时各检测1次。对于第2个月末涂片阳性的患者需在第3个月末增加一次痰涂片检查。

(2) 胸部影像学:在第2个月末和疗程结束时各检测1次,无特殊情况首选普通X线胸片检查。

(3) 血常规、尿常规、肝功能、肾功能:每个月至少检测1次,根据检测结果可以适度增加检测频次。

3. 患者在服药过程中,应注意体力、饮食状况以及视力、听力等变化,关注有无药物过敏而出现的皮疹,有异常时应及时与医生联系。

案例四　抗结核药物不良反应的处置

背景一

2019年3月1日,某社区卫生服务中心张医生对某病原学阴性患者进行随访评估,患者2月1日开始抗结核治疗,方案为2HRZE/4HR,该患者为家庭成员督导。在随访评估中张医生了解到患者规则服药,患者在2月28日出现了恶心、呕吐、关节痛等症状。

问题1　如果你是张医生,此次随访评估需要做哪些工作?

答题要点

根据该患者出现的症状,张医生考虑该患者可能发生了抗结核药物不良反应,应采取下列措施:

1. 嘱患者立即停用抗结核药物,并将患者转诊到县(区)结核病定点医疗机构进行处理。

2. 填写肺结核患者随访服务记录表,记录转诊的科别和原因。

3. 2周后对患者进行随访,并记录随访结果。

知识扩展:常见不良反应的表现和可能引起不良反应的抗结核药物

不良反应	可疑药物
胃肠反应	利福平、吡嗪酰胺、乙胺丁醇
肝脏毒性	异烟肼、利福平、乙胺丁醇、吡嗪酰胺、氟喹诺酮类
耳毒性和前庭功能障碍	链霉素
肾脏毒性	利福平、链霉素
关节痛或肌肉痛	吡嗪酰胺、氟喹诺酮类
血液系统损害	利福平、氟喹诺酮类
惊厥	异烟肼、氟喹诺酮类
外周神经炎	异烟肼、氟喹诺酮类
视神经炎	乙胺丁醇
精神症状	异烟肼、氟喹诺酮类
过敏反应	利福平、链霉素

每种抗结核药物均或多或少存在不良反应,及时发现和处理能避免严重不良反应的发生。

问题1　基层医疗卫生机构工作人员如何减少药物不良反应的发生?

答题要点

基层医务人员特别是督导员要经过培训,了解抗结核药物常见的不良反应,在督导服药以及随访评估过程中要加强药物不良反应的宣传教育工作,重视患者的主诉,详细询问患者的症状和体征。

1. 在抗结核治疗前,应向患者或家属介绍所用抗结核药物不良反应的表现,并告知一旦出现不良反应及时向医务人员汇报以便给予相应的处理。

2. 在治疗前应了解患者及其家族的药物过敏史,询问曾引起严重不良反应的药物使用史,避免使用与之结构相似的药物。同时了解患者的肝、肾功能,血、尿常规及一般状况。

3. 对恶心、呕吐等轻度不良反应,可以将空腹、顿服药改为饭后服用或分次服。对于不能控制或者处理不了的患者应及时转诊到上级医疗机构进行处置。

4. 对于药物不良反应的高危人群,应合理使用预防性措施,如对肝损害的高危人群给

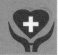

予保肝治疗。增加对高危人群的肝、肾功能,血、尿常规等项目的检测频率。

> **知识扩展:抗结核药物不良反应的处理原则**
>
> 1. 认真对待和监测抗结核药物引发的不良反应是防止或避免发生严重不良反应的最好方法,因此要做到早期发现,及时诊治。
>
> 2. 轻微药物不良反应,可在继续抗结核治疗的同时予以对症处理,并密切观察症状的发展,必要时需经临床专家组讨论以更改治疗方案。
>
> 3. 出现严重不良反应(如高热、严重皮疹、皮肤黄染、听力改变、尿少或癫痫等)时应立即就诊,并停用相关药物或所有抗结核药物,住院进一步诊断、治疗。
>
> 4. 婴幼儿禁用氨基糖苷类药物,小于 18 岁者慎用氟喹诺酮类药物。如必须使用,使用前需与家长沟通,取得家长同意并签字。

第四节 肺结核患者健康管理自测练习

一、单选题

1. 社区卫生服务中心对主动就诊和村推介的可疑肺结核患者应动员检查　　(　　)

    A. 自费 X 线胸透　　　　　　　　　　B. 自费 X 线胸片

    C. 免费 X 线胸透　　　　　　　　　　D. 免费 X 线胸片

2. 开展肺结核重点人群主动筛查,包括　　　　　　　　　　　　　　(　　)

    A. 病原学阳性肺结核患者的密切接触者 B. 65 岁以上老人

    C. 糖尿病患者　　　　　　　　　　　D. 以上全是

3. 我国疾病预防控制传染病网络直报系统开始启动和运行时间是　　　　(　　)

    A. 2003 年 12 月　　B. 2004 年 1 月　　C. 2004 年 3 月　　D. 2004 年 6 月

4. 可疑肺结核症状包括　　　　　　　　　　　　　　　　　　　　　(　　)

    A. 咳嗽、咳痰两周以上　　　　　　　B. 咯血或者痰中带血

    C. 低热、盗汗　　　　　　　　　　　D. 以上都是

5. 引起全球结核病疫情回升的主要原因　　　　　　　　　　　　　　(　　)

    A. 移民和难民增加

    B. 人类免疫缺陷病毒(HIV)感染和艾滋病(AIDS)的流行

    C. 耐多药病例增加

    D. 以上都是

6. 在《中华人民共和国传染性防治法》中,肺结核病被列为哪一类传染病　(　　)

    A. 甲类　　　　　　　　　　　　　　B. 乙类

    C. 丙类　　　　　　　　　　　　　　D. 未被列入法定传染病

7. 管理医生进行第一次入户随访时,在 72 小时内 2 次访视均未见到患者,应如何处理
（　　）

A. 放弃访视
B. 放弃访视并记录
C. 改为电话访视
D. 将访视结果向上级专业机构报告

8. 一名由医务人员督导管理的患者按照方案完成 8 个月的疗程(强化期 2 个月),社区
卫生服务站医生至少需要访视该患者多少次 （　　）

A. 6　　　　　　　B. 7　　　　　　　C. 12　　　　　　　D. 13

9. 某患者 1 月 20 日被结核病定点医院确诊为病原学阳性肺结核,给予抗结核治疗
(FDC－2HRZE/4HR)。因患者有并发症,收入院 4 周,2 月 18 日出院,2 月 20 日社
区开始管理。该患者按照方案完成疗程后,督导医生进行结案评估,该患者应服药
次数是多少次 （　　）

A. 60　　　　　　　B. 90　　　　　　　C. 150　　　　　　　D. 180

10. 患者出现恶心、呕吐、关节痛、视力不清,最有可能是下列哪种药物引起 （　　）

A. 利福平　　　　B. 异烟肼　　　　C. 乙胺丁醇　　　　D. 吡嗪酰胺

11. 抗结核治疗必须遵循的原则是 （　　）

A. 早期、联合
B. 早期、联合、适量、规律
C. 早期、联合、规律、全程
D. 早期、联合、适量、规律、全程

二、多选题

1. 按照《国家基本公共卫生服务规范(第三版)》要求,以下哪些情况需要向上级专业机
构报告 （　　）

A. 第一次入户访视,72 小时内 2 次访视均未见到患者
B. 患者漏服药次数超过 1 周及以上
C. 患者从本辖区居住地迁出
D. 患者发生咳血

2. 《肺结核患者健康管理服务规范(第三版)》中的服务对象包括 （　　）

A. 辖区内确诊的常住肺结核患者
B. 户籍在本辖区,平时也居住在本辖区
C. 户籍不在本辖区,但在本辖区居住半年以上
D. 户籍在本辖区,但离开本地半年以上

3. 第一次入户随访健康教育及培训内容有 （　　）

A. 肺结核治疗疗程
B. 密切接触者检查
C. 不规律服药的危害
D. 服药后不良反应及处理

4. 国家结核病免费政策内容有 （　　）

A. 治疗前诊断胸片免费
B. 所有痰涂片检查免费
C. 免费提供不住院治疗抗结核药物
D. 治疗末胸片免费

5. 结核病的易感人群包括 （　　）

A. 生活贫困、居住拥挤者
B. 免疫力低下者
C. 胃大部切除术后
D. 长期营养不良

6. 结核病健康教育选取媒介的原则有 （　　）

    A. 保证效果原则   B. 针对性原则

    C. 速度快原则   D. 可及性原则

    E. 经济性原则

7. 结核病高危人群包括 （　　）

    A. 贫困人群   B. 老年人   C. 被监管的人   D. 患者家属

    E. 艾滋病患者,糖尿病患者,务工人员   F. 出生接种卡介苗者

三、简答题

1. 儿童结核病有哪些特点?

2. 结核病防治健康促进工作中,须向"所有人群"传递的核心信息是什么?

3. 结核病防治健康促进工作中,须向"肺结核患者的密切接触者"传递的核心信息是什么?

4. 什么是结核病患者的双向转诊制度?

5. 请解释 DOTS-Plus 策略,它包含哪些内容?

6. 肺结核患者最常见的急重症有哪些? 如何处理?

第十一章　严重精神障碍患者健康管理

第一节　严重精神障碍患者健康管理服务规范

一、服务对象

辖区内常住居民中诊断明确、在家居住的严重精神障碍患者。主要包括精神分裂症、分裂情感性障碍、偏执性精神病、双相情感障碍、癫痫所致精神障碍、精神发育迟滞伴发精神障碍。

二、服务内容

（一）患者信息管理

在将严重精神障碍患者纳入管理时，需要由家属提供或直接转自原承担治疗任务的专业医疗卫生机构的疾病诊疗相关信息，同时为患者进行一次全面评估，为其建立居民健康档案，并按照要求填写严重精神障碍患者个人信息补充表。

（二）随访评估

对应管理的严重精神障碍患者每年至少随访4次，每次随访应对患者进行危险性评估；检查患者的精神状况，包括感觉、知觉、思维、情感和意志行为、自知力等；询问和评估患者的躯体疾病、社会功能情况、用药情况及各项实验室检查结果等。其中，危险性评估分为6级。

0级：无符合以下1～5级中的任何行为。

1级：口头威胁，喊叫，但没有打砸行为。

2级：打砸行为，局限在家里，针对财物，能被劝说制止。

3级：明显打砸行为，不分场合，针对财物，不能接受劝说而停止。

4级：持续的打砸行为，不分场合，针对财物或人，不能接受劝说而停止（包括自伤、自杀）。

5级：持械针对人的任何暴力行为，或者纵火、爆炸等行为，无论在家里还是公共场合。

（三）分类干预

根据患者的危险性评估分级、社会功能状况、精神症状评估、自知力判断，以及患者是否存在药物不良反应或躯体疾病情况对患者进行分类干预。

1. 病情不稳定患者。若危险性为3～5级或精神症状明显、自知力缺乏、有严重药物不良反应或严重躯体疾病，对症处理后立即转诊到上级医院。必要时报告当地公安部门，2周内了解其治疗情况。对于未能住院或转诊的患者，联系精神专科医师进行相应处置，并在居委会人员、民警的共同协助下,2周内随访。

2. 病情基本稳定患者。若危险性为1~2级,或精神症状、自知力、社会功能状况至少有一方面较差,首先应判断是病情波动或药物疗效不佳,还是伴有药物不良反应或躯体症状恶化,分别采取在规定剂量范围内调整现用药物剂量和查找原因对症治疗的措施,2周时随访。若处理后病情趋于稳定者,可维持目前治疗方案,3个月时随访;未达到稳定者,应请精神专科医师进行技术指导,1个月时随访。

3. 病情稳定患者。若危险性为0级,且精神症状基本消失,自知力基本恢复,社会功能处于一般或良好,无严重药物不良反应,躯体疾病稳定,无其他异常,继续执行上级医院制定的治疗方案,3个月时随访。

4. 每次随访根据患者病情的控制情况,对患者及其家属进行有针对性的健康教育和生活技能训练等方面的康复指导,对家属提供心理支持和帮助。

(四)健康体检

在患者病情许可的情况下,征得监护人与(或)患者本人同意后,每年进行1次健康检查,可与随访相结合。内容包括一般体格检查、血压、体重、血常规(含白细胞分类)、转氨酶、血糖、心电图。

三、服务流程

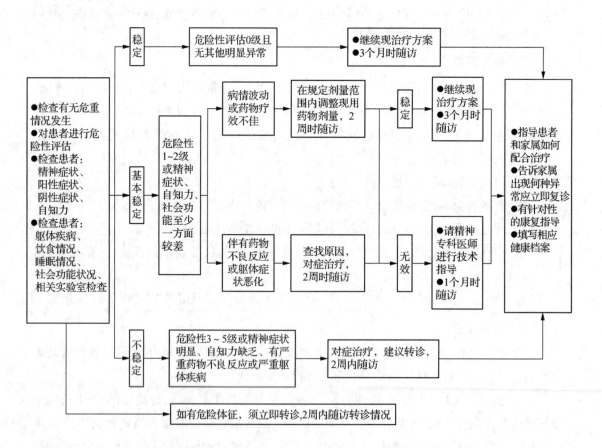

四、服务要求

1. 配备接受过严重精神障碍管理培训的专（兼）职人员，开展本规范规定的健康管理工作。

2. 与相关部门加强联系，及时为辖区内新发现的严重精神障碍患者建立健康档案并根据情况及时更新。

3. 随访包括预约患者到门诊就诊、电话追踪和家庭访视等方式。

4. 加强宣传，鼓励和帮助患者进行社会功能康复训练，指导患者参与社会活动，接受职业训练。

五、工作指标

严重精神障碍患者规范管理率＝（年内辖区内按照规范要求进行管理的严重精神障碍患者人数/年内辖区内登记在册的确诊严重精神障碍患者人数）×100%。

第二节 《严重精神障碍患者健康管理服务规范》疑问解答

1. 住院的精神障碍患者需要纳入社区管理吗？

答：《国家基本公共卫生服务规范（第三版）》（以下简称《规范》），明确严重精神障碍患者管理服务对象是指辖区内常住居民中诊断明确、在家居住的严重精神障碍患者。因此，住院患者不属于服务对象。一旦患者出院，承担治疗任务的专业医疗卫生机构必须将疾病诊疗相关信息转给基层医疗卫生机构并纳入社区管理。但在实际工作中，乡镇卫生院和社区卫生服务中心仍然保留住院患者档案，待患者出院后继续实施管理。上级部门在检查督导基本公共卫生服务项目时，所抽查的患者档案，应排除住院患者档案。

2. 关于严重精神障碍患者的免费体检，要求征得家属和本人同意。如家属和本人不同意体检应如何处置？可否提供知情体检告知书？

答：按照正常安排，首先把免费体检通知发给患者或家属，经过健康指导及说服，如果家属和本人还不同意体检的话，让患者或家属签署拒绝体检告知书以留下证据，记录在随访表和健康记录表档案里，这就属于规范操作了。关于提供知情体检告知书，各地有很多的办法可以明确告知患者或家属免费体检，均可借鉴。

3. 如何把握"不稳定、基本稳定、稳定"三类患者的随访间隔？

答：这三类患者中，稳定的每3个月随访一次，不稳定的每2周随访一次。此两类患者的随访间隔要求是固定的，不存在疑义。对于基本稳定的患者，《规范》规定为首先是2周随访，稳定了3个月随访，如果不稳定的1个月随访。这样规定是因为考虑到基本稳定的严重精神障碍患者的病情已经有了变化，也许有进一步复发、恶化的可能，从而提出在2周内随访1次，以便于及时发现和处置病情。当然，经过2次随访发现患者还是处于基本稳定状态,那就应该每月随访 1 次了。

4. 有些长期居家的患者以懒散、孤僻精神症状为主,除社会交往、学习能力评估较差外,其他方面都较好,可认为他病情基本稳定吗?

答:对的,这种情况应该评定为基本稳定。如果随访时患者每次都差不多这个样子,随访内容可以简便一些。如几次随访情况都大致如此,可考虑为"衰退"病人,进行电话随访,1 个月打 1 次电话。当然,对于慢性衰退的患者我们还是要给予康复指导,督促患者参与社会活动,这也是《规范》所要求的。随访包括预约患者到门诊就诊,电话追踪和家庭访视 3 种方式。我们强调不稳定的患者尽量家庭访视——面访。

5. 很多的患者只是被关在房屋里,算是关锁吗?

答:凡限制了患者的人身自由,不管是任何方式,都属于关锁。

6. 能将患者的严重精神障碍疾患填入年度健康体检表"主要健康问题"项内吗? 可以披露到健康档案中吗?

答:可以在基本公共卫生服务档案,包括健康档案内注明。因为现在健康档案并不是全部向社会公众公布,信息系统并没向社会开放,医疗卫生机构有严格保密制度。即使将来可能会将个人健康档案"适当"向社会披露,也不会导致个人隐私泄露。因为这个"适当"披露只是向健康档案本人的披露,向本人披露本来就是尊重个人隐私最好的体现。

7. "首次抗精神病药治疗时间"应如何界定? 如果患者第一次就诊就直接收住院了,这个首次治疗时间要不要填写?

答:肯定要填写。表格中"首次抗精神病药治疗时间"虽然列在门诊,实际上是要反映患者首次抗精神病药物使用的时间。确实有些患者第一次治疗就是直接住院,是在病区第一次用药。所以,不管是在门诊还是在住院病房的第一次抗精神病药物使用的时间都是"首次抗精神病药治疗时间"。

8. 基层医疗机构专科医生对患者进行诊断并建档立卡了,这能被上级医院认同吗?

答:如果这是现场建档立卡,就填写现场诊断的时间。"确诊医院"填写做出现场诊断的精神科执业医师所在医疗机构。凡给出精神障碍诊断,一定须是精神科执业医生做出的,不管在什么场合做出都可以。

9. "严重精神障碍患者随访服务记录表"共列了 11 项症状,其中有几项就可以算精神症状明显?

答:《规范》对此没有一个严格的限定。通常,如果患者有多项症状,就说明症状比较明显,如仅 1～2 项,可能症状不太明显。但实际上,即使只有一项严重症状,也会导致严重后果,如杀人放火。所以不能单纯以数量多少判断,还是要有专业判断,需要综合的判断。可以结合症状的数量和影响程度(严重程度)两者来判断,即症状数量多或者影响程度大,为精神症状明显;症状数量相对少或者影响程度小,则为精神症状不明显。

10. 基层医生不是专科医生,可否在"两周随访"时直接调药?

答:如果承担服务的医务人员是临床执业医师,具有处方权,依据《规范》是可以进行一定药量的调整。按照《规范》要求,基层医生应该得到上级精神卫生专科医疗机构的指导,可以在上级精神卫生专科医生指导下调药。但从另一方面看,基层医生只要是临床执业医师就可以调药,只是没有诊断权。

11. 基层医生能否直接把调药情况写在随访表上,这违法吗?

答:调药情况要求写在随访表上,这不存在违法的问题,是必须这样做。基层医生本人如果经过一个很好的培训,掌握了相当的知识,在上级医生考核以后,给他规定一个调药的权限范围,在权限范围内做适当调整没问题。但如果开错药了,出了问题,基层医生还是要负责的。

12. 对于病情不太稳定的患者,基层医生是否可以联系上级专科医师进行药物调整?

答:这是可以的,也是应该的。首先应判断是病情波动或药物疗效不佳,还是伴有药物不良反应或躯体症状出现了变化等,应分别采取在规定剂量范围内调整现用药物剂量,并查找原因进行对症治疗。《规范》要求,相关基层医务人员应该接受严重精神障碍患者管理服务培训与考核。对基层人员重点进行严重精神障碍患者的临床诊疗技术指导等,培训他们掌握一定的专业知识,比如药物剂量的范围、大致在什么情况下基层医生可以调整药物剂量等,在此基础上可进行一定程度授权。所以,基层医生联系上级精神卫生专科医师进行药物调整,可以归纳为三种方式:现场指导、远程指导(如电话、微信、视频等)和一定程度授权。

13. 如果患者不稳定,基层医生一直建议转诊,但他总是不去上级精神卫生专科机构就诊,是不是我们每次随访都要填写"建议转诊"并打钩?

答:是的。只要不稳定,一定要建议转诊,因为超出你的能力和服务范围,这样才符合《规范》。只要是介绍去上级精神卫生专科机构门诊就叫"转诊"。

第三节　严重精神障碍患者健康管理实践案例

案例一　非典型抗精神病药所致脂质代谢综合征的处置

周某,男性,28岁,未婚,高中文化,体形较胖,在册管理4年。患者于10年前无明显诱因出现精神异常,表现自言自语、怀疑周围人与他过不去、凭空听见有人讲他坏话,故时常与人吵闹,多次住精神病医院治疗,诊断精神分裂症。患者曾用利培酮、喹硫平等药物治疗,半年前因病情反复,怀疑父母不是亲生的,反复纠缠要验血,在精神专科医院门诊,换为奥氮平15 mg/d治疗。本次上门随访,患者母亲反映其体重近3个月来又胖了2.5 kg,平时在家好吃、懒动,仍然有多疑、敏感,有时感头胀、头晕。随访时患者测血压150/90 mmHg。

问题1 如果你是社区卫生服务中心的精防医生,你会考虑哪些情况? 会做哪些处理措施?

✅ **答题要点**

患者把药换成奥氮平后,3个多月来胖了2.5 kg,为快速体重增加,首先应该考虑患者为服用奥氮平引起的明显的食欲增强和体重增加。患者有时感头晕,测血压150/90 mmHg,因此可以先排除体位性低血压导致的头晕。患者目前出现高血压,需鉴别是原发性还是继发性的。在《严重精神障碍管理治疗工作规范(2018版)》中,体重增加及糖脂代谢异常为常见的不良反应,其中代谢综合征还有一个表现是高血压,因此,还应该考虑是否有代谢综合征的可能。处理措施为:① 进一步了解患者既往有无高血压、糖尿病病史,家庭一级亲属是否有糖尿病病史等代谢综合征的高危因素。② 测腹围、体重。③ 嘱患者明天到中心来测血糖、血脂等,并监测血压。④ 协助家属重新制定患者食谱,低脂少盐,控制总量。⑤ 协助患者家属制定患者锻炼运动方案。

背景二

第二天患者到社区卫生服务中心来进一步体检,血压150/100 mmHg,腹围112 cm,甘油三酯3.1 mmol/L↑,总胆固醇6.73 mmol/L↑,高密度脂蛋白胆固醇0.76 mmol/L↓低密度脂蛋白胆固醇3.74 mmol/L↑,血糖正常,B超显示脂肪肝。2小时后复测血压145/100 mmHg。

🔊**问题1** 面对此检查结果,你考虑哪些诊断? 会进一步做哪些处理措施?

✅ **答题要点**

1. 患者多次测量有血压升高,目前甘油三酯、低密度脂蛋白胆固醇和总胆固醇升高,B超显示脂肪肝,这些都是动脉粥样硬化性心脏病及冠心病的高危因素,该患者需考虑高血压、脂肪肝及高脂血症的可能,应请内泌科会诊,明确诊断和治疗方案。

2. 患者的血压升高及高脂血症均是在换用奥氮平15 mg/d治疗3个月后出现的,应考虑与药物有关,且目前精神症状依然残留多疑、敏感,应请精神专科医生协同随访,重新调整治疗方案。

> **知识扩展:非典型抗精神病药引起的代谢综合征**
>
> 代谢综合征的特征是病人肥胖、血糖高、血压高和血脂不正常。代谢综合征诊断标准共有5条:① 中心型肥胖或者腹型肥胖。男性腰围在90 cm以上,女性腰围在85 cm以上。② 血糖高。指的是空腹血糖在6.1 mmol/L以上,或者做糖耐量试验时2小时血糖在7.8 mmol/L以上,或者已经确诊糖尿病,并且开始治疗。③ 血压高。血压高于130/85 mmHg,或者已经确诊高血压,并且开始治疗。④ 空腹查甘油三酯高,在1.7 mmol/L以上。⑤ 空腹查高密度脂蛋白胆固醇低,在1.04 mmol/L以下。以上5条诊断标准,如果符合3条及3条以上,可以诊断为代谢综合征。
>
> 研究显示,奥氮平引起体重增加、血糖、胆固醇、甘油三酯升高均较其他抗精神病药物如利培酮、喹硫平、阿立哌唑、齐拉西酮及第一代抗精神病药奋乃静更为显著。奥氮平引起代谢综合征的发生率,男性为36.0%,女性为51.6%。一般齐拉西酮和阿立哌唑引起体重增加、糖脂代谢异常的风险很小。年龄45岁以上,有高血糖、高血脂、高体

重史的患者及一级亲属有糖尿病者为代谢综合征的高危人群,用药应慎重。

处理以预防为主。早期识别高危人群,告知患者及家属这种不良反应的风险,详细了解患者及其亲属有无肥胖史、糖尿病病史。帮助患者制定预防这种不良反应的计划,如合理饮食,实施运动锻炼计划等。监测体重、腹围、血糖、血脂等指标,如患者快速体重增加,应予以注意,注意有无高血糖的临床症状,如口渴、多尿、乏力等,注意高酮血症的发生。如考虑代谢综合征的可能,建议内分泌科会诊,共商治疗方案,必要时换药。

患者家属与社区医生预约三天后请精神专科医生协同上门随访,经精神检查医生发现患者多疑,敏感,有牵连观念,偶有自言自语,被动,懒散。治疗方案换用阿立哌唑 30 mg/d,直接停用奥氮平 15 mg/d。

问题1 对此患者你该如何做今后的社区随访?

答题要点

1. 患者目前仍残留少许阳性精神症状,表现为多疑、敏感、自言自语、被动、懒散,且有一定程度的药物不良反应,无冲动、叫喊行为,危险评级 0 级,病情分类基本稳定,按照《国家基本公共卫生服务规范(第三版)》要求,随访频次首次应改为 2 周后随访,重点观察多疑、敏感、自言自语等精神症状出现的频次是否减少。若处理后病情趋于稳定者,可维持目前治疗方案,3 个月时随访;基本稳定,则 1 个月时随访。

2. 患者目前存在高血压、高血脂等代谢综合征症状,应将患者纳入全科医生团队共同进行随访,综合干预治疗,监测相关指标。

案例二 发病报告患者拒绝随访的应对

王某,女,46 岁,小学文化,已婚,3 个月前因疑心邻居在背后议论她、甚至下毒害她,到邻居家中吵闹、打砸邻居家中物品而住院治疗,诊断为"精神分裂症"。患者于一周前"好转"出院,服药为氯氮平每日 200 mg。因符合严重精神障碍患者发病报告,医生填写了"严重精神障碍患者发病报告卡",虽经主管医生介绍,家人仍不同意参加社区管理。精防医生 2 天前通过信息系统接收到患者"严重精神障碍患者出院信息单",与其联系管理随访事宜,王某和丈夫十分反感,推三阻四,不愿与精防医生见面。患者与丈夫一起居住,2 个儿子均在外地。

问题1 如果你是社区卫生服务中心的精防医生,应该怎么应对?

答题要点

① 患者是发病报告对象,也就是符合《中华人民共和国精神卫生法》第三十条第二款第二项情形的患者,只需告知后,可直接纳入社区管理。② 根据《严重精神障碍发病报告管理办法》及《严重精神障碍管理治疗工作规范(2018 版)》要求,社区精防医生应在 5 个工作日内

接收,为患者建立健康档案,并将患者信息告知辖区公安机关,与村(居)委员会人员、民警等共同进行随访。③ 鉴于该患者及家属不配合建档,可以先通过辖区民警打电话充分告知患者和家属相关法律法规关于严重精神障碍管理治疗服务的内容、权益和义务等,预约首次共同上门随访时间,或者约其到社区卫生服务中心接受建档随访。

患者及家属同意一起到社区卫生服务中心见面,但见面后拒不承认患有"精神分裂症",称只是睡眠不好,医院弄错了,不需要社区对其进行建档随访管理。

问题2 如果患者对自己的诊断有异议,你作为精防医生,应该怎么处理?

答题要点

① 告知患者或其监护人,根据《中华人民共和国精神卫生法》对自己诊断有异议的,可以在收到诊断结论之日起3日内向原医疗机构或者其他具有合法资质的医疗机构提出申请要求再次诊断。② 社区精防医生在再次诊断结论未出来之前,应当仍旧按照《严重精神障碍发病报告管理办法》为患者建立健康档案,按照基本公共卫生服务规范要求,对患者进行定期随访,指导患者服药和开展康复训练。

精防医生向患者及家属告知相关处理流程后,家属表示放弃再次诊断,承认"精神分裂症"诊断。但患者称要到外地儿子那里去居住一段时间,让社区不用随访她。

问题3 遇到辖区管理对象要外出居住,你又该如何处理?

答题要点

① 请患者家属告知医生其儿子在外地居住地的详细地址及联系方式,医生告知患者及家属社区将定期进行电话随访,并会与患者外出居住地的精防人员定期沟通相关情况。② 若患者在外地连续居住半年以上,原辖区精防医生将患者信息迁出至患者现居住地的基层医疗机构,由当地社区按规范进行随访。

知识扩展:《中华人民共和国精神卫生法》及《严重精神障碍发病报告管理办法》

发病报告的对象:《严重精神障碍发病报告管理办法》明确规定,符合《中华人民共和国精神卫生法》第三十条第二款第二项情形并经诊断结论、病情评估表明为严重精神障碍的患者,进行严重精神障碍发病报告。

《中华人民共和国精神卫生法》第三十条第二款第二项具体指:已经发生危害他人安全的行为,或者有危害他人安全的危险的严重精神障碍患者。

再次诊断申请流程:患者及家属要求再次诊断的,应当自收到诊断结论之日起三日内向原医疗机构或者其他具有合法资质的医疗机构提出。承担再次诊断的医疗机构应当在接到再次诊断要求后指派两名初次诊断医师以外的精神科执业医师进行再次诊断,并及时出具再次诊断结论。对再次诊断结论仍有异议的,可以自主委托依法取得执

业资质的鉴定机构进行精神障碍医学鉴定,接受委托的鉴定机构应当指定本机构具有该鉴定事项执业资格的两名以上鉴定人共同进行鉴定,并及时出具鉴定报告。

在相关机构出具再次诊断结论、鉴定报告前,收治精神障碍患者的医疗机构应当按照诊疗规范的要求对患者实施治疗。

关于患者诊断修正后的处理:《严重精神障碍发病报告管理办法》规定,经再次诊断或者鉴定不能确定就诊者为严重精神障碍患者的,应当在下月 10 日前通过信息系统进行修正。

案例三　严重精神障碍患者有危害他人安全行为的处置措施

背景一

孙某,女,40 岁,已婚,某镇居民,无子女,与丈夫一起生活,无业,有残疾证,精神分裂症病史 18 年,服用氯氮平 200 mg/d,社区在管 5 年。一月前患者家所养的宠物狗得重病,患者认为是邻居害的。患者今日突然闯入邻居家中,称有人告诉她是邻居给狗下了毒,兴奋中砸坏邻居家茶壶,追打邻居,坚持让邻居解释清楚。邻居边喊患者丈夫,边拨打 110 求助,患者丈夫赶到后立即拨打精防医生电话求助。

🔊**问题1　如果你是社区精防医生,你该如何处理?**

☑️**答题要点**

紧急分析评估患者大致情况,按《严重精神障碍管理治疗工作规范(2018 版)》进行处理,患者有打砸物品、冲动伤人行为,属于"已经发生危害他人安全的行为"。① 立即查阅患者健康档案,复习患者基本情况及详细家庭地址。② 马上联系社区公安民警告知他们患者目前状况,请求进行现场应急处置。③ 联系精神专科医生,开通绿色通道,准备接收患者(必要时请精神专科医生参与现场应急处置)。④ 准备好患者的基础档案以及"严重精神障碍应急处置知情同意书"和"严重精神障碍应急处置记录单"后立即赶赴现场。

背景二

警察、精防医生均赶到现场,按规范流程完成了应急处置,要求家属一起随警察送患者到精神专科医院办理住院手续。家属称家庭经济困难,没钱办理住院手续,不愿随同前往精神专科医院。

🔊**问题2　如遇到这种情况,你又该如何处理?**

☑️**答题要点**

① 此类患者符合办理"非自愿住院"的条件,家属不愿意办理住院手续,可以立即联系社居委干部前往医院办理住院手续。② 患者家庭贫困,有残疾证,社区居委会可以根据当地救治救助政策帮助患者家属申请相关住院及门诊医疗救助。③ 患者已经属于易肇事肇祸的严重精神障碍患者,告知家属可以协助其申请享受"以奖代补"政策,并将此患者纳入社

区"四帮一"小组,让家属履行监护职责,认真做好患者的监护。

知识扩展:《中华人民共和国精神卫生法》对精神障碍患者住院治疗的相关规定

第三十条 精神障碍的住院治疗实行自愿原则。

诊断结论、病情评估表明,就诊者为严重精神障碍患者并有下列情形之一的,应当对其实施住院治疗:

（一）已经发生伤害自身的行为,或者有伤害自身的危险的;

（二）已经发生危害他人安全的行为,或者有危害他人安全的危险的。

第三十六条 诊断结论表明需要住院治疗的精神障碍患者,本人没有能力办理住院手续的,由其监护人办理住院手续;患者属于查找不到监护人的流浪乞讨人员的,由送诊的有关部门办理住院手续。

精神障碍患者有本法第三十条第二款第二项情形,其监护人不办理住院手续的,由患者所在单位、村民委员会或者居民委员会办理住院手续,并由医疗机构在患者病历中予以记录。

问题3 患者住院后,你要做哪些后续工作? 后续如何随访?

答题要点

① 在应急处置完成后 24 小时内填写"严重精神障碍应急处置单"一式三份,一份交本级精防机构,一份留存在患者管理档案中,一份交由处置的精神卫生专业机构(如果精神专科医生参与了现场应急处置)。② 在 5 个工作日内通过信息系统上报处置记录。③ 根据警察对此事件的定性,若定为肇事肇祸案(事)件,精防医生应汇报县级卫生健康行政部门,由卫生健康行政部门组织力量在 48 小时内填写"严重精神障碍肇事肇祸案(事)件调查表",并据此完成严重精神障碍肇事肇祸案(事)件调查报告,提交上级卫生健康行政部门。④ 完成一次随访记录,在患者住院 2 周时,打电话询问患者病情,等患者出院后继续按规范随访。

案例四　抗精神病药所致锥体外系不良反应的处置

李某,女性,35 岁,大专文化,已婚,工人,在册管理 3 年。患者于 6 年前无明显诱因,出现精神异常,表现为孤僻、懒散、自语自笑、行为怪异等,曾在精神专科医院明确诊断"精神分裂症",一直服用"利培酮 2 mg/d"治疗,疗效尚可。2 个月前患者病情波动,又表现敏感、多疑,怀疑有人要来害她的家人,反复提醒家人外出时要当心,经常自言自语。患者一个月前在精神专科门诊复诊,将利培酮逐渐加量至 5 mg/d,之后病情好转,敏感、多疑消失,自语自笑症状改善。最近两天,患者感觉坐立不安,在家中走来走去,不断徘徊,肢体僵硬不自然,不停地交叉或分开双腿,表情焦虑、紧张,反复和家人说"我难受的"。今天上午患者突然出现冲动自伤,用头撞墙,称"难受""不想活了",家属立即阻止并打电话将患者病情状况告知精防医生。

问题1 如果你是社区卫生服务中心的精防医生,接电话后你会考虑哪些情况? 会做如何处理?

✔ **答题要点**

患者近来病情波动,在利培酮加量至每日 5 mg 后,精神症状好转,但近两天随之出现坐立不安、肢体僵硬、烦躁,发展至今日出现自伤行为,在《严重精神障碍管理治疗工作规范(2018 版)》中,锥体外系不良反应是抗精神病药物常见的药物不良反应,据该患者的症状表现考虑为锥体外系不良反应中的静坐不能,其自伤考虑为难以忍受药物副反应而导致的冲动行为的可能性较大。

处理措施:① 患者出现冲动自伤行为,危险评级 4 级,病情为不稳定。② 按照《国家基本公共卫生服务规范(第三版)》要求,应该建议家属转诊住院治疗。③ 若家属同意送其住院,可以协助家属联系公安或社居委协助送诊,可以协助联系精神卫生专业机构开通绿色通道进行诊治。

知识扩展: 抗精神病药物锥体外系不良反应

锥体外系不良反应是抗精神病药物常见的不良反应,包括急性肌张力障碍、震颤、类帕金森综合征、静坐不能及迟发性运动障碍。在第二代抗精神病药物中以利培酮和帕利哌酮的影响最多,其次为阿立哌唑与齐拉西酮,奥氮平和喹硫平较少引起,而氯氮平几乎不引起锥体外系反应。

锥体外系不良反应的发生时间:锥体外系不良反应可发生在治疗的任何时期,锥体外系反应中一半以上患者表现为静坐不能,常出现在治疗的前 3 个月。

锥体外系不良反应的症状和特征:静坐不能主要表现为无法控制的激越不安、不能静坐、反复走动或原地踏步。静坐不能在主观上令人不快,与自杀观念的出现(常为突然出现)显著相关。急性肌张力障碍主要表现为不自在的、奇特的表现,包括眼上翻、斜颈、颈后倾、面部怪相和扭曲、吐舌、张口困难、角弓反张和脊柱侧弯等。类帕金森症的表现可归纳为运动不能、肌张力增高、震颤和自主神经功能紊乱。迟发性运动障碍以不自主的、有节律的刻板式运动为特征,其严重程度波动不定,睡眠时消失,情绪激动时加重。

锥体外系不良反应的治疗:静坐不能发生时可使用 β 受体阻滞剂和苯二氮䓬类药物治疗,有时需要减少抗精神病药物剂量,或换用锥体外系副反应小的药物治疗。急性肌张力障碍和类帕金森症可通过减少抗精神病药物剂量及使用抗胆碱能药物治疗。迟发性运动障碍关键在于预防,目前缺乏有效的治疗迟发性运动障碍的药物,可换用氯氮平,该药物几乎不引起迟发性运动障碍。

 背景二

患者家属电话中称目前不想送其住院,还想在家中再观察观察,请精防医生帮其找专科医生想想办法。

问题2　面临此种情况,作为精防医生会进一步做何处理?

答题要点

① 按照《中华人民共和国精神卫生法》,此类患者可以执行非自愿住院,但送诊主体是家属,要家属签字同意后才能执行,因此,家属若不同意送诊住院,旁人不得强迫其住院治疗。② 根据《严重精神障碍管理治疗工作规范(2018版)》,可以紧急联系精神专科医生上门进行应急医疗处置,同时报社区关爱帮扶小组予以重点关注与监护。

> **知识扩展:《中华人民共和国精神卫生法》**
>
> 第三十条 精神障碍的住院治疗实行自愿原则。
>
> 诊断结论、病情评估表明,就诊者为严重精神障碍患者并有下列情形之一的,应当对其实施住院治疗:
>
> (一) 已经发生伤害自身的行为,或者有伤害自身的危险的;
>
> (二) 已经发生危害他人安全的行为,或者有危害他人安全的危险的。
>
> 第三十一条 精神障碍患者有本法第三十条第二款第一项情形的,经其监护人同意,医疗机构应当对患者实施住院治疗;监护人不同意的,医疗机构不得对患者实施住院治疗。监护人应当对在家居住的患者做好看护管理。

一小时后,精神专科医生赶到社区,与精防医生一同上门进行应急医疗处置,在检查患者后,医生调整治疗方案,将利培酮降至 4 mg/d,予以劳拉西泮 0.5 mg,每日 2 次。

问题3　对此患者进行应急处置时要注意什么?你该如何做今后的社区随访?

答题要点

① 基层精防医生与精神专科医生一起上门对患者实施应急医疗处置前或处置过程中,应与患者家属(监护人)签署"严重精神障碍应急处置知情同意书"。② 在应急处置完成后24小时内填写"严重精神障碍应急处置单"一式三份,一份交本级精防机构,一份留存在患者管理档案中,一份交由处置的精神卫生专业机构,并在 5 个工作日内通过信息系统上报处置记录。③ 向家属交代清楚风险及看管注意点。④ 根据《国家基本公共卫生服务规范(第三版)》要求,随访频次改为 2 周后随访,重点观察静坐不能症状是否改善,精神症状是否稳定,检查患者心率、肌张力的变化。若处理后病情趋于基本稳定者,可维持目前治疗方案,1个月时随访,直到病情稳定,改为 3 个月时随访。

第四节　严重精神障碍患者健康管理自测练习

一、单选题

1. 严重精神障碍患者管理服务对象是　　　　　　　　　　　　　　（　　）

　　A. 辖区内诊断明确的精神疾病患者

　　B. 辖区内诊断明确的严重精神障碍患者

　　C. 辖区内诊断明确、在家居住的严重精神障碍患者

　　D. 辖区内诊断明确、住院治疗的严重精神障碍患者

2. 病情不稳定患者是指　　　　　　　　　　　　　　　　　　　（　　）

　　A. 危险性评估等级在 1～2 级　　　　B. 危险性评估等级在 3～5 级

　　C. 危险性评估等级在 2～4 级　　　　D. 危险性评估等级在 1～5 级

3. 病情基本稳定患者是指　　　　　　　　　　　　　　　　　　　（　　）

　　A. 危险性评估等级在 1～2 级　　　　B. 危险性评估等级在 2～4 级

　　C. 危险性评估等级在 3～5 级　　　　D. 危险性评估等级在 1～5 级

4. 严重精神障碍患者管理对象目前确定的是　　　　　　　　　　　（　　）

　　A. 3 种　　　　　　B. 4 种　　　　　　C. 5 种　　　　　　D. 6 种

5. 危险性评估共分为多少级　　　　　　　　　　　　　　　　　　（　　）

　　A. 3 级　　　　　　B. 4 级　　　　　　C. 5 级　　　　　　D. 6 级

6. 辖区内严重精神障碍患者是指　　　　　　　　　　　　　　　　（　　）

　　A. 本辖区内有固定居所(包括家庭、康复与照料机构等,精神专科医院除外)且连续居住 2 个月以上者

　　B. 本辖区内有固定居所(包括家庭、康复与照料机构等,精神专科医院除外)且连续居住 3 个月以上者

　　C. 本辖区内有固定居所(包括家庭、康复与照料机构等,精神专科医院除外)且连续居住 6 个月以上者

　　D. 本辖区内有固定居所(包括家庭、康复与照料机构等,精神专科医院除外)且连续居住 12 个月以上者

7. 出现暴力、自杀、自伤等危险行为,以及急性药物不良反应或严重躯体疾病,应采取的干预措施是　　　　　　　　　　　　　　　　　　　　（　　）

　　A. 留观　　　　　　　　　　　　　B. 对症处理后回家观察

　　C. 对症处理后立即转诊　　　　　　D. 定期门诊

8. 严重精神障碍患者病情稳定的描述,错误的是　　　　　　　　　（　　）

　　A. 精神症状基本消失　　　　　　　B. 自知力基本恢复

　　C. 社会功能处于较差状态　　　　　D. 无严重药物不良反应、躯体疾病稳定

二、多选题

1. 严重精神障碍患者管理的病种有　　　　　　　　　　　　（　　）
   - A. 精神分裂症、双相情感障碍
   - B. 器质性精神障碍、人格障碍
   - C. 癫痫所致精神障碍、偏执性精神病
   - D. 应激相关障碍、药物依赖
   - E. 精神发育迟滞伴发精神障碍、分裂情感性障碍
   - F. 以上均是

2. 严重精神障碍患者管理,社区卫生服务中心/乡镇卫生院应承担的职责有（　　）
   - A. 开展线索调查、建立健康档案
   - B. 协助精神卫生医疗机构开展严重精神障碍患者应急医疗处置
   - C. 随访并有针对性进行健康教育和康复指导
   - D. 制定精神疾病治疗方案并进行治疗
   - E. 每年至少1次的健康体检
   - F. 以上均是

3. 严重精神障碍患者管理,社区卫生服务站/村卫生室应承担的职责有（　　）
   - A. 负责疑似精神疾病患者的摸底、居家病人访视和病情变化上报工作
   - B. 协助社区卫生服务中心/乡镇卫生院开展严重精神障碍患者应急医疗处置和精神疾病患者线索调查
   - C. 随访、督促患者服药和复诊,并有针对性进行健康教育和健康促进
   - D. 掌握辖区精神疾病患者人口信息变化
   - E. 将每次健康检查、随访信息及时记入健康档案

4. 严重精神障碍患者管理,县疾控中心慢病科应承担的职责有　　　（　　）
   - A. 协助卫生行政部门制定工作计划,开展督导、检查与工作评价工作
   - B. 负责社区卫生服务中心/乡镇卫生院防治知识培训工作
   - C. 负责精神卫生健康教育与宣传工作
   - D. 负责各类报表、资料和信息的收集、汇总与分析工作
   - E. 承担同级卫生行政部门委托的其他工作

5. 每年对严重精神障碍病人进行一次免费健康检查的内容有　　　（　　）
   - A. 一般体格检查
   - B. 血压、体重、空腹血糖检查
   - C. 视力、听力、活动能力检查
   - D. 有条件的地方,可以增加检查内容

6. 严重精神障碍患者基础管理原则有　　　　　　　　　　　　（　　）
   - A. 属地化管理原则
   - B. 及时看护原则
   - C. 及时报告原则
   - D. 及时处理原则
   - E. 健康教育原则

7. 对严重精神障碍患者进行分类干预,是根据　　　　　　　　　　　　(　　)

　　A. 患者的精神症状是否消失　　　　B. 患者的自知力是否完全恢复

　　C. 患者的工作、社会功能是否恢复　　D. 患者是否存在药物不良反应和躯体疾病

三、简答题

1. 简述精神分裂症常见临床症状。

2. 简述严重精神障碍患者管理的服务要求。

3. 简述自知力的概念。

4. 简述严重精神障碍危险性评估等级的判定标准。

5. 简述关锁情况。

第十二章　中医药健康管理

第一节　中医药健康管理服务规范

老年人中医药健康管理服务

一、服务对象

辖区内 65 岁及以上常住居民。

二、服务内容

每年为 65 岁及以上老年人提供 1 次中医药健康管理服务，内容包括中医体质辨识和中医药保健指导。

（一）中医体质辨识

按照老年人中医药健康管理服务记录表前 33 项问题采集信息，根据体质判定标准进行体质辨识，并将辨识结果告知服务对象。

（二）中医药保健指导

根据不同体质从情志调摄、饮食调养、起居调摄、运动保健、穴位保健等方面进行相应的中医药保健指导。

三、服务流程

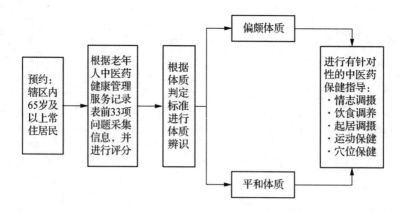

四、服务要求

1. 开展老年人中医药健康管理服务可结合老年人健康体检和慢性病患者管理及日常诊疗时间。

2. 开展老年人中医药健康管理服务的乡镇卫生院、村卫生室和社区卫生服务中心（站）

应当具备相应的设备和条件。有条件的地区应利用信息化手段开展老年人中医药健康管理服务。

3. 开展老年人中医体质辨识工作的人员应当为接受过老年人中医药知识和技能培训的卫生技术人员。开展老年人中医药保健指导工作的人员应当为中医类别执业(助理)医师或接受过中医药知识和技能专门培训、能够提供上述服务的其他类别医师(含乡村医生)。

4. 服务机构要加强与村(居)委会、派出所等相关部门的联系,掌握辖区内老年人口信息变化。

5. 服务机构要加强宣传,告知服务内容,使更多的老年人愿意接受服务。

6. 每次服务后要及时、完整记录相关信息,纳入老年人健康档案。

五、工作指标

老年人中医药健康管理率＝(年内接受中医药健康管理服务的 65 岁及以上居民数/年内辖区内 65 岁及以上常住居民数)×100%。

注:接受中医药健康管理是指建立健康档案、接受中医体质辨识和中医药保健指导、服务记录表填写完整。

0～36 个月儿童中医药健康管理服务

一、服务对象

辖区内 0～36 个月常住儿童。

二、服务内容

在儿童 6、12、18、24、30、36 月龄时,对儿童家长进行儿童中医药健康指导,具体内容包括:

1. 向家长提供儿童中医饮食调养、起居活动指导。

2. 在儿童 6、12 月龄给家长传授摩腹和捏脊方法;在 18、24 月龄传授按揉迎香穴、足三里穴的方法;在 30、36 月龄传授按揉四神聪穴的方法。

三、服务流程

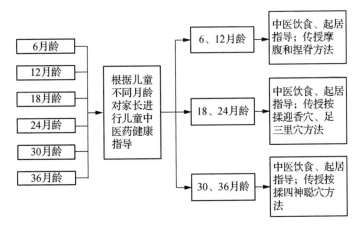

四、服务要求

1. 开展儿童中医药健康管理服务应当结合儿童健康体检和预防接种的时间。

2. 开展儿童中医药健康管理服务的乡镇卫生院、村卫生室和社区卫生服务中心(站)应当具备相应的设备和条件。

3. 开展儿童中医药健康管理服务的人员应当为中医类别执业(助理)医师,或接受过儿童中医药保健知识和技能培训、能够提供上述服务的其他类别医师(含乡村医生)。

4. 服务机构要加强宣传,告知服务内容,提高服务质量,使更多的儿童家长愿意接受服务。

5. 每次服务后要及时记录相关信息,纳入儿童健康档案。

五、工作指标

0～36 个月儿童中医药健康管理服务率＝(年度辖区内按照月龄接受中医药健康管理服务的 0～36 个月儿童数/年度辖区内应管理的 0～36 个月儿童数)×100%。

第二节 《中医药健康管理服务规范》疑问解答

1. 老年人中医药健康管理的服务对象是指哪类人群?

答:辖区内居住半年以上的 65 岁及以上老年人都是中医药健康管理服务对象。

2. **体质辨识的工作内容包括哪些?**

答:包括:① 按照"老年人中医药健康管理服务记录表"的前 33 项问题逐条采集信息,再根据体质判定标准表的要求,将每种体质的得分计算出来,判定出该居民的体质类型。② 根据居民的体质类型,从情志调摄、饮食调养、起居调摄、运动保健、穴位保健几方面进行有针对性的健康指导。③ 具体情况记录在居民健康档案中。

3. 老年人中医药健康管理的工作指标包括哪些? 与 2011 年版相比有哪些变化?

答:《国家基本公共卫生服务规范(第三版)》(以下简称《规范》)中,老年人中医药健康管理只有 1 个工作指标,即"老年人中医药健康管理率"。老年人中医药健康管理率＝(年内接受中医药健康管理服务的 65 岁及以上居民数/年内辖区内 65 岁及以上常住居民数)×100%。接受中医药健康管理是指建立健康档案、接受中医体质辨识和中医药保健指导、服务记录表填写完整等四个方面。

4. 填写老年人中医药健康管理服务记录表有哪些注意事项?

答:在填表的时候一定要按照填表说明进行询问和操作:① 采集信息时要能够反映老年人平时的感受,避免采集老年人的即时感受。② 采集信息时要避免主观引导老年人的选择。③ 记录表所列问题不能空项,须全部询问填写。④ 询问结果应在相应分值内划"√",并将计算得分填写在相应空格内。⑤ 体质辨识:医务人员应根据体质判定标准表进行辨识结果判定,偏颇体质为"是""倾向是";平和体质为"是""基本是",并在相应选项上划"√"。⑥ 中医药保健指导:在所提供指导对应的选项上划"√",可多选。其他指导请注明。

5. 老年人中医药健康管理中,体质判定标准表有什么作用? 与 2011 年版比较有哪些变化?

答:体质判定标准表是采集信息后计算每种体质的分值,并判定该居民是哪种体质的标准。《规范》在标准表后增加了填表说明,以指导辨识结果发生矛盾时的解决方法,在 2011 年版中没有这部分内容。增加的内容如下:① 该表不用纳入居民的健康档案。② 体质辨识结果的准确性取决于接受服务者回答问题准确程度,如果出现自相矛盾的问题回答,则会出现自相矛盾的辨识结果。需要提供服务者核对其问题回答的准确性。具体处理方案有以下 5 种:一是在回答问题过程中及时提醒接受服务者理解所提问题。二是出现两种及以上判定结果即兼夹体质是正常的,比如气阴两虚,则两个体质都如实记录,以分数高的为主要体质进行指导。三是如果出现判定结果分数一致,则由中医师依据专业知识判定,然后进行指导。四是如果出现既是阴虚又是阳虚这样的矛盾判定结果,则要返回查找原因,帮助老年人准确采集信息,必要时由中医师进行辅助判定。五是如果出现每种体质都不是或者无法判断体质类型等情况,则返回查找原因,或需 2 周后重新采集填写。

6. 0~36 个月儿童中医药健康管理工作指标的数据来源是什么?

答:0~36 个月儿童中医药健康管理项目的工作指标是 0~36 个月儿童中医药健康管理服务率。0~36 个月儿童中医药健康管理服务率=(年度辖区内按照月龄接受中医药健康管理服务的 0~36 个月儿童数/年度辖区内应管理的 0~36 个月儿童数)×100%。分母"年度辖区内应该管理的 0~36 个月儿童数"来源,是根据妇幼相关年度报表。

第三节 中医药健康管理实践案例

案例一 单一体质老年人中医体质辨识与保健指导

李大爷,70 岁,平素性格内向,常常心情不佳,手脚发凉,畏寒怕冷,吃生冷食物后,易腹痛、腹泻,舌质淡嫩,舌体胖,脉沉迟。33 项中医体质辨识表分数是:气虚质 7 分、阳虚质 15 分、阴虚质 6 分、湿热质 7 分、痰湿质 8 分、血瘀质 7 分、气郁质 6 分、特禀质 7 分、平和质 15 分。

问题 如果你是社区卫生服务中心的中医科医生,对李大爷进行中医体质辨识后,考虑哪种体质,如何进行中医药保健指导?

答题要点

阳虚质分数大于 11 分,其他偏颇体质小于 8 分,应考虑阳虚质,进行阳虚质中医保健指导。包括以下内容:

情志调摄:宜保持积极向上的心态,正确对待生活中的不利事件,及时调节自己的消极情绪,宜欣赏激昂、高亢、豪迈的音乐,如《黄河大合唱》等。

饮食调养:宜选用甘温、补脾阳、温肾阳为主的食物,如羊肉、鸡肉、带鱼、黄鳝、虾、刀豆、韭菜、茴香、核桃、栗子、腰果、松子、红茶、生姜等,参照食谱当归生姜羊肉汤、韭菜炒胡桃仁等。少食生冷、苦寒、黏腻食物,如田螺、螃蟹、海带、紫菜、芹菜、苦瓜、冬瓜、西瓜、香蕉、柿子、甘蔗、梨、绿豆、蚕豆、绿茶、冷冻饮料等,即使在盛夏也不要过食寒凉之品。

起居调摄:居住环境以温和的暖色调为宜,不宜在阴暗、潮湿、寒冷的环境下长期工作和生活。平时要注意腰部、背部和下肢保暖,白天保持一定活动量,避免打盹、瞌睡,睡觉前尽量不要饮水,睡前将小便排净。

运动保健:宜在阳光充足的环境下适当进行舒缓柔和的户外活动,尽量避免在大风、大寒、大雪的环境中锻炼,日光浴、空气浴是较好的强身壮阳之法,也可选择八段锦,在完成整套动作后将"五劳七伤往后瞧"和"两手攀足固肾腰"加做1~3遍。

穴位保健:可采用温和灸的方法,灸关元和命门,可每周进行1次。关元穴还可采用掌根揉法,2~3分钟,每天1~2次,也可配合摩擦腰肾法温肾助阳,摩擦腰肾法每天1次,每次约10分钟,以摩至皮肤温热为度。

中医体质辨识及指导后,要给李大爷一份阳虚质的中医保健处方,方便他在闲暇时学习。

知识扩展:阳虚体质分析及调体要点

体质分析:由于阳气亏虚,机体失却温煦,故形体白胖,肌肉松软,平素畏冷,手足不温,面色㿠白,目胞晦暗,口唇色淡;阳虚神失温养,则精神不振,睡眠偏多;阳气亏虚,肌腠不固,则毛发易落,易出汗;阳气不能蒸腾、气化水液,则见大便溏薄,小便清长,舌淡胖嫩边有齿痕,苔润;阳虚鼓动无力,则脉象沉迟;阳虚水湿不化,则口淡不渴;阳虚不能温化和蒸腾津液上承,则喜热饮食。阳虚阴盛,故性格沉静、内向,发病多为寒证,或易寒化,不耐受寒邪,耐夏不耐冬;阳虚失于温化,故易感湿邪,易病痰饮、肿胀、泄泻;阳虚易至阳弱,故阳虚质男性多见阳痿。

调体要点:① 温阳佐以养阴:根据阴阳互根理论,在温壮元阳的同时,佐入适量补阴之品,以达阳得阴助而生化无穷。阳虚者,用药切忌温阳太过,以免耗血伤津而转现燥热。因此调理阳虚质时要慢温、慢补、缓缓调治。② 温阳兼顾脾胃:调治阳虚之质有益气、补火之别,除温壮元阳外,当兼顾脾胃,只有脾胃健运,始能饮食多进,化源不绝,体质强健,亦即养后天以济先天。③ 慎用辛热有毒之品:有毒温阳药物,一定要在医师指导下安全使用,切忌自行滥用、误用,以免出现毒副作用。

关元穴:位于下腹部,前正中线上,当脐下3寸。

命门:位于腰部,当后正中线上,第2腰椎棘突下凹陷中。

案例二　兼夹体质老年人中医体质辨识与保健指导

李大爷,70 岁,形体肥胖,平素性格内向,常常心情不佳,少气懒言,精神不振,手脚发凉,畏寒怕冷,吃生冷食物后,易腹痛、腹泻,舌质淡嫩,舌体胖,边有齿痕,脉沉迟弱。33 项中医体质辨识表分数是:气虚质 11 分、阳虚质 15 分、阴虚质 6 分、湿热质 7 分、痰湿质 8 分、血瘀质 7 分、气郁质 6 分、特禀质 7 分、平和质 15 分。

问题　如果你是社区卫生服务中心的中医科医生,对李大爷进行中医体质辨识后,考虑哪种体质,如何进行中医药保健指导?

答题要点

阳虚质、气虚质分数均大于 11 分,阳虚质分数高于气虚质,应考虑阳虚质兼夹气虚质。在中医药保健指导方面以分数高的为主,即阳虚质指导为主,兼顾气虚质中医指导。包括以下内容:

情志调摄:宜保持积极向上的心态、乐观的态度,正确对待生活中的不利事件,及时调节自己的消极情绪,不可过度劳神,宜欣赏激昂、高亢、豪迈的音乐,如《黄河大合唱》《喜相逢》等。

饮食调养:宜选用甘温、补脾阳、温肾阳、健脾益气为主的食物,如羊肉、鸡肉、带鱼、黄鳝、虾、刀豆、韭菜、茴香、核桃、栗子、腰果、松子、生姜、山药、大枣等,参照食谱当归生姜羊肉汤、韭菜炒胡桃仁、山药粥、黄芪童子鸡等。少食生冷、苦寒、黏腻、耗气食物,如田螺、螃蟹、海带、紫菜、芹菜、苦瓜、冬瓜、西瓜、香蕉、柿子、甘蔗、梨、绿豆、蚕豆、绿茶、冷冻饮料、槟榔、生萝卜等,即使在盛夏也不要过食寒凉之品。

起居调摄:居住环境以温和的暖色调为宜,平时白天保持一定活动量,不宜过于劳作,以免损伤正气,平时避免汗出受风,要注意腰部、背部和下肢保暖,避免打盹、瞌睡,睡觉前尽量不要饮水,睡前将小便排净。

运动保健:宜在阳光充足的环境下适当进行舒缓柔和的户外活动,尽量避免在大风、大寒、大雪的环境中锻炼,日光浴、空气浴是较好的强身壮阳之法,也可选择八段锦,在完成整套动作后将"五劳七伤往后瞧""两手攀足固肾腰""攒拳怒目增力气"加做 1~3 遍。

穴位保健:可采用温和灸的方法,灸气海、关元和命门,可每周进行 1 次。关元穴还可采用掌根揉法,2~3 分钟,每天 1~2 次,也可配合摩擦腰肾法温肾助阳,摩擦腰肾法每天 1 次,每次约 10 分钟,以摩至皮肤温热为度。

中医体质辨识及指导后,要给李大爷一份阳虚质兼夹气虚质的中医保健处方,方便他在闲暇时学习。

> **知识扩展:体质的可变性**
>
> 体质形成于先天,定型于后天,体质的稳定性是相对的,而不是一成不变的,这就意味着体质具有动态可变性。每一个体在生、长、壮、老的生命过程中也会因内外环境中诸多因素的影响而使体质发生变化,表现为与机体发育同步的生命过程。

体质的多样性:体质的形成与先天、后天多种因素有关。遗传因素的多样性和环境因素的复杂性使个体体质存在明显的差异;而即使是同一个体,在不同的生命阶段,其体质特点也是动态可变的,所以体质具有明显的个体差异性,呈现出多样性特征。

兼夹体质是指同一机体同时具有两种以上体质特征的体质状态。兼夹体质普遍而广泛地存在于人群之中,是常见而普遍的体质现象。体质的兼夹状况提示体内阴阳气血津液功能状况的偏颇程度。

体质辨识结果的准确性取决于接受服务者回答问题准确程度,如果出现自相矛盾的问题回答,则会出现自相矛盾的辨识结果,需要提供服务者核对其问题回答的准确性。处理方案有以下几种:

(1) 在回答问题过程中及时提醒接受服务者理解所提问题。

(2) 出现两种及以上判定结果即兼夹体质是正常的,比如气阴两虚,则两个体质都如实记录,以分数高的为主要体质进行指导。

(3) 如果出现判定结果分数一致,则由中医师依据专业知识判定,然后进行指导。

(4) 如果出现既是阴虚又是阳虚这样的矛盾判定结果,要返回查找原因,帮助老年人准确采集信息,必要时由中医师进行辅助判定。

(5) 如果出现每种体质都不是或者无法判断体质类型等情况,则返回查找原因,或需2周后重新采集填写。

关元穴:位于下腹部,前正中线上,当脐下3寸。

命门:位于腰部,当后正中线上,第2腰椎棘突下凹陷中。

气海穴:位于下腹部,前正中线上,当脐中下1.5寸。

案例三　6月龄、12月龄儿童中医保健指导

 背景

某月某日,王女士带着12月龄大的儿子小强,来到某社区卫生服务中心进行健康体检。

问题　如果你是社区卫生服务中心的儿保科医生,针对12月龄的儿童,你会对他的妈妈进行怎样的中医指导呢?

答题要点

根据国家基本公共卫生服务项目中医药健康管理要求,对6月龄、12月龄儿童进行中医饮食、起居指导,传授摩腹和捏脊方法。该儿童是12月龄,6月龄时已经接受过中医保健指导、摩腹和捏脊方法指导,此次主要考察陈女士是否知晓及动作是否规范,如不知晓或动作不规范,需进行如下指导:

饮食调养:① 养成良好的哺乳习惯,尽量延长夜间喂奶的间隔时间。② 养成良好饮食习惯,避免偏食,节制零食,按时进食,提倡"三分饥",防止乳食无度。③ 食物宜细、软、烂、碎,而且应品种多样。④ 严格控制冷饮,寒凉食物要适度。

起居调摄:① 保证充足的睡眠时间,逐步养成夜间睡眠、白天活动的作息习惯。② 养成良好的小便习惯,适时把尿;培养每日定时大便的习惯。③ 衣着要宽松,不可紧束而妨碍气血流通,影响骨骼生长发育。④ 春季注意保暖,正确理解"春捂";夏季纳凉要适度,避免直吹电风扇,空调温度不宜过低;秋季避免保暖过度,提倡"三分寒",正确理解"秋冻";冬季室内不宜过度密闭保暖,应适当通风,保持空气新鲜。⑤ 经常到户外活动,多见风日,以增强体质。

常用按揉部位及方法:

(1)摩腹:① 位置:腹部。② 操作:操作者用手掌掌面或示指、中指、无名指的指面附着于小儿腹部,以腕关节连同前臂反复做环形有节律的移动,每次 1～3 分钟。③ 功效:具有改善脾胃功能,促进消化吸收的作用。

(2)捏脊:① 位置:背脊正中,督脉两侧的大椎至尾骨末端处。② 操作:操作者用双手的中指、无名指和小指握成空拳状,示指半屈,拇指伸直并对准示指的前半段。从长强穴开始,用双手食指与拇指合作,在示指向前轻推患儿皮肤的基础上与拇指一起将长强穴的皮肤捏拿起来,然后沿督脉两侧,自下而上,左右两手交替合作,按照推、捏、捻、放、提的顺序,自长强穴向前捏拿至脊背上端的大椎穴。如此循环,根据病情及体质可捏拿 4～6 遍。从第 2 遍开始的任何一遍中,操作者可根据不同脏腑出现的症状,采用"重提"的手法,有针对性的刺激背部的脏腑俞穴,以便加强疗效。在第 5 遍捏拿儿童脊背时,在儿童督脉两旁的脏腑俞穴处,用双手的拇指与示指合作分别将脏腑俞穴的皮肤,用较重的力量在捏拿的基础上,提拉一下。捏拿第 6 遍结束后,用双手拇指指腹在儿童腰部的肾俞穴处,在原处揉动的动作中,用拇指适当地向下施以一定的压力,揉按结合。③ 功效:具有消食积、健脾胃、通经络的作用。

中医指导后,给王女士一份 6 月龄、12 月龄儿童中医药保健处方,方便其在家学习操作。

> **知识扩展:小儿生理特点**
>
> 小儿具有生命力旺盛而又机体嫩弱的双重性特点。对此南宋的陈文中形象地比喻为"草木茸芽之状"而称为"芽儿"谓之"少阳"。少阳者,阳气虽然稚嫩,但是阳气相对阴液而言却强盛。随着阳气的不断生发,阴液不断补充,形成阳生阴长的生机蓬勃状态,此时既不同于壮年人"天癸"至而阴平阳秘的"太阳",也不同于老年人随着"天癸"尽而阳气不断衰微、阴液不断衰减的"夕阳"。小儿的生理特点一方面表现为生机蓬勃,发育旺盛,《颅囟经》谓"纯阳";另一方面表现为"五脏六腑成而未全……全而未壮"的脏腑娇嫩,形气未充,《温病条辨》谓之"稚阴稚阳"。由于小儿生机旺盛而又形体娇嫩的生理特点导致小儿在病理上表现为"发病容易,传变迅速",若调治得当,又"脏气清灵,易趋康复"。因此我们发挥中医优势,从治未病的角度开展"儿童中医调养服务",一定会有"事半功倍"的效果。

案例四 18月龄、24月龄儿童中医保健指导

背景

某日,陈女士带着24月龄大的儿子小强,来到某社区卫生服务中心进行健康体检。

问题 如果你是社区卫生服务中心的儿保科医生,针对24月龄的儿童,你会对他的妈妈进行怎样的中医指导呢?

答题要点

根据国家基本公共卫生服务项目中医药健康管理要求,18月龄、24月龄儿童进行中医饮食、起居指导和传授按揉足三里、迎香方法。该儿童是24月龄,18月龄时已经接受过中医保健指导和按揉足三里、迎香穴方法指导,此次主要考察陈女士是否知晓及按揉动作是否规范,如不知晓或动作不规范,需进行如下指导:

饮食调养:① 养成良好的哺乳习惯,尽量延长夜间喂奶的间隔时间。② 养成良好饮食习惯,避免偏食,节制零食,按时进食,提倡"三分饥",防止乳食无度。③ 食物宜细、软、烂、碎,而且应品种多样。④ 严格控制冷饮,寒凉食物要适度。

起居调摄:① 保证充足的睡眠时间,逐步养成夜间睡眠、白天活动的作息习惯。② 养成良好的小便习惯,适时把尿;培养每日定时大便的习惯。③ 衣着要宽松,不可紧束而妨碍气血流通,影响骨骼生长发育。④ 春季注意保暖,正确理解"春捂";夏季纳凉要适度,避免直吹电风扇,空调温度不宜过低;秋季避免保暖过度,提倡"三分寒",正确理解"秋冻";冬季室内不宜过度密闭保暖,应适当通风,保持空气新鲜。⑤ 经常到户外活动,多见风日,以增强体质。

按揉足三里、迎香:

(1) 足三里穴:① 位置:在小腿前外侧,当犊鼻下3寸,距胫骨前缘一横指处。② 操作:操作者用拇指端按揉,每次1~3分钟。③ 功效:具有健脾益胃、强壮体质的作用。

(2) 迎香穴:① 位置:在鼻翼外缘中点旁,当鼻唇沟中。② 操作:双手拇指分别按于同侧下颌部,中指分别按于同侧迎香穴,其余3指则向手心方向弯曲,然后使中指在迎香穴处做顺时针方向按揉,每次1~3分钟。③ 功效:具有宣通鼻窍的作用。

中医指导后,给陈女士一份18月龄、24月龄儿童中医药保健处方,方便其在家学习操作。

> **知识扩展:**
>
> 按揉穴位注意事项:① 根据需要准备滑石粉、爽身粉或冬青膏等介质。② 操作者应双手保持清洁,指甲修剪圆润,防止操作时划伤小儿皮肤。③ 天气寒冷时,要保持双手温暖,可搓热后再操作,以免凉手刺激小儿,造成紧张,影响推拿。④ 手法应柔和,争取小儿配合。⑤ 局部皮肤破损、骨折不宜按揉。

案例五　30 月龄、36 月龄儿童中医保健指导

某月某日,陈女士带着 36 月龄大的儿子小强,来到某社区卫生服务中心作健康体检。

问题　如果你是社区卫生服务中心的儿保科医生,针对 36 月龄的儿童,你会对他的妈妈进行怎样的中医指导呢?

答题要点

根据国家基本公共卫生服务项目中医药健康管理要求,对 30 月龄、36 月龄儿童进行中医饮食、起居指导和传授按揉四神聪穴方法。该儿童是 36 月龄,30 月龄时已经接受过中医保健指导和按揉四神聪穴方法指导,此次主要考察陈女士是否知晓及按揉动作是否规范,如不知晓或动作不规范,需进行如下指导:

饮食调养:① 养成良好的哺乳习惯,尽量延长夜间喂奶的间隔时间。② 养成良好饮食习惯,避免偏食,节制零食,按时进食,提倡“三分饥”,防止乳食无度。③ 食物宜细、软、烂、碎,而且应品种多样。④ 严格控制冷饮,寒凉食物要适度。

起居调摄:① 保证充足的睡眠时间,逐步养成夜间睡眠、白天活动的作息习惯。② 养成良好的小便习惯,适时把尿;培养每日定时大便的习惯。③ 衣着要宽松,不可紧束而妨碍气血流通,影响骨骼生长发育。④ 春季注意保暖,正确理解“春捂”;夏季纳凉要适度,避免直吹电风扇,空调温度不宜过低;秋季避免保暖过度,提倡“三分寒”,正确理解“秋冻”;冬季室内不宜过度密闭保暖,应适当通风,保持空气新鲜。⑤ 经常到户外活动,多见风日,以增强体质。

按揉四神聪穴:① 位置:在头顶部,百会前后左右各旁开 1 寸处,共 4 穴。② 操作:用手指逐一按揉,先按左右神聪穴,再按前后神聪穴,每次 1～3 分钟。③ 功效:具有醒神益智的作用。

中医指导后,给陈女士一份 30 月龄、36 月龄儿童中医药保健处方,方便其在家学习操作。

知识扩展:0～36 个月儿童中医药健康管理服务要求

《中医药健康管理服务规范》中 0～36 个月儿童中医药健康管理服务要求内容是:

(1) 开展儿童中医药健康管理服务应当结合儿童健康体检和预防接种的时间。

(2) 开展儿童中医药健康管理服务的乡镇卫生院、村卫生室和社区卫生服务中心(站)应当具备相应的设备和条件。

(3) 开展儿童中医药健康管理服务的人员应当为中医类别执业(助理)医师或接受过儿童中医药保健知识和技能培训、能够提供上述服务的其他类别医师(含乡村医生)。

(4) 服务机构要加强宣传,告知服务内容,提高服务质量,使更多的儿童家长愿意接受服务。

(5) 每次服务后要及时记录相关信息,纳入儿童健康档案。

第四节　中医药健康管理自测练习

一、单选题

1. 痰湿质穴位保健取穴　　　　　　　　　　　　　　　　　　　　　　（　　）
   A. 关元穴、命门穴　　　　　　　　　B. 太溪穴、三阴交穴
   C. 足三里穴、丰隆穴　　　　　　　　D. 气海穴、关元穴

2. 老年人体质判定辨识表中气虚质（2）（3）（4）（14）得分相加≥11 分，判断为　（　　）
   A. 倾向是　　　　　　　　　　　　　B. 不是
   C. 是　　　　　　　　　　　　　　　D. 条件不满，无法判断

3. 老年人湿热质，运动保健做八段锦的标准方法是　　　　　　　　　　（　　）
   A. 在完成整套动作后将"双手托天理三焦"和"调理脾胃须单举"加做 1～3 遍，每日
      1 遍
   B. "左右开弓似射雕"加做 1～4 遍
   C. "双手托天理三焦"加做 1～4 遍
   D. 以上都不对

4. 老年人血瘀质发病倾向是　　　　　　　　　　　　　　　　　　　　（　　）
   A. 易患胸痹、癥瘕及痛证、血证等
   B. 感邪易从寒化
   C. 易患虚劳、失精、不寐等病
   D. 感邪易从热化

5. 老年人阴虚质的常见表现　　　　　　　　　　　　　　　　　　　　（　　）
   A. 眼睛干涩，口燥咽干，鼻微干，皮肤干燥、脱屑，偏好冷饮，大便干燥，舌红少津，脉
      细数
   B. 面垢油光，易口苦口干，身重困倦，大便黏滞不畅或燥结，小便短黄，男性易阴
      囊潮
   C. 平素畏冷，手足不温，喜热饮食，精神不振，舌淡胖嫩，脉沉迟
   D. 平素语音低弱，气短懒言，容易疲乏，精神不振，易出汗，舌淡红，舌边有齿痕，
      脉弱

6. 气虚质辨识要点为　　　　　　　　　　　　　　　　　　　　　　　（　　）
   A. 体态适中，面色肤色润泽，头发较密有光泽，精力充沛，性格随和开朗，患病较少，
      适应能力强
   B. 容易疲乏，容易气短，比别人容易患感冒，喜欢安静，懒得说话，说话声音低弱无
      力，活动量稍大就容易出虚汗
   C. 手脚发凉，胃脘部、背部或腰膝部怕冷，耐受不了寒冷，吃（喝）凉的东西会感到不

舒服,大便稀溏,性格内向沉静

  D. 感到手脚心发热,感到眼睛干涩,感到口燥咽干、总想喝水,皮肤干燥,容易便秘
   或大便干燥

  E. 形体肥胖、腹部肥满松软,感到身体沉重不轻松,额部油脂分泌多,上眼睑比别人
   肿,嘴里有黏黏的感觉,舌苔厚腻

7. 判断老年人阳虚质的量表条目是　　　　　　　　　　　　　　　　　　（　　）

  A. (2)您容易疲乏吗?(3)您容易气短,呼吸短促,接不上气吗?(4)您说话声音低
   弱无力吗?(14)您容易患感冒吗?

  B. (1)您精力充沛吗?(2)您容易疲乏吗?(4)您说话声音低弱无力吗?(5)您感到
   闷闷不乐、情绪低沉吗?(13)您比一般人耐受不了寒冷吗?(关键逆向统计分)

  C. (11)您手脚发凉吗?(12)您胃脘部、背部或腰膝部怕冷吗?(13)您比一般人耐
   受不了寒冷吗?(29)您吃(喝)凉的东西会感到不舒服或者怕吃(喝)凉的东
   西吗?

  D. (10)您眼睛干涩吗?(21)您皮肤或口唇干吗?(26)您感到口干咽燥、总想喝水
   吗?(31)您容易大便干燥吗?

8. 气郁体质音乐调养是指　　　　　　　　　　　　　　　　　　　　　　（　　）

  A. 宜欣赏节奏欢快、旋律优美的乐曲如《金蛇狂舞》等,还适宜看喜剧、励志剧,以及
   轻松愉悦的相声表演

  B. 宜欣赏激进、振奋的音乐,如二胡《赛马》等

  C. 宜欣赏曲调悠扬的乐曲,如古筝《高山流水》等

  D. 宜欣赏流畅抒情的音乐,如《春江花月夜》等

9. 按揉四神聪穴的方法是,用手指逐一按揉　　　　　　　　　　　　　　　（　　）

  A. 先按左右神聪穴,再按前后神聪穴

  B. 先按前后神聪穴,再按左右神聪穴

  C. 顺时针按揉

  D. 逆时针按揉

10. 老年人特禀质注意事项是　　　　　　　　　　　　　　　　　　　　　（　　）

  A. 避免过敏原的刺激,生活环境中接触的物品如枕头、棉被、床垫、地毯、窗帘、衣
   橱易附有尘螨,可引起过敏,应常清洗、日晒。外出也要避免处在花粉及粉刷油
   漆的空气中,以免刺激而诱发过敏病症

  B. 气为血帅,故亦需注意情志舒畅,勿恼怒郁愤

  C. 不宜熬夜,或过度疲劳。要保持二便通畅,防止湿热郁聚。注意个人卫生,预防
   皮肤病变

  D. 血得温则行,得寒则凝,要避免寒冷刺激。日常生活中应注意动静结合

二、多选题

1. 按照《中医药健康管理服务规范》0～36个月儿童中医药健康管理服务中规定以下观点正确的有 （　　）

A. 春季注意保暖,正确理解"春捂"

B. 夏季纳凉要适度,避免直吹电风扇,空调温度不宜过低

C. 秋季应避免保暖过度,提倡"三分寒",正确理解"秋冻"

D. 冬季室内不宜过度密闭保暖,应适当通风,保持空气新鲜

2. 老年人中医体质判定填表注意事项有 （　　）

A. 信息采集:提醒受试者以一年内的感受与体验为判断依据,而非即时感受。参照括号内的描述向受试者解释其不能理解的条目,但不能主观引导受试者的选择

B. 表格填写:逐条逐项填写,杜绝漏填。每一个问题只能选一个选项,在最符合的选项上打"√"。如出现规律性选项等情况,需要核实

C. 体质判定:偏颇体质正向计分,平和质有4个条目反向计分(即1→5,2→4,3→3,4→2,5→1)。判定平和质时,除了达到得分条件外,同时其他8种体质得分均≤10分。当每种偏颇体质总得分均≤8分,且平和质总得分<17分,出现无法判断体质类型等情况,则需2周后重新填写

D. 随机填　　　　　　　　　　　　　E. 随意填

3. 平和质的舌质与脉象是 （　　）

A. 舌质淡红　　　　　　　　　　　　B. 舌苔薄白

C. 脉象和缓有力　　　　　　　　　　D. 舌边有齿痕

4. 以下老年人应判断体质类型为气虚体质的有 （　　）

A. 阳虚质8分,阴虚质5分,痰湿质7分,气郁质4分,特禀质4分,平和质22分,气虚质16分,湿热质6分,血瘀质4分

B. 痰湿质7分,特禀质4分,湿热质10分,平和质20分,阴虚质5分,气虚质8分,阳虚质6分,血瘀质4分,气郁质4分

C. 平和质22分,气虚质20分,阳虚质6分,阴虚质5分,痰湿质7分,湿热质8分,血瘀质6分,气郁质5分,特禀质4分

D. 阳虚质8分,阴虚质6分,痰湿质6分,气郁质6分,特禀质6分,平和质22分,气虚质20分,湿热质6分,血瘀质6分

5. 老年人血瘀质特征有 （　　）

A. 形体特征:体形胖瘦均见

B. 常见表现:肤色晦暗、有色素沉着、易出现瘀斑,躯体容易出现瘀斑,目眶晦暗、口唇黯淡,肢体麻木、好卧

C. 舌脉:舌质黯、有瘀点,舌下络脉紫暗或增粗,脉象脉涩

D. 心理特征:性格偏浮躁,易健忘

E. 发病倾向:癥瘕、胸痹、痛证、血证

三、简答题

1. 如何对平和质进行调理?

2.《中医药健康管理服务规范》0～36 个月儿童中医药健康管理服务中规定服务内容是什么?

3. 痰湿质饮食保健和注意事项是什么?

参考答案

第一章 居民健康档案管理

第四节 居民健康档案管理自测练习

一、单选题

1. D 2. A 3. D 4. C 5. D

二、多选题

1. ABCDEF 2. ABDE 3. ABC 4. ABCD 5. ABCD 6. ABD 7. ABD

8. CD

三、简答题

答:辖区居民到乡镇卫生院、村卫生室、社区卫生服务中心(站)接受服务时,由医务人员负责为其建立居民健康档案,或通过入户服务(调查)、疾病筛查、健康体检等多种方式,由乡镇卫生院、村卫生室、社区卫生服务中心(站)组织医务人员为居民建立健康档案。

第二章 健康教育

第四节 健康教育自测练习

一、单选题

1. A 2. B 3. A 4. B 5. C 6. D 7. D 8. A 9. A 10. B

二、多选题

1. ABC 2. ABCD 3. ABCD 4. ABCD 5. B 6. BD 7. ACD 8. ABD

9. AB 10. ABCD

三、简答题

1. 答:个体化健康教育是医务人员在开展医疗卫生服务的同时,针对病人病情传授卫生保健知识和相关保健技能的过程。服务对象是门诊患者或者不便主动就诊的重点人群,后者如老年人、重症护理病人、高危孕产妇、新生儿等;主要工作形式有门诊健康教育和上门访视健康教育两种。大多数病人有较强的求知欲望,此时开展健康教育,针对性强,效果明显,既维护了正常的医疗秩序,又提高了病人的依从性,还可拉近医患关系,是一件事半功倍的事情。

2. 答:① 发放印刷资料:印刷资料包括健康教育折页、健康教育处方和健康手册等。放置在乡镇卫生院、村卫生室、社区卫生服务中心(站)的候诊区、诊室、咨询台等处。每个机构每年提供不少于12种内容的印刷资料,并及时更新补充,保障使用。② 播放音像资料:音像资料包括录像带、VCD、DVD等视听传播资料,机构正常应诊的时间内,在乡镇卫生院、社区卫生服务中心门诊候诊区、观察室、健教室等场所或宣传活动现场播放。每个机构每年播放音像资料不少于6种。

3. 答：乡镇卫生院、村卫生室和社区卫生服务中心(站)的医务人员在提供门诊医疗、上门访视等医疗卫生服务时,要开展有针对性的个体化健康知识和健康技能的教育。在对患者的情况进行综合评估的基础上,开展健康教育。

健康教育内容主要包含以下三个方面:针对危险行为和生活方式的健康教育,如饮食、运动、心理等;与疾病或健康问题相关的预防、治疗或康复方面的知识和技能;遵医行为教育,如规范用药等。工作方式包括解释、建议、康复技能指导和发放健康教育处方等。

4. 答：乡镇卫生院和社区卫生服务中心宣传栏不少于2个,村卫生室和社区卫生服务站宣传栏不少于1个,每个宣传栏的面积不少于2 m²。宣传栏一般设置在机构的户外、健康教育室、候诊室、输液室或收费大厅的明显位置,宣传栏中心位置距地面1.5～1.6 m高。每个机构每2个月最少更换1次健康教育宣传栏内容。

第三章　预防接种

第四节　预防接种自测练习

一、单选题

1. D　2. A　3. A　4. D　5. D　6. B　7. D　8. C　9. B　10. A　11. D
12. C

二、多选题

1. ABD　2. ABCD　3. ABC　4. ABD　5. ABCDE　6. ABCD　7. ABCE
8. ABCDE　9. ABD

三、简答题

1. 答：包括不良反应(一般反应和异常反应)、疫苗质量事故、接种事故、偶合症和心因性反应。

(1) 不良反应:合格的疫苗在实施规范接种后,发生的与预防接种目的无关或意外的有害反应,包括一般反应和异常反应。一般反应:在预防接种后发生的,由疫苗本身所固有的特性引起的,对机体只会造成一过性生理功能障碍的反应,主要有发热和局部红肿,同时可能伴有全身不适、倦怠、食欲不振、乏力等综合症状。异常反应:合格的疫苗在实施规范接种过程中或者实施规范接种后造成受种者机体组织器官、功能损害,相关各方均无过错的药品不良反应。

(2) 疫苗质量事故:由于疫苗质量不合格,接种后造成受种者机体组织器官、功能损害。

(3) 接种事故:由于在预防接种实施过程中违反预防接种工作规范、免疫程序、疫苗使用指导原则、接种方案,造成受种者机体组织器官、功能损害。

(4) 偶合症:受种者在接种时正处于某种疾病的潜伏期或者前驱期,接种后巧合发病。

(5) 心因性反应:在预防接种实施过程中或接种后因受种者心理因素发生的个体或者群体的反应。

2. 答：接种单位的职责包括:收集适龄儿童信息,为适龄儿童建立预防接种证、卡(簿或电子档案)。按照预防接种工作规范、免疫程序、疫苗使用指导原则和接种方案,提供预防接种服务,记录和保存接种信息。制定并上报第一类疫苗需求计划和第二类疫苗采购计划,负责疫苗接收、储存和使用管理。协助托幼机构、学校做好入托、入学儿童预防接种证查验工作。负责常规免疫接种率和第二类疫苗接种情况报告工作。报告疑似预防接种异常反应病例。开展预防接种健康教育和咨询。使用预防接种信息管理系统的接种单位,负责预防接种数据录入、上传和备份,承担冷链设备使用管理和疫苗冷链温度监测工作,收集和上报预防接种有关的基础资料。

3. 答:需查对儿童各疫苗免疫剂次,判断儿童在入托、入学前是否完成规定剂次的疫苗接种,同时按儿童免疫状况填写"入托入学儿童预防接种证查验登记表",并向县级疾病预防控制机构报告和学校存档备查。对无"儿童预防接种证"和/或未按国家免疫规划程序完成疫苗接种的儿童,填写"入托入学儿童补证/补种通知单",告知家长带儿童到当地预防接种单位办理"儿童预防接种证"和/或进行补种。学校应在儿童补证或补种疫苗后复验预防接种证。

第四章　传染病预防与控制

第四节　传染病及突发公共卫生事件报告和处理自测练习

一、单选题

1. A　2. D　3. B　4. D　5. A　6. A　7. C　8. C　9. D　10. B

二、多选题

1. ABCDE　2. BCD　3. ABCD　4. ABCE　5. ABDE

三、简答题

1. 答:包括辖区内的流动人口。服务人口类型可分为常住人口、户籍人口、流动人口。其中常住人口是指居住半年以上的户籍及非户籍居民。根据《国家基本公共卫生服务规范(第三版)》要求,传染病及突发公共卫生事件报告和处理的服务对象为辖区人口,是最为广泛的,包括了在辖区范围内的所有对象。

2. 答:分诊记录必须登记。分诊记录是《规范》中新增加的内容。《传染病防治法》规定:医疗机构应当实行传染病预检、分诊制度;对传染病病人、疑似传染病病人,应当引导至相对隔离的分诊点进行初诊。《医疗机构传染病预检分诊管理办法》规定:二级以上综合医院应当设立感染性疾病科;没有设立感染性疾病科的医疗机构应当设立传染病分诊点。因此,开展预检、分诊是传染病诊疗工作需要遵循的重要内容,同时要做好预检、分诊的相关记录。

3. 答:不可以。依据《突发公共卫生事件应急条例》,县级以上地方人民政府卫生行政主管部门应当对突发事件现场等采取控制措施,宣传突发事件防治知识,及时对易受感染的人群和其他易受损害的人群采取应急接种、预防性投药、群体防护等措施。基层医疗卫生机构应该协助开展应急接种、预防性服药、应急药品和防护用品分发等工作,并提供指导。

第五章　0～6岁儿童健康管理

第四节　0～6岁儿童健康管理自测练习

一、单选题

1. D　2. C　3. B　4. C　5. E　6. B　7. C　8. C　9. D　10. D　11. B

二、多选题

1. BCDE　2. ABD　3. ACDE　4. ABDE　5. ACDE

三、简答题

1. 答:① 正常曲线:儿童生长曲线与参考曲线走向相平行,说明体重增长正常。② 体重曲线上扬:本次体重明显增长,儿童生长曲线较参考曲线走向上扬,说明体重增加过快,一般与摄食过多有关。③ 体重曲线向下偏离:本次体重增长值不如理想值,儿童生长曲线较参考曲线走向向下偏离,说明体重未增或不理想,一般与营养不足、疾病等有关。

2. 答:① 生长水平:指个体儿童在同年龄同性别人群中所处的位置,为儿童生长的现况水平。② 匀称度:包括体型匀称和身材匀称,通过体重/身长(身高)可反映。③ 生长速度:将个体儿童不同年龄时点的测量值在生长曲线上描记并连接成一条曲线,与生长曲线图中的参照曲线比较,即可判断儿童在此段时间的生长速度是正常还是增长不良或过速。

3. 答:① 从稀到稠、从细到粗、从少到多。② 习惯一种后再添加另一种。③ 用小匙喂,训练吞咽和咀嚼。④ 在婴儿熟悉一种新食品后,仍要坚持一定的进食频率。⑤ 应在婴儿健康时添加。⑥ 食物的味道应清淡。

第六章　孕产妇健康管理

第四节　孕产妇健康管理自测练习

一、单选题

1. C　2. B　3. D　4. B　5. D　6. B　7. B　8. C　9. D　10. C　11. A　12. D

二、多选题

1. AB　2. BCD　3. AB　4. ABCDE　5. ABCDE　6. ABD　7. ABC　8. ABC

9. ABC　10. AB　11. ABCDE　12. BCDE

三、简答题

1. 答:① 对孕妇的影响:早期可以引起硬下疳、硬化性淋巴结炎、全身皮肤黏膜损害(如梅毒疹、平湿疣、脱发及口、舌、咽喉或生殖器黏膜红斑、水肿和糜烂等),晚期可以引起永久性皮肤黏膜损害,并可侵犯心血管、神经系统等多种组织器官而危及生命。孕妇感染后1年内传染性最强,随病期延长,传染性逐渐减弱,病期超过4年者,基本无传染性。② 对胎儿、婴儿的影响:梅毒螺旋体经胎盘传给胎儿,可引起流产、死胎、早产或先天梅毒儿。先天梅毒儿(即胎传梅儿)幸存者少,病情较重,早期表现为皮肤大疱、皮疹鼻炎及鼻塞、肝脾大、淋巴结肿大。晚期先天梅毒多出现在2岁以后,表现为楔状齿、鞍鼻、间质性角膜炎、骨膜神经性耳聋等,其病死率及致残率均很高。

2. 答:(1)产后出血是指胎儿娩出后 24 小时内阴道流血量超过 500 ml,剖宫产时超过 1 000 ml。(2)病因:子宫收缩乏力、胎盘因素、软产道裂伤、凝血功能障碍。(3)早期识别:胎儿娩出后出现阴道流血、失血性休克等相应症状,需要立即进行出血量评估和进一步查找出血原因,根据病因及时处理。① 查出血原因:胎儿娩出后立即发生阴道流血,色鲜红,应检查有无软产道裂伤;胎儿娩出后数分钟出现阴道流血,色暗红,需考虑胎盘因素,有无胎盘滞留、胎盘植入、胎盘部分残留;如果胎盘娩出后,仍阴道流血较多,应考虑是否子宫收缩乏力;如果胎儿娩出后阴道流血,且血液不凝,应考虑凝血功能障碍。② 早期估计出血量:可以通过称重法、面积法、休克指数法[休克指数=脉率/收缩压(mmHg),0.5 为正常,≥1 是轻度休克]。③ 早期识别休克症状:伴随阴道流血,产妇出现低血压、头晕、面色苍白、烦躁、皮肤湿冷、脉搏细数、脉压缩小,提示处于休克早期。(4)处理原则:立即呼救,启动应急预案;针对原因,迅速止血;补充血容量,纠正休克;防治感染。

3. 答:① 妊娠后阴道出血的认识和预防。② 营养和生活方式指导(如个人卫生、性生活、适量运动、合理安排工作、劳逸结合)。③ 补充叶酸 0.4～0.8 mg/d 至妊娠 3 个月。④ 避免接触有毒有害物质(如放射线、高温、铅、汞、苯、砷、农药等)。⑤ 慎用药物,避免使用可能影响胎儿正常发育的药物。⑥ 改变不良的生活习惯(如吸烟、酗酒、吸毒等)及生活方式,避免高强度的工作、高噪音环境和家庭暴力。⑦ 保持心理健康,解除精神压力,预防妊娠期及产后心理问题的发生。

第七章 老年人健康管理

第四节 老年人健康管理自测练习

一、单选题

1. B 2. B 3. B 4. C 5. B 6. D 7. C 8. B 9. B 10. A

二、多选题

1. ABCDE 2. BC 3. ABCDE 4. ABCDE 5. ABC 6. ABCDE 7. ABCDE
8. ABCDE 9. ABCDE 10. ABCDE 11. ABCD 12. ABCD

三、简答题

1. 答:① 加强与村(居)委会、派出所等相关部门的联系,掌握辖区内老年人口信息变化。② 加强宣传,告知服务内容,使更多的老年居民愿意接受服务。③ 预约 65 岁及以上居民到乡镇卫生院、村卫生室、社区卫生服务中心(站)接受健康管理。对行动不便、卧床居民可提供预约上门健康检查。④ 每次健康检查后及时将相关信息记入健康档案,具体内容详见《城乡居民健康档案管理服务规范》健康体检表。⑤ 积极应用中医药方法为老年人提供养生保健、疾病防治等健康指导。

2. 答:① 对发现已确诊的原发性高血压和 2 型糖尿病等患者纳入相应的慢性病患者健康管理。② 对体检中发现有异常的老年人建议定期复查。③ 进行健康生活方式以及疫苗接种、骨质疏松预防、防跌倒措施、意外伤害预防和自救等健康指导。④ 告知或预约下一次健康管理服务的时间。

第八章　高血压患者健康管理

第四节　高血压患者健康管理自测练习

一、单选题

1. D　2. D　3. B　4. B　5. B　6. C　7. D　8. C　9. B　10. C　11. C　12. D
13. C　14. D　15. D　16. A

二、多选题

1. ABDE　2. ABCE　3. ABD　4. BCDE　5. ABCDE　6. ABCDE　7. ABCDE
8. ABCDE　9. ABC　10. ABCDE　11. ACDE　12. ACDE　13. ABCDE
14. ABCDE　15. ABDE

三、简答题

1. 答:高血压是一种以动脉血压持续升高为特征的进行性"心血管综合征",常伴有其他危险因素、靶器官损害或临床疾患,需要进行综合干预。抗高血压治疗包括非药物和药物两种方法,大多数患者需长期甚至终身坚持治疗。患者需要定期测量血压,规范治疗,改善治疗依从性,尽可能实现降压达标,坚持长期平稳有效地控制血压。

2. 答:社区高血压的筛查途径有健康档案、体检、门诊就诊,其他途径的机会性筛查如流行病学调查、家庭自测血压等。

3. 答:减少食盐摄入量、控制体重、增加体力活动、减少酒精摄入、补钙和钾、多吃蔬菜和水果、补充适量蛋白质、减轻精神压力、保持心理平衡,戒烟。

4. 答:防治策略包括:① 健康体检,包括一般询问、身高、体重、血压测量、尿常规,测定血糖、血脂、心电图等指标;② 控制危险因素的水平,与一般人群的策略相同,对体检出的高危个体进行随访管理和生活方式指导。

第九章　糖尿病患者健康管理

第四节　糖尿病患者健康管理自测练习

一、单选题

1. A　2. D　3. D　4. B　5. D　6. B　7. D　8. A　9. D　10. D　11. C　12. B
13. C　14. C　15. D　16. D　17. D　18. D　19. A　20. D

二、多选题

1. ABCD　2. BC　3. ABCD　4. BCD　5. ABCD　6. ABCD　7. BC　8. AC
9. ABCD　10. ABC　11. ABC　12. ABD　13. ABC

三、简答题

1. 答:中华糖尿病学会1999年正式采用以下新的诊断标准和分型。① 糖尿病:有典型糖尿病症状(多尿、多饮和不能解释的体重下降)者,任意时间血糖≥11.1 mmol/L,或空腹血糖(FPG)≥7.0 mmol/L。② 正常:空腹血糖(FPG)<6.11 mmol/L,并且餐后2小时血糖(2hPG)<7.8 mmol/L。③ 糖耐量异常:餐后2小时血糖(2hPG)>7.8 mmol/L,但<

11.1 mmol/L时为糖耐量损伤(IGT);空腹血糖(FPG)≥6.11 mmol/L,但<7.0mmol/L时为空腹血糖损伤(IFG)。

我国医生在作出诊断时往往结合临床症状加以考虑,如果有症状,只要有一次空腹或餐后血糖达到上述糖尿病诊断标准,就可以判定为糖尿病。如果完全没有糖尿病症状,就需要空腹和餐后血糖同时达到上述标准,才可以判为糖尿病。

2. 答:低血糖的标准值为糖尿病患者3.9 mmol/L(非糖尿病患者2.8 mmol/L)。低血糖是指血糖浓度低于一定水平而引起交感神经过度兴奋和脑功能障碍,患者先有饥饿感、乏力、四肢麻木、情绪不安、面色苍白、头晕、呕吐、心慌及胸闷等,严重时大汗淋漓、皮肤湿冷、吐字不清、注意力不集中,有时甚至出现抽搐、惊厥、不省人事、大小便失禁、昏迷等。

低血糖的处理:静脉推注50%葡萄糖40～60 ml是低血糖抢救最常用和有效的方法。还可以用大约含15 g葡萄糖的含糖食物如1杯果汁或软饮料、3平茶匙糖、3～5块糖果。症状缓解转上级医院。

3. 答:对确诊的2型糖尿病患者,每年提供4次免费空腹血糖检测,至少进行4次面对面随访。① 测量空腹血糖和血压,并评估是否存在危急情况,对于紧急转诊者,乡镇卫生院、村卫生室、社区卫生服务中心(站)应在2周内主动随访转诊情况。② 若不需紧急转诊,询问上次随访到此次随访期间的症状。③ 测量体重,计算体质指数(BMI),检查足背动脉搏动。④ 询问患者疾病情况和生活方式,包括心脑血管疾病、吸烟、饮酒、运动、主食摄入情况等。⑤ 了解患者服药情况。

4. 答:对糖尿病患者的分类干预包括:① 对血糖控制满意(空腹血糖值<7.0 mmol/L)、无药物不良反应、无新发并发症或原有并发症无加重的患者,预约进行下一次随访。② 对第一次出现空腹血糖控制不满意(空腹血糖值≥7.0 mmol/L)或药物不良反应的患者,结合其服药依从情况进行指导,必要时增加现有药物剂量、更换或增加不同类的降糖药物,2周内随访。③ 对连续两次出现空腹血糖控制不满意或药物不良反应难以控制以及出现新的并发症或原有并发症加重的患者,建议其转诊到上级医院,2周内主动随访转诊情况。④ 对所有的患者进行针对性的健康教育,与患者一起制定生活方式改进目标并在下一次随访时评估进展。告诉患者出现哪些异常时应立即就诊。

第十章　肺结核患者健康管理

第四节　肺结核患者健康管理自测练习

一、单选题

1. D　2. D　3. B　4. D　5. D　6. B　7. D　8. D　9. C　10. C　11. D

二、多选题

1. ABC　2. ABC　3. ABCD　4. ABCD　5. ABCD　6. ABCDE　7. ABCDE

三、简答题

1. 答:特点有:① 儿童结核病以原发型肺结核多见。② 多无症状。③ 感染主要来自痰涂片阳性的肺结核患者,多数为家庭成员和保姆。④ 早发现、合理化疗多预后良好。

2. 答:核心信息是:① 肺结核是我国重大的法定传染病。② 肺结核主要通过咳嗽、打喷嚏传播。③ 养成良好的卫生习惯和及时就医,是预防肺结核的有效措施。④ 如果咳嗽、咳痰 2 周以上,应及时到医院诊治。⑤ 国家在定点医疗卫生机构对肺结核检查治疗的部分项目实行免费政策。

3. 答:核心信息是:① 督促患者按时服药和定期复查,鼓励患者坚持完成规范治疗。② 如出现咳嗽、咳痰要及时就诊。③ 注意房间通风和个人防护。

4. 答:① 各级各类医疗机构对确诊的肺结核或疑似肺结核患者除进行疫情报告外,还要按照属地化管理的原则和规定的时限,填写"结核病病人转诊单",及时转诊到当地结核病防治专业机构。② 结核病防治专业机构对确诊或出院的患者,要及时转至基层医疗卫生机构落实治疗管理。

5. 答:世界卫生组织制定的 DOTS-Plus 是直接督导短程化疗(DOTS)的延伸,包含:① 持续不变的政府承诺。② 高质量的细菌培养和药敏试验,及时发现和正确诊断耐药结核菌感染患者。③ 正确利用二线抗结核药物制定合理的耐药结核菌感染治疗方案。④ 确保不间断地供应高质量抗结核药物。⑤ 制订标准的结核病控制规划登记报告系统。

6. 答:肺结核患者最常见的急重症有咯血和自发性气胸。大咯血、自发性气胸都是肺结核急症,需要紧急处理,此时病人应保持镇静,可先服些镇咳药。咯血病人还可服些止血药,把冰袋放在胸部病变相应出血部位,尽早到医院治疗。

第十一章　严重精神障碍患者健康管理

第四节　严重精神障碍患者健康管理自测练习

一、单选题

1. C　2. B　3. A　4. D　5. D　6. C　7. C　8. C

二、多选题

1. ACE　2. ABCE　3. ABCDE　4. ABCDE　5. ABCD　6. ABCDE　7. ABCD

三、简答题

1. 答:精神分裂症常见临床症状包括:① 幻觉、妄想、严重思维障碍、行为紊乱等精神性症状。② 社会生活能力严重受损。

2. 答:服务要求有:① 配备人员,开展健康管理工作。② 及时建立健康档案并按时更新内容。③ 随访。④ 宣传教育与康复训练。

3. 答:患者对其自身精神状态的认识能力。

4. 答:危险性评估分为 6 级。0 级:无符合以下 1～5 级中的任何行为。1 级:口头威胁,喊叫,但没有打砸行为。2 级:打砸行为,局限在家里,针对财物,能被劝说制止。3 级:明显打砸行为,不分场合,针对财物,不能接受劝说而停止。4 级:持续的打砸行为,不分场合,针对财物或人,不能接受劝说而停止(包括自伤、自杀)。5 级:持械针对人的任何暴力行为,或者纵火、爆炸等行为,无论在家里还是公共场合。

5. 答:① 非医疗目的。② 使用某种工具限制患者行动自由。

第十二章　中医药健康管理

第四节　中医药健康管理自测练习

一、单选题

1. C　2. C　3. A　4. A　5. A　6. B　7. C　8. A　9. A　10. A

二、多选题

1. ABCD　2. ABC　3. ABC　4. ACD　5. ABCDE

三、简答题

1. 答:(1) 情志调摄:宜保持平和的心态。可根据个人爱好,选择弹琴、下棋、书法、绘画、听音乐、阅读、旅游、种植花草等放松心情。(2) 饮食调养:饮食宜粗细粮食合理搭配,多吃五谷杂粮、蔬菜瓜果,少食过于油腻及辛辣食品;不要过饥过饱,也不要进食过冷过烫或不干净食物;注意戒烟、限酒。四时饮食调养:① 春宜多食蔬菜,如菠菜、芹菜、春笋、荠菜等。② 夏宜多食新鲜水果如西瓜、番茄、菠萝等,其他清凉生津食品如金银花、菊花、鲜芦根、绿豆、冬瓜、苦瓜、黄瓜、生菜、豆芽等均可酌情食用,以清热祛暑。③ 长夏宜选用茯苓、藿香、山药、莲子、薏苡仁、扁豆、丝瓜等利湿健脾之品,不宜进食滋腻碍胃的食物。④ 秋宜选用寒温偏性不明显的平性药食。同时,宜食用濡润滋阴之品以保护阴津,如沙参、麦冬、阿胶、甘草等。⑤ 冬宜选用温补之品,如生姜、肉桂、羊肉等温补之品。(3) 起居调摄:起居宜规律,睡眠要充足,劳逸相结合,穿戴求自然。(4) 运动保健:形成良好的运动健身习惯。可根据个人爱好和耐受程度,选择运动健身项目。(5) 穴位保健:① 选穴:涌泉、足三里。② 定位:涌泉位于足底部,卷足时足前部凹陷处,约当足底 2、3 趾趾缝纹头端与足跟连线的前 1/3 与后 2/3 交点上。足三里位于小腿前外侧,当犊鼻下 3 寸,距胫骨前缘一横指处。③ 操作:用大拇指或中指指腹按压穴位,做轻柔缓和的环旋活动,以穴位感到酸胀为度,按揉 2～3 分钟,每天操作 1～2 次。(6) 注意事项:应持之以恒地保持良好的生活起居习惯。保持充足的睡眠时间,不宜食后即睡。

2. 答:在儿童 6、12、18、24、30、36 月龄时对儿童家长进行儿童中医药健康指导,具体内容包括:① 向家长提供儿童中医饮食调养、起居活动指导。② 在儿童 6、12 月龄时给家长传授摩腹和捏脊的方法;在 18、24 月龄时传授按揉迎香穴、足三里穴的方法;在 30、36 月龄时传授按揉四神聪穴的方法。

3. 答:痰湿质饮食保健:宜选用健脾助运、祛湿化痰的食物,如冬瓜、白萝卜、薏苡仁、赤小豆、荷叶、山楂、生姜、荠菜、紫菜、海带、鲫鱼、鲤鱼、鲈鱼、文蛤等。少食肥、甜、油、黏(腻)的食物。参考食疗方:① 荷叶粥:干荷、大米,具有祛湿降浊的功效,适合痰湿体质者食用。② 冬瓜海带薏米排骨汤:冬瓜、海带、薏米、猪排骨(少量)、生姜,具有健脾祛湿、化痰消浊的功效,适合痰湿体质、腹部肥满的老年人食用。

注意事项:痰湿体质的人耐热的能力差,所以要尽量避免在炎热和潮湿的环境中锻炼。运动环境宜温暖宜人,不要在寒冷的环境中锻炼。痰湿体质的人一般体重较大,运动负荷强度较高时,要注意运动的节奏,循序渐进地进行锻炼,保障人身安全。